Alexandra Stross

NATÜRLICHE DARMSANIERUNG

Alexandra Stross

NATÜRLICHE DARMSANIERUNG

Den Darm reinigen und entgiften,
Beschwerden bekämpfen und erfolgreich abnehmen

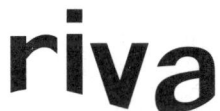

Bibliografische Information der Deutschen Nationalbibliothek
Die Deutsche Nationalbibliothek verzeichnet diese Publikation in der Deutschen
Nationalbibliografie; detaillierte bibliografische Daten sind im Internet über
http://d-nb.de abrufbar.

Für Fragen und Anregungen
info@rivaverlag.de

Wichtiger Hinweis
Dieses Buch ist für Lernzwecke gedacht. Es stellt keinen Ersatz für eine individuelle medizinische
Beratung dar und sollte auch nicht als solcher benutzt werden. Wenn Sie medizinischen Rat
einholen wollen, konsultieren Sie bitte einen qualifizierten Arzt. Der Verlag und der Autor haften
für keine nachteiligen Auswirkungen, die in einem direkten oder indirekten Zusammenhang mit
den Informationen stehen, die in diesem Buch enthalten sind.

Originalausgabe
1. Auflage 2019
© 2019 by riva Verlag, ein Imprint der Münchner Verlagsgruppe GmbH
Nymphenburger Straße 86
D-80636 München
Tel.: 089 651285-0
Fax: 089 652096

Redaktion: Stephanie Kaiser-Dauer
Umschlaggestaltung: Manuela Amode
Umschlagabbildung: shutterstock.com/aslysun
Abbildung Seite 148: shutterstock.com/BestTechnology
Layout: Andreas Linnemann
Satz: Satzwerk Huber, Germering
Druck: GGP Media GmbH, Pößneck
Printed in Germany

ISBN Print 978-3-7423-0965-5
ISBN E-Book (PDF) 978-3-7453-0597-5
ISBN E-Book (EPUB, Mobi) 978-3-7453-0598-2

Weitere Informationen zum Verlag finden Sie unter

www.rivaverlag.de

Beachten Sie auch unsere weiteren Verlage unter www.m-vg.de

INHALT

Inhalt

EINFÜHRUNG

Der Darm ist ein ganz besonderes Organ. Er ist wesentlicher Bestandteil des mit dem Mund beginnenden Verdauungskanals, der uns von unserem Kopf bis ans untere Ende unseres Rumpfes durchzieht. Dieser Kanal nimmt jedoch nicht den direkten Weg, sondern legt sich – vor allem im Bereich des Dünndarms – in unzählige Kurven, so dass er insgesamt auf eine durchschnittliche Länge von siebeneinhalb bis acht Metern kommt. Der Darm selbst ist vier bis sechs Meter lang.

Der Darm versorgt uns, indem er die Nahrung, die wir aufnehmen, so aufbereitet und zerlegt, dass sie mit dem Blut im gesamten Körper verteilt werden kann. Dabei muss er auch die wichtige Entscheidung treffen, was wir davon überhaupt brauchen können und welche Stoffe lieber möglichst unbeachtet durch uns hindurchrutschen sollten. Doch das ist längst nicht alles: Über unseren Mund gelangen auch Giftstoffe und Erreger in unser System, gegen die der Darm wirkungsvolle Barrieren aufbauen muss, wobei er sehr effektiv mit unserem Immunsystem zusammenarbeitet. Tief in unserem Inneren bildet er eine Grenze und gleichzeitig eine Verbindungslinie zur Außenwelt.

Die Anzahl der Bakterien, die der Darm beheimatet, ist um ein Vielfaches höher als die Zahl der Zellen in unserem Körper. Mit diesen Bakterien steht der Darm ununterbrochen in Kommunikation, denn von ihnen hängt sein Wohlbefinden ab – und umgekehrt. Die Zusammensetzung der Darmbewohner bestimmt auch die mikrobielle Besiedelung aller anderen Schleimhäute und der Haut.

Darüber hinaus ist vor allem der Dickdarm maßgeblich an der Regulation unseres Wasserhaushaltes beteiligt, weil er – je nachdem, ob ein Mangel besteht oder nicht – mehr oder weniger Flüssigkeit aus dem Brei, der dabei ist, zu Kot zu werden, rückresorbiert.

Vom Darm hängt nicht nur ab, welche Teile der aufgenommenen Nahrung ausgeschieden werden und wie schnell das geschieht. Hier entscheidet sich auch, ob das gesamte Bindegewebe des Körpers problemlos durch die Lymphe von Ablagerungen befreit und das venöse Blut des Unterkörpers ohne Hindernisse zum Herzen zurückgeleitet werden kann. Vor allem, wenn der Dickdarm träge und schwer wird, kommt es dort zu umfangreichen Staus, zu Belastungen der Wirbelsäule, eventuell sogar zu Fehlstellungen des Beckens und zu einer Verlagerung anderer Bauchorgane. Bilden sich Gifte, weil die zu lange Lagerung des Darminhalts Fäulnis nach sich zieht, werden Leber und Nieren in Mitleidenschaft gezogen.

Sicher haben Sie schon einmal den Begriff »Bauchhirn« gehört, etwas vornehmer auch »enterisches Nervensystem« genannt. Damit ist das riesige Geflecht an Nerven gemeint, das den Darm versorgt und das Rückenmark in der Zahl seiner Zellen übertrifft. Seine Aufgaben gehen weit über die Regulation der Verdauung und der Darmbewegungen hinaus. Wie auch im Gehirn werden hier Botenstoffe wie die bekannten Glückshormone Dopamin und Serotonin produziert und damit unser Wohlbefinden maßgeblich beeinflusst. Wir merken das daran, dass der Darm wie kein anderes Organ seelische Prozesse auf der körperlichen Ebene zum Ausdruck bringt – oft innerhalb von Sekundenbruchteilen. Bei Gefahr machen wir uns im ganz wörtlichen Sinn in die Hose, wenn wir verliebt sind, haben wir Schmetterlinge im Bauch, und wer kennt es nicht, das ungute Bauchgefühl?

Umso tragischer ist, dass der Großteil der Därme in industrialisierten Ländern sich in äußerst bedauernswertem Zustand befindet. Warum das so ist, in welchen Beschwerden sich das im ganzen Körper, aber auch auf der seelischen Ebene äußern kann und welche sinnvollen Gegenmaßnahmen es gibt, schauen wir uns in diesem Buch gemeinsam an. Ich stelle Ihnen ein konkretes Schritt-für-Schritt-Programm für eine komplette Darmsanierung zur Verfügung, das Sie problemlos zu Hause durchführen und auch in Ihren Alltag integrieren können – selbst wenn Sie bereits unter Beschwerden leiden, denn umso wichtiger ist es dann ja für Sie, aktiv zu werden.

Sie werden die fleißigen Bewohner Ihres Körpers näher kennenlernen: das Mikrobiom, dem in der Schulmedizin aus meiner Sicht bis heute viel zu wenig Bedeutung zugemessen wird. Und ich werde Ihnen zeigen, wie Sie das Zusammenleben mit ihnen zum Wohle aller Beteiligten recht problemlos harmonischer gestalten können. Damit Sie den Zustand Ihres eigenen Darmes besser einschätzen können, habe ich einen Test für Sie zusammengestellt.

Natürlich wird auch zur Sprache kommen, wie Sie Ihre Ernährung so optimieren können, dass Sie geschmacklich voll auf Ihre Kosten kommen und es Ihrem Darm und all den kleinen Lebewesen darin guttut.

Ihr Einsatz dabei wird sowohl zeitlich als auch finanziell recht überschaubar bleiben, ganz im Gegensatz zum Nutzen, den Sie erzielen können.

Die Sanierung, von der ich in diesem Buch spreche, meint eine Generalüberholung der Bereiche, an die man als Erstes denkt, wenn vom »Darm« gesprochen wird: Dünn- und Dickdarm. Es ist fantastisch, dass diese Teile unseres Körpers sehr leicht zugänglich für diverse Maßnahmen sind, von deren positiven Auswirkungen nicht nur die oberen Teile des Verdauungskanals wie Magen, Speiseröhre und Mund profitieren, sondern der gesamte Organismus.

Ich werde Ihnen zeigen, wie Sie Ihren Darm mit Spülungen in Kombination mit der Einnahme einiger weniger natürlicher Substanzen von unerwünschten Stoffen befreien, die sich dort abgelagert und für Milieuveränderungen gesorgt haben. Anschließend erfahren Sie alles, was Sie wissen müssen, um wieder optimale Bedingungen für Ihre Darmflora schaffen zu können. Sie erhalten nicht nur das konkrete Programm, sondern ich verrate Ihnen auch, wie Sie es gegebenenfalls abändern und trotzdem davon profitieren können. Jeder Mensch hat ja seine ganz speziellen Bedürfnisse.

Wie auch in meinen anderen Büchern ist es mir wichtig, zu den praktischen Anleitungen auch leicht verständliche umfangreiche Hintergrundinformation zu liefern. Ich halte es für relativ wertlos, Vorgaben zu liefern, die dann vielleicht ausgeführt werden, ohne dass wirklich nachvollzogen werden kann, warum diese oder jene Maßnahme überhaupt sinnvoll ist.

Sie werden viel motivierter sein, wenn es für Sie rundum stimmig ist, was Sie da tun. Darüber hinaus bin ich mir sicher, dass sich Ihr Verhältnis zu Ihrem Körper nachhaltig verbessern wird, wenn Sie verstehen, warum er sich in der Vergangenheit vielleicht nicht so verhalten hat, wie Sie es sich gewünscht hätten.

Sie werden staunen, wie einfach es sein kann, gesund zu bleiben oder auch gesund zu werden, wieder rundum zufrieden, energiegeladen und lebensfroh zu sein. Wahrscheinlich werden Sie sogar feststellen, dass Sie schon ganz vergessen hatten, wie sich das eigentlich anfühlt.

Dagegen ist jede Mühe vergeblich, solange man an irgendeiner Stelle des Körpers herumdoktert, ohne die Bedürfnisse des Darmes zu berücksichtigen.

»Die Gesundheit sitzt im Darm«, sagten schon die alten Chinesen, und die Ihre liegt mit diesem Buch jetzt in Ihrer Hand.

Alexandra Stross

DARMSANIERUNG – IST DAS WIRKLICH NOTWENDIG?

Es gibt nicht viele Menschen, die sich denken: »Ich glaube, eine Darmsanierung könnte mir guttun. Ich probiere das mal aus.« Die meisten, die diese Maßnahme in Erwägung ziehen, haben in irgendeiner Form bereits Leidensdruck erfahren. Entweder leiden Sie unter chronischen Beschwerden oder sie versuchen schon sehr lange erfolglos, ihr Wunschgewicht zu erreichen. Und selbst dann wird immer noch sorgfältig abgewogen.

Ich selbst habe meine erste gründliche Darmreinigung monatelang vor mir hergeschoben, obwohl – vielleicht auch gerade weil – ich tief in meinem Inneren wusste, welch unglaublich heilsame Effekte dies haben würde. Eine Darmsanierung ist nicht nur mit einem gewissen Aufwand, sondern sehr oft auch mit diversen Ängsten verbunden. Man fragt sich, wie der Körper wohl reagieren wird und ob man sich damit vielleicht nicht doch auch schaden könnte, wenn man zum Beispiel unwissentlich irgendetwas falsch macht. Irgendwie glaube ich, dass man intuitiv spürt, dass nach der Darmreinigung nichts mehr so sein wird, wie es früher war, und weil man dieses Gefühl nicht richtig einordnen kann, ist man skeptisch.

Es geht tatsächlich um sehr viel mehr als nur um die Frage: Soll ich für ein paar Wochen meinen Speiseplan und meine Gewohnheiten ein Stück weit ändern? Es geht um die lebensverändernde Entscheidung, ob man bereit ist, die Verantwortung für seine Gesundheit selbst in die Hand zu nehmen. Darum, liebgewonnene Verhaltensweisen so weit in Frage zu stellen, dass man vielleicht nie wieder mit gutem Gewissen zu ihnen zurückkehren kann, und darum, bewährte Überzeugungen loszulassen.

Ihren Darm gründlich zu reinigen wird sich definitiv nicht nur auf Ihren Körper auswirken. Mit hoher Wahrscheinlichkeit wird sich Ihr gesamtes Lebensgefühl ebenso verändern wie Ihr Selbstvertrauen. Mit welchen Ergebnissen Sie ganz genau rechnen können, davon können Sie sich nur überraschen lassen, und auch das stellt eine Schwelle dar, die es zu überwinden gilt. Die Reaktionen auf eine Darmsanierung sind so unterschiedlich wie die verschiedenen Ausgangssituationen und die betroffenen Menschen selbst. Eines kann ich Ihnen jedoch versprechen: Sie werden es nicht bereuen.

Ich für meinen Teil werde mein Bestes tun, damit Sie optimal vorbereitet sind. Sie bekommen eine genaue Anleitung für die praktische Durchführung und umfangreiches Hintergrundwissen, das Sie nicht nur informieren, sondern vor allem motivieren soll. Wenn Sie erst verstehen, in welch schwieriger Lage sich Ihr Körper befindet, wird es Ihnen ein Bedürfnis sein, ihn nach Kräften zu unterstützen. Nie wieder werden Sie ihn verfluchen, weil er in manchen Situationen für Sie unangenehm reagiert, sondern Sie werden nachvollziehen können, warum er das tut, und wissen, was Sie tun können, um sich wieder wohlzufühlen. Sie bekommen eine Kiste voller wirkungsvoller Selbstheilungswerkzeuge an die Hand, die Sie nicht nur in Kombination, sondern auch jedes für sich allein jederzeit einsetzen können.

Zunächst einmal möchte ich mir mit Ihnen gemeinsam ansehen, warum es überhaupt empfehlenswert ist, den Darm gelegentlich zu sanieren. Verfügt der Körper denn nicht über die Fähigkeit, sich selbst zu regulieren? Nun, grundsätzlich natürlich schon. Nur leider haben gerade wir Bewohner westlicher Industrienationen uns so weit von einer natürlichen Lebensweise entfernt, dass die Regulationsmechanismen des Organismus nicht mehr greifen können.

WIR ERNÄHREN UNS NICHT ARTGERECHT

Eine maßgebliche Rolle für die Darmgesundheit spielt natürlich die Ernährung. Vergleicht man die unsere mit der unserer Vorfahren, stellt man fest, dass es da erhebliche Unterschiede gibt. Die gravierendsten Veränderungen haben sich dabei erst in den letzten Jahrzehnten ergeben. Sehr vieles von dem, was wir essen, enthält nur wenige wertvolle Nährstoffe, die unsere Zellen tatsächlich für ihren Stoffwechsel nutzen können. So melden sie permanent an das Gehirn, dass sie hungrig sind, und verführen uns zur Aufnahme von Nahrungsmengen, die unser Verdauungssystem komplett überlasten. Das verringert die Aufnahme von Nährstoffen im Körper zusätzlich, weil nun auch noch der Verdauungsprozess unzureichend bleiben muss. Wussten Sie zum Beispiel, dass Ihr Magen nur dann den Speisebrei optimal durchmischen und mit Verdauungssäften anreichern kann, wenn er mindestens zu einem Viertel leer geblieben ist? Ein komplett gefüllter Magen ist absolut starr, so dass vor allem Eiweißbestandteile unzureichend vorbereitet in den Darm weitergeleitet werden und dort zu Fäulnisprozessen führen. Während der Magen das Glück hat, sich zwischendurch immer wieder zumindest zum Teil entleeren zu können, ist der durchschnittliche Dickdarm sein ganzes Leben zum Bersten gefüllt. Wegen Überfüllung ist er so stark gedehnt, dass er sich kaum noch bewegen kann. Der Nahrungsbrei, der nun schon eher als Kotbrei bezeichnet werden muss, verweilt unverhältnismäßig lange und beginnt zu verfaulen. Die dabei entstehenden Gifte und Gase werden in den Körper aufgenommen, nicht nur über aktive Resorptionsvorgänge, die beständig stattfinden, sondern sehr oft auch über Schleimhautläsionen, d. h. Verletzungen der Schleimhaut, da die zarte Innenhaut des Darms nicht nur überdehnt, sondern meistens auch chronisch entzündet ist. Das belastet die Entgiftungsorgane und in weiterer Folge den gesamten Organismus.

Aufgrund des mangelnden Weitertransports kann der Stuhlgang erst dann ausgelöst werden, wenn der gesamte Dickdarm inklusive des Mastdarms, der normalerweise frei von Kot sein sollte, komplett angefüllt ist. Dadurch hat der Dickdarm überhaupt keine Erholungsphasen mehr, die er dringend brauchen würde.

Wir verfügen durchaus über Organe, die ununterbrochen Leistung erbringen können – nämlich diejenigen, die über sehr kompaktes Gewebe verfügen, wie zum Beispiel das Herz, die Leber, die Nieren, die Lungen und die Milz. Die Schlauchorgane jedoch, die im Wesentlichen nur aus mit einer dünnen Schleimhaut überzogenen Muskelschichten und einem verhältnismäßig großen Hohlraum in der Mitte bestehen, können nur kurzzeitig arbeiten und benötigen dann wieder Erholung. Es erscheint Ihnen sicher logisch, dass der Magen und die Blase nicht pausenlos Höchstleistung erbringen können, und für den Darm gilt genau dasselbe, nur bleibt ihm keine andere Wahl.

Natürlich ist nicht nur die Menge, sondern auch die Art der Nahrung sehr wesentlich. Während unsere Vorfahren sich ganz selbstverständlich hauptsächlich von dem ernährten, was eben gerade wuchs, und im Winter von dem, was sich gut lagern ließ, hat sich unsere Ernährung komplett von jeglichen natürlichen Rhythmen gelöst. Dass in unserer Umgebung genau das gedeiht, was wir gerade am dringendsten brauchen, fällt uns nicht einmal mehr auf, geschweige denn, dass wir es nutzen würden. Tierische Produkte standen früher eher spärlich auf dem Speiseplan und stammten von den wenigen Tieren, zu denen nicht nur ein persönlicher Bezug bestand, sondern mit denen sich auch unser Immunsystem bereits ausführlich auseinandergesetzt hatte. Heute überlasten wir unsere körpereigene Abwehr durch nur einen Schluck Milch, womöglich mit dem Fremdeiweiß von Tausenden Kühen, und zwar ohne eine Sekunde darüber nachzudenken. Damit leisten wir einen wichtigen Beitrag zu Allergien und Autoimmunkrankheiten. Der Darm spielt dabei eine ganz große Rolle, weil dort ein Großteil der Immunzellen beheimatet ist und von dort aus alle anderen Schleimhäute des Körpers darüber informiert werden, gegen welche Art von Eindringlingen man sich wappnen muss. Der Verzehr von tierischem Eiweiß ist heute auch insofern problematischer als früher, weil wir uns damit große Mengen an Medikamenten und Stresshormonen einverleiben, die die Tierhaltung derzeit mit sich bringt und die auch in unserem Organismus nicht ohne Wirkung bleiben. Darüber hinaus ist Fleisch, das aufgrund der langen Verweildauer in unserem Darm verfault, sehr viel giftiger als die Überreste pflanzlicher Kost.

Mindestens genauso negativ wirken sich die großen Mengen an Zucker und Weißmehlprodukte auf das Milieu der Verdauungsorgane aus. Besonders gravierend sind hier die süßen Getränke, die noch nicht einmal verdaut werden müssen und unmittelbar nach der Aufnahme zu einer starken Übersäuerung führen. Als Erstes reagieren die Darmbakterien darauf, die uns seit Jahrtausenden dabei helfen, unsere Nahrung optimal aufzuschließen. Man darf ja nicht vergessen, dass Süßes – abgesehen von etwas Honig – in keiner Form je auf dem Speiseplan des Menschen stand. Erste Schritte in diese Richtung ergaben sich erst im Laufe des 19. Jahrhunderts und es dauerte noch lange, bis der Zucker auch wirklich breiten Bevölkerungsschichten zur Verfügung stand. Kein Wunder, dass unser Körper noch nicht gelernt hat, damit zurechtzukommen. Nicht einmal das Obst war früher richtig süß, denn die Äpfel in Omas Garten waren noch in meiner Kindheit klein, hart und sauer. Erst in den letzten Jahrzehnten wurde der Zuckergehalt der Früchte durch gezielte Zucht zunehmend erhöht und der der Strukturstoffe reduziert.

Apropos Strukturstoffe, auch Ballaststoffe genannt: Diese Fasern aus Obst- und Gemüseschalen sowie aus diversen Samen werden dazu benötigt, die Darmbakterien zu ernähren. Außerdem unterstützen sie die Peristaltik, also die wellenförmigen Muskelkontraktionen im Darm, unter anderem, indem sie sehr viel Wasser binden und das Volumen des Darminhalts vergrößern. Ein größeres Kotvolumen hört sich zunächst vielleicht negativ an, bei genauerer Betrachtung leuchtet jedoch ein, dass der Weitertransport viel eher erfolgt, je schneller ein bestimmter Druck auf die Darmwand erreicht ist. Sind keine oder nur sehr wenige Ballaststoffe vorhanden – was leider in der Regel der Fall ist –, wird viel mehr Wasser in den Körper rückresorbiert und der Stuhl wird viel stärker komprimiert. Sehr viel größere Kotmassen können sich ansammeln und es entsteht eine Verstopfungssituation, die gar nicht leicht zu lösen ist. Bisweilen kann es sogar zur Bildung richtiger Kotsteine kommen. Nachdem heutzutage jedoch eigentlich jeder hoffnungslos verstopft ist, ist man dazu übergegangen, diesen Zustand einfach als »normal« zu titulieren. Der durchschnittliche Mitteleuropäer freut sich über seinen tadellosen Stuhlgang, wenn er einmal pro Tag auf die Toilette gehen kann, und jeder Arzt wird ihm beipflichten.

Ich muss gestehen, dass ich da ganz anderer Meinung bin. Wer über einen gut gereinigten Darm verfügt, sich pflanzlich vollwertig ernährt und sich womöglich auch noch ein bisschen bewegt, wird mit Sicherheit drei- bis viermal täglich sein Geschäft verrichten. Tatsächlich ist auch erwiesen, dass Afrikaner etwa die vierfache Kotmenge von Europäern produzieren, was mit Sicherheit nicht darauf zurückzuführen ist, dass mehr Nahrung aufgenommen wurde. Man braucht ja nur seine Haustiere zu beobachten, um nachzuvollziehen, dass bei uns etwas im Argen liegt. Pflanzenfresser wie Hase, Pferd oder Kuh äpfeln den ganzen Tag vor sich hin, meist sogar stündlich. Doch selbst unsere fleischfressenden Mitbewohner Hund und Katze, die – genauso wie wir – bereits häufig unter den Folgen ihrer industriell hergestellten Mahlzeiten leiden, hinterlassen mindestens dreimal am Tag irgendwo ihre Häufchen. Was die Länge unseres Darms im Verhältnis zur Körpergröße betrifft – und damit den ausschlaggebenden Faktor für die Häufigkeit des Kotabsatzes –, liegen wir zwischen unseren Haustieren und den Pflanzenfressern, an Letzteren jedoch wesentlich näher, woraus abzuleiten ist, dass wir öfter als unser Hund Stuhlgang haben sollten und sicher nicht seltener.

Ich finde, es lohnt sich auch, darüber nachzudenken, warum uns solche Zusammenhänge noch nicht einmal mehr auffallen. Wir haben völlig verlernt, die Prinzipien des Lebens in unserem Umfeld zu erkennen und daraus Rückschlüsse über uns selbst zu ziehen. Ob etwas normal ist oder nicht, gesund oder ungesund, das muss uns schon der Arzt sagen oder zumindest das Internet oder der Fernseher. Wir selbst haben unsere Urteilsfähigkeit und unsere Bereitschaft, über Derartiges nachzudenken, gänzlich verloren.

Doch noch einmal kurz zurück zu den Ballaststoffen: In Kombination mit Kohlenhydraten, die ja nichts anderes als eine Aneinanderreihung von kleinen Zuckerteilchen sind, bewirken Ballaststoffe, dass die einzelnen Partikel nur sehr langsam freigesetzt werden können. In diesem Fall kommt es nicht zu einer solch starken Übersäuerung im Darm und einer anschließenden Blutzuckerspiegelerhöhung, wie wenn sogenannte schnell verfügbare Kohlenhydrate aufgenommen werden. Unter Letztgenannten versteht man Zuckerketten, die künstlich von ihrer natürlichen Ummantelung mit Strukturstoffen befreit wurden – wie ein Getreidekorn, bei dem die Hüllen entfernt wurden. In der Natur kommen Kohlenhydrate nämlich ausschließlich in Kombination mit Ballaststoffen vor, also genau so, wie unser Körper sie am besten verträgt.

Essenziell wichtig für einen gesunden Darm und eine problemlose Verdauung ist die Aufnahme von genügend Trinkwasser. Jede Form von Transport benötigt ausreichend Flüssigkeit. Wassermangel begünstigt genauso wie die großen Nahrungsmengen bei zu niedrigem Ballaststoffgehalt die soeben angesprochene Verstopfung, von der zwar in erster Linie der Dickdarm betroffen ist. Durch den hohen Druck dort kann es über kurz oder lang jedoch auch zu Veränderungen im Dünndarm kommen. Besonders wenn der Gesamtorganismus dehydriert ist, wird sich der Dickdarm bemühen, möglichst wenig Wasser über den Stuhl zu verlieren, und seinen Inhalt besonders stark eindicken.

Ein weiterer großer Unterschied zwischen unserer Nahrung und der unserer Ahnen liegt im Grad der Frische und der Verarbeitung. Schon bei der Lagerung gehen wichtige Nährstoffe verloren, sehr viel mehr jedoch noch bei der gründlichen Reinigung und den diversen Maßnahmen zur Verlängerung der Haltbarkeit. Das »frische« Obst und Gemüse, das Sie im Supermarkt kaufen, ist oft so frisch gar nicht, sondern wurde begast und sieht nur deshalb so aus. Auch das Fleisch wurde mit einem speziellen Gasgemisch behandelt, damit es so appetitlich rosa aussieht – und was in der Wurst alles drin ist, das wollen Sie gar nicht wissen. Jedenfalls wird bei jedem Verarbeitungsschritt eines jeden Lebensmittels der Nährstoffgehalt geringer, während immer mehr Stoffe dazukommen, die unseren Organismus belasten und ihm dabei keinerlei Mehrwert bieten. Ich spreche hier zum Beispiel von Farb- und Konservierungsstoffen, von Geschmacksverstärkern oder auch von Substanzen, die nur beigefügt werden, damit die Reinigung der Produktionsmaschinen im Anschluss erleichtert wird. Schließlich treten dann auch noch Stoffe aus der Verpackung in das Nahrungsmittel über, wie zum Beispiel Weichmacher aus Plastikumhüllungen oder Schwermetallteilchen aus Dosen. In den wenigsten Fällen können diese Stoffe im Darm einfach durchgeschleust und wieder ausgeschieden werden. Ein großer Teil davon wird ins Blut aufgenommen und schließlich irgendwo abgelagert. Je stärker die Schleimhaut aufgrund von vorhandenen Entzündungsprozessen angegriffen ist, desto mehr Giftstoffe können eindringen.

Last but not least sollte im Zusammenhang mit unserer Ernährung auch erwähnt werden, dass nicht nur wesentlich ist, was wir essen, sondern auch, wie wir es tun. Weiter oben habe ich bereits kurz erwähnt, dass unsere Nahrungsaufnahme in vielen Fällen keinen natürlicher Rhythmen folgt. Es entspricht nicht unserer Natur, im Winter genau das Gleiche zu uns zu nehmen wie im Sommer, so wie das heute üblich ist. Auch die täglichen Zyklen, denen der Körper auch dann unterliegt, wenn wir es nicht zur Kenntnis nehmen, wollen berücksichtigt werden. So braucht gerade der Darm ganz dringend erholsamen Schlaf und ausführliche Pausen zwischen den Mahlzeiten. Zwischen dem Abendessen und dem Frühstück sollten mindestens zwölf Stunden liegen, noch mehr wäre besser. Bis etwa zehn Uhr vormittags finden besonders viele Entgiftungsvorgänge statt und es wäre vorteilhaft, erst danach wieder zu fester Nahrung zu greifen. Für jede Mahlzeit sollte man sich etwa eine halbe Stunde Zeit nehmen. Gründliches Kauen gewährleistet nicht nur, dass eine ordentliche Einspeichelung erfolgt und die Kohlenhydratverdauung im Mund ihren Anfang nehmen kann, es trägt auch dazu bei, dass Sättigungsreize gesetzt werden und wir deutlicher fühlen können, was und wie viel uns wirklich guttut. Sich während des Essens mit etwas anderem zu beschäftigen, zum Beispiel mit Zeitunglesen oder gar mit Arbeiten, führt dazu, dass dem Gehirn gegenüber dem Darm im Hinblick auf die Durchblutung der Vorzug gegeben wird, worunter wiederum der Verdauungsprozess leidet. Schließlich steigt auch der Stresspegel, wenn wir uns auf mehrere Dinge gleichzeitig konzentrieren, wobei wir beim nächsten ganz wichtigen Belastungsfaktor für unseren Darm wären.

Zunächst möchte ich jedoch noch einmal in aller Kürze die verbreitetsten Ernährungssünden unserer Zeit zusammenfassen, die unseren Darm belasten:

- viel zu große Nahrungsmengen aufgrund des niedrigen Nährstoffgehalts,
- zu viel tierisches Eiweiß,
- zu viele schnell verfügbare Kohlenhydrate, vor allem Zucker,
- zu wenig Trinkwasser,
- zu wenige Ballaststoffe,
- fehlende Rhythmen im Tages- und Jahresverlauf,
- unbewusstes Einnehmen der Mahlzeiten.

DER DARM STEHT UNTER STRESS

Kein anderes Organ reagiert so unmittelbar auf jedes unserer Gefühle wie der Darm. Das liegt daran, dass er über ein eigenes Nervensystem verfügt, das mehr Zellen hat als das Rückenmark, und in der Lage ist, sämtliche Botenstoffe zu synthetisieren, die auch das Gehirn freisetzt. Evolutionsbiologisch hat sich das sogenannte enterale Nervensystem, abgekürzt »ENS«, umgangssprachlich auch als »Bauchhirn« bezeichnet, aus absteigenden Zellen des limbischen Systems entwickelt. Letzteres ist genau die Instanz in unserem Gehirn, in der Emotionen verarbeitet werden. Sicher haben Sie schon vom Serotonin gehört – auch Glückshormon genannt, weil es die Fähigkeit hat, die Spannung der Blutgefäße und damit die unterschiedlichsten Körpervorgänge wie zum Beispiel unsere Wahrnehmung, die Ausschüttung anderer Hormone, die Reizverarbeitung unserer Nervenzellen, also auch das Schmerzempfinden, sowie den gesamten Kreislauf zu beeinflussen. Zudem ist Serotonin am Schlaf-wach-Rhythmus beteiligt, weil es von der Hirnanhangdrüse in Melatonin umgewandelt werden kann. 95 Prozent des gesamten Serotonins entstammen dem Darm, wo es unter anderem die Darmbewegungen steuert und dafür sorgt, dass der Appetit im Laufe einer Mahlzeit abnimmt. Über andere Hormone wirkt es maßgeblich auf unsere Stimmungen ein. Ein Serotoninmangel, der zum Beispiel durch diverse Verdauungsstörungen und Fehlernährung entsteht, kann zu Angststörungen, Depressionen und Aggressionen führen. Wir spüren den engen Zusammenhang zwischen unserer Gefühlswelt und unserem Darm täglich. Dann, wenn wir frisch gesättigt und glücklich sind, oder wenn wir vor Aufregung gar nicht ans Essen denken können, wenn uns ein schlechtes Gefühl Bauchgrummeln verursacht oder sich unsere Mitte vor Ärger zusammenzieht. Übrigens werden solche Erlebnisse auch gespeichert. Wenn ein Gefühl jemals den Darm verkrampft hat, bleibt diese Verknüpfung erhalten. Noch Jahre später bekommen wir wieder Bauchkrämpfe, wenn uns etwas an diese Situation erinnert.

Jede Form von Stress wirkt sich also unmittelbar auf unser Verdauungssystem aus, und zwar umso gravierender, je länger wir dem Stress ausgesetzt sind. Im Laufe der Evolution kam der Mensch immer dann unter Druck, wenn er sich etwas zu essen jagen, das Revier verteidigen oder vor wilden Tieren fliehen musste. Da war es nur hilfreich, wenn er nicht gleichzeitig Hunger hatte oder sich entleeren musste, und der Körper richtete es so ein, dass er die Durchblutung auf diejenigen Organe konzentrierte, die in solchen Fällen das Überleben und die höchstmögliche Leistungsfähigkeit sichern müssen: nämlich das Gehirn, das Herz und die Lungen. Die Durchblutung des Darms wird dagegen in Stresssituationen um bis zu 80 Prozent herabgesetzt, was jahrtausendelang überhaupt kein Problem darstellte, weil in der Regel nicht länger als für wenige Minuten absolute Höchstleistung erforderlich war. Heute sieht die Lage ganz anders aus: Für viele ist Stress zum Dauerzustand geworden und hat gravierende Auswirkungen auf das nahezu permanent schlecht versorgte Verdauungssystem. Auch Leistungssportler haben aus genau diesem Grund oft ernste Darmprobleme.

Dazu kommt, dass wir unter Stress Säuren produzieren, wir aber ohnehin schon sehr viele Säurebildner über die Nahrung aufnehmen, wie zum Beispiel Zucker oder tierische Eiweiße. Die Verschiebung des pH-Werts wird dann noch gravierender und belastet wiederum ganz massiv den Darm, dessen chemisches Milieu vor allem wegen der Bedürfnisse der Darmbakterien sehr sensibel ist. Umgekehrt sind alle Maßnahmen zur Stressvermeidung ein wesentlicher Beitrag zur Darmgesundheit.

BEWEGUNGSMANGEL

Sportliche Betätigung bietet eine geniale Möglichkeit zum Abbau sämtlicher Anspannungen. Ausgeschüttete Stresshormone werden durch die Bewegung schnell abgebaut und der Kopf wird wieder frei. Wer gesund bleiben will, sollte sich an folgende Regel halten: Je stärker man im Alltag gefordert wird, umso mehr sollte man sich bewegen. Bei den meisten Menschen ist es in der Realität genau umgekehrt, denn je gestresster man ist, desto müder ist man abends. Auch der Verstand sagt einem: »Heute habe ich wirklich genug geleistet«, und man zieht sich lieber auf die Couch zurück – vielleicht noch mit einer Tafel Schokolade, einer Tüte Chips oder auch dem wohlverdienten Feierabendbierchen. Dass wir intuitiv oft das Falsche tun, zeigt uns ziemlich genau, wo wir stehen. Wir haben das Gefühl für das, was uns guttut, wirklich sehr gründlich verloren. Viele der Regelkreise unseres Körpers funktionieren nicht mehr. Wenn wir völlig gesund sind, die Verdauung einwandfrei funktioniert und unsere Zellen bestens versorgt sind, schütten die Fettzellen nach den Mahlzeiten ein Hormon namens Leptin aus, das dafür sorgt, dass jegliche weitere Nahrungsaufnahme unterbunden wird und stattdessen Bewegungslust aufkommt. Doch wer von uns kann noch behaupten, dass er nach dem Essen richtig Lust hat, sich zu bewegen? Auch die klassische Medizin hat sich dem angepasst, sie hat den Zustand, dass wir müde sind, wenn wir satt sind, als normal erklärt und mit einem schönen Fachausdruck versehen: Man spricht von der postprandialen Müdigkeit, die jedoch alles andere als normal ist. Unser Essen sollte uns Kraft geben, stattdessen macht es uns müde. Zudem sind wir oft schon angefüllt bis oben hin und haben immer noch das Gefühl, jetzt aber noch etwas Süßes oder Salziges zu brauchen.

Was hier tatsächlich vorliegt, ist eine Insulinresistenz, die – wenn nicht radikal eine andere Lebensrichtung eingeschlagen wird – zu Zuckerkrankheit und dem sogenannten metabolischen Syndrom führt. Bei Letzterem handelt es sich um einen Krankheitskomplex, der mit Übergewicht beginnt und später hohen Blutdruck, Herz-Kreislauf-Probleme und diverse Stoffwechselstörungen nach sich zieht. Entwickeln kann sich dieser Zustand aus einem Überangebot an schnellverdaulichen Kohlenhydraten. Dazu zählen allen voran Zucker, aber auch weißes Mehl, weißer Reis und sämtliche daraus hergestellten Produkte. Bei ihrer Aufnahme werden die langen Zuckerketten in Einzelzucker zerlegt, der Blutzuckerspiegel steigt an und Insulin wird ausgeschüttet. Dadurch wird – solange alles in Ordnung ist – der Zucker in die Zelle aufgenommen, der Blutzuckerspiegel sinkt und die Bauchspeicheldrüse hört auf, Insulin auszuschütten. Nur ist der Bedarf der Zellen begrenzt und eine Speicherung des Zuckers nur sehr eingeschränkt möglich. Sehr viel mehr aufzunehmen, als benötigt wird, würde die Zelle vergiften, weswegen sie auf den Reiz des Insulins nicht mehr reagiert und dem süßen Gift den Einlass verweigert. Der Blutzuckerspiegel kann nicht absinken und auch der Insulinspiegel bleibt hoch, jedoch ohne jede Wirkung. Die gesättigten Fettzellen schütten in der Zwischenzeit trotzdem ihr Leptin aus, nur hat man herausgefunden, dass bei einem anhaltend hohen Insulinspiegel das Leptin vom Gehirn unbeachtet bleibt, weil das Gehirn davon ausgeht, dass die Zellen zu wenig Energie haben, solange die energieliefernden Teilchen in großer Zahl im Blut herumschwimmen.

Ich erinnere noch einmal daran, dass gerade Kristallzucker für unseren Körper ein Phänomen ist, mit dem er einfach nicht rechnet, erst recht nicht in großen Mengen, weil er in der Natur nicht vorkommt – genauso wenig wie Übergewicht und Bewegungsunlust. Haben Sie in freier Wildbahn schon einmal ein fettes Reh getroffen, das sich ganz offensichtlich zu jedem Schritt überwinden musste? Die Vorstellung ist bizarr, doch dass wir selbst, weich eingepackt in Speckröllchen, unsere Freizeit gerne mit Snacks vor dem Fernseher verbringen, erscheint uns vollkommen normal. Wir sind bis oben hin mit Essen angefüllt, fühlen uns aber trotzdem nicht befriedigt und müssen uns zu körperlicher Betätigung oft überwinden – und das, obwohl unser Körper darauf ausgerichtet ist, sich mehr oder weniger ununterbrochen zu bewegen, wenn er nicht gerade schläft, wie dies eben auch fast alle Tiere tun. Bewegungsmangel schadet dem Herz-Kreislauf-System, dem Gehirn, der Muskulatur und den Gelenken und natürlich auch dem Darm, der sich genauso bewegungsunlustig zeigt wie der gesamte Organismus.

Für Hundebesitzer ist es spannend zu beobachten, wie der Hund problemlos über viele Stunden kein Anzeichen von Stuhldrang zeigt, solange er friedlich im Körbchen liegt. Doch kaum geht man mit ihm vor die Tür und er ist ein paar Meter gelaufen, erleichtert er sich auch schon im Vorgarten des Nachbarn – wieder eine Tatsache, von der die meisten Menschen wissen, die sie aber nicht auf sich selbst übertragen wollen oder können. Würden wir uns dazu überwinden, uns trotz der nicht funktionierenden Leptinerkennung und der damit einhergehenden Unlust sportlich zu betätigen, könnten wir den Teufelskreis durchbrechen. Umgehend würde sich der Energiebedarf der Zellen erhöhen und der Blutzuckerspiegel könnte sich regulieren. Siegt jedoch der innere Schweinehund, wäre es vielleicht eine gute Idee, zumindest die Tafel Schokolade auf der Couch wegzulassen. Schon ohne sie spitzt sich die Situation immer weiter zu.

Also noch einmal zusammengefasst: Unser Körper ist dafür gemacht, sich zu bewegen. Bewegungsmangel führt dazu, dass es sehr schnell zu einem Überangebot an Nahrung kommt – vor allem an Kristallzucker, der eine Erfindung des Menschen ist, mit der unser Körper jedoch nicht umgehen kann. Das hat gravierende Folgen für den gesamten Organismus.

In Stresssituationen bleibt zudem der Abbau der Stresshormone aus und beides trägt ganz massiv zur Übersäuerung des Systems bei. Auf dieses Phänomen gehe ich in diesem Buch nur am Rande ein, weil ich es in *Natürliches Entgiften – Freiheit für Körper, Geist und Seele* bereits ausführlich behandelt habe. Im Zusammenhang mit dem Darm ist wichtig zu wissen, dass die Säuren zu massiven Veränderungen in der Darmflora führen, man über die Sanierung des Darmes jedoch das Milieu des gesamten Organismus wieder einrenken kann. Dann funktioniert auch der Leptin-Regelkreis wieder und die Lust, sich zu bewegen, kehrt von allein zurück.

GIFTSTOFFE/MEDIKAMENTE

Im Zusammenhang mit den industriell verarbeiteten Lebensmitteln und deren Verpackungen habe ich bereits angesprochen, dass über den Darm Giftstoffe in den Körper gelangen, die zunächst die Darmbakterien aus dem Gleichgewicht bringen, dann aber auch in die Blutbahn gelangen. Leider ist unsere Nahrung jedoch nicht die einzige Quelle, über die wir Toxine aufnehmen. Die Gifte sind in der Atemluft und im Boden und damit auch im Trinkwasser, im Obst und im Gemüse. Über Kunstdünger und diverse Pflanzenschutzmittel werden sie sogar gezielt auf unsere Lebensmittel aufgebracht und es ist ziemlich blauäugig zu glauben, man könne abwaschen, was die Pflanze über eine gesamte Wachstumsperiode in sich aufgenommen hat. Verzehren wir Tiere, die vergiftete Pflanzen gefressen haben, reichern sich diese Gifte auch in unserem Gewebe an.

Genauso effektiv wie über unser Verdauungssystem können wir uns über unsere Haut vergiften. Jeder einzelne Inhaltsstoff unserer Kosmetikartikel gelangt sehr rasch in unseren Körper, ebenso wie auch die Farbstoffe unserer Kleidung oder die Bestandteile unserer Waschmittel. Es wird nicht gelingen, all diesen Belastungen aus dem Weg zu gehen, doch es macht einen riesen Unterschied, wenn man Obst und Gemüse ausschließlich in Bioqualität konsumiert und auf tierische Produkte bestmöglich verzichtet. Zur Körperpflege und für den Haushalt gibt es unzählige natürliche Alternativen zu den schädlichen Präparaten. Als Erstes fällt mir hier das gute alte Natron ein. Man kann sich damit die Haare waschen, es taugt jedoch auch als Waschmittel für die Wäsche, und mit ein wenig Wasser vermischt ist es ein hervorragendes Deodorant, das zuverlässig vor Körpergeruch schützt. Jede Kernseife ist um ein Vielfaches gesünder als das teuerste wohlduftende Duschgel, und die Körperlotion oder die Gesichtscreme kann man leicht durch natürliche, kaltgepresste Öle ersetzen. Als Putzmittel eignen sich hervorragend die Effektiven Mikroorganismen, von denen Sie später noch viel hören werden, wenn es um den Wiederaufbau der Darmflora nach der Sanierung geht.

Wenn man von Giften spricht, müssen auch die Stoffe erwähnt werden, die uns eigentlich helfen sollen, tatsächlich aber oft mehr Schaden anrichten, als sie nützen: Medikamente. Im folgenden Kapitel, in dem wir uns ausführlich den Darmbakterien widmen werden, werden Sie besser verstehen, wie gravierend es sich auf unseren gesamten Organismus und sogar auf unsere Seele auswirkt, wenn wir Präparate schlucken, die diese Keime töten oder auf andere Art deren Gleichgewicht massiv stören. Hierzu gehören allen voran natürlich die Antibiotika, jedoch auch Cholesterinsenker, Betablocker, Antidepressiva, Entzündungshemmer, Beruhigungsmittel, Schmerzmittel und hormonelle Verhütungsmittel. Bedenken sollte man auch, dass die Mittel nicht nur in unser System gelangen, wenn wir sie selbst schlucken. Ihre Bestandteile sind sowohl in menschlichen als auch tierischen Ausscheidungen nahezu unverändert enthalten, gelangen ins Trinkwasser und können auch durch Klärprozesse nicht entfernt werden. Jeder, der Fleisch- und Milchprodukte schätzt, muss sich bewusst sein, dass er auch damit einen beachtlichen Cocktail an Medikamenten zu sich nimmt. Und glauben Sie bitte nicht, das gelte nicht, wenn »Bio« draufsteht. Selbstverständlich darf auch der Biobauer seine Tiere impfen und medikamentös versorgen, wenn sie krank sind. Er verpflichtet sich lediglich dazu, sie mit biozertifiziertem Futter zu füttern und sie auf einer angemessenen Fläche zu halten, wodurch der Einsatz an Pharmazeutika zwar vielleicht minimiert werden kann, ein Verzicht darauf ist in der heutigen Zeit jedoch undenkbar.

Jede Art von Gift, die wir aufnehmen, übt einen massiven Einfluss auf unsere Darmbakterien aus, denn früher oder später landet es im Darm. Auch ein Stoff, den wir zum Beispiel eingeatmet oder über eine Creme durch die Haut aufgenommen haben, gelangt irgendwann in die Leber, die die entsprechende Substanz dann nur auf einem einzigen Weg loswerden kann: über den Darm. Die Toxine werden mit Glucuronsäure vergesellschaftet und über die Gallenflüssigkeit in den Dünndarm geleitet. Was dann damit passiert, hängt wiederum von der Verteilung der diversen Bakterienarten ab. Ist die Darmflora in Ordnung, kommt es in der Regel zu einer Ausscheidung. Herrscht dort jedoch eine Fehlbesiedelung, ist die Wahrscheinlichkeit hoch, dass die Glucuronsäure einfach wieder abgespalten wird, dass das Gift rückresorbiert wird und wieder in die Leber gelangt. Ein sinnloser Kreislauf, der viel Energie kostet und nichts bewirkt. Im Laufe der Zeit sammeln sich dann immer mehr Schadstoffe im Körper an.

Ich denke, Sie haben nun eine recht genaue Vorstellung davon bekommen, warum es für unseren Darm nicht leicht möglich ist, sich selbst zu regulieren. Er dankt es uns sehr, wenn wir ihn dabei unterstützen.

Unter all den angesprochenen Faktoren leidet der gesamte Organismus, doch – so unglaublich es klingt – jede Problematik beginnt zuerst mit einem Ungleichgewicht bei den Darmbakterien.

Im folgenden Kapitel schauen wir uns die Darmflora mit ihren äußerst vielfältigen Aufgabenbereichen genauer an.

DAS MIKROBIOM – EIN EIGENES ORGAN?

Bakterien sind mit weitem Abstand die Lebewesen, die auf unserem Planeten am häufigsten vorkommen. Sie sind überall: in der Luft, im Boden, im Wasser und auf jeder Oberfläche. Und das seit Anbeginn der Zeit, schon lange bevor der Mensch aufgetaucht ist. Wir wissen so gut wie nichts über sie und was wir zu wissen glauben, ist höchst fragwürdig. Es ist unbedingt davon auszugehen, dass das Leben nicht Unmengen an Lebewesen hervorbringt, die nicht gebraucht werden oder anderen Lebensformen sogar Schaden zufügen. Die Natur ist unendlich intelligent. Auch der Mensch ist schlau, doch mit der Natur kann er nicht ansatzweise mithalten. Wann immer er glaubt, sich über sie erheben und diverse »Verbesserungen« vornehmen zu müssen, irrt er sich in der Regel gewaltig.

Seit Robert Koch im 19. Jahrhundert seine Forschungen betrieb, ist klar: Bakterien sind gefährliche Krankheitserreger. Endlich verstand man, warum Krankheiten ausbrachen. Es gelang, aus den Körpern von Kranken bestimmte Keime zu isolieren. Man vermehrte sie und brachte sie anschließend in den Organismus von Gesunden ein, die tatsächlich an denselben Symptomen erkrankten. Der Beweis war also erbracht, man hatte den Verursacher gefunden. Gleiches wiederholte sich viele Male bei unterschiedlichen Krankheiten. Die Schlussfolgerung, die man zog, war nur logisch und versprach Gesundheit für die Welt: Es müssen Substanzen gefunden werden, die die Keime vernichten oder zumindest ihre Vermehrung verhindern.

Heute, gute 100 Jahre später, hat sich herausgestellt: Wir sind nicht gesünder geworden, ganz im Gegenteil. Die Zahl der chronischen Erkrankungen steigt ins Unermessliche, die Betroffenen werden immer jünger und nicht einmal die akuten Erkrankungen gehen zurück. Das Einzige, was tatsächlich reduziert werden konnte, ist die Säuglingssterblichkeit, was wohl eher auf die insgesamt besseren Lebensbedingungen als auf die Bekämpfung von Keimen zurückzuführen ist.

Ganz langsam bekommen wir eine Ahnung, warum das so ist, wobei sich die meisten Vertreter der klassischen Medizin (noch?) nicht vom vertrauten Weg abbringen lassen wollen.

Schon zu Zeiten von Robert Koch wusste man: Die gleichen Keime, die aus einem kranken Organismus isoliert werden können, finden sich auch in den meisten Gesunden. Nur schenkte man dieser Tatsache nicht weiter Beachtung, weil sie sich nicht mit den vielversprechenden Forschungsergebnissen vertrug. Und man übersah, dass die Vermehrung einzelner Bakterienspezies immer ein Ungleichgewicht verursacht, das den Gesundheitszustand negativ beeinflussen muss, weil es in der Natur nicht vorkommt, dass sich nur eine einzelne Keimart vermehrt. Man geht heute zunehmend davon aus, dass das Milieu eines Gewebes, also sämtliche dort vorherrschenden Bedingungen in ihrer Gesamtheit, darüber entscheidet, ob sich eine Krankheit entwickelt oder nicht. Nur die Bewohner eines Lebensraumes zu attackieren, ohne sich um die Ursachen für deren Ansiedlung zu kümmern, ist ein Schuss, der in der Vergangenheit oft nach hinten losgegangen ist und ziemlich sicher sogar immer negative Folgen nach sich zieht.

Ein schönes Beispiel ist die Geschichte des Helicobacter pylori. Es wurde stets angenommen, dass unser Magen frei von Bakterien sei, da man davon ausging, dass kein Lebewesen den extrem sauren pH-Wert dort überleben könnte. In den 1980er-Jahren gelang es jedoch, bei Menschen mit Magenschleimhautentzündungen und Magengeschwüren das Bakterium Helicobacter pylori zu isolieren. Was für eine Sensation. Man hatte den ersten Keim gefunden, der aufgrund ausgefeilter Tricks im Magen überleben konnte. Er hat nämlich die Fähigkeit, die Magensäure zu neutralisieren.

Selbstverständlich wurde Helicobacter pylori für die Entstehung der Entzündungsreaktionen verantwortlich gemacht und von da an erbittert antibiotisch bekämpft. Tatsächlich gingen dann auch die Magenschleimhautentzündungen zurück und sogar die Magenausgangstumoren, während sich leider die Mageneingangstumoren versechsfachten. Seither sind 30 Jahre vergangen und es gibt immer noch viele Ärzte, die auf Helicobacter pylori testen und Antibiotika verordnen, sobald er gefunden wird.

Parallel dazu denkt man darüber nach, Helicobacter in Form einer Schluckimpfung zu verabreichen. Als Folge der relativ flächendeckenden jahrelangen Bekämpfung ist er mittlerweile tatsächlich in vielen Mägen nicht mehr nachweisbar und kann so auch nicht mehr von Eltern an ihre Kinder weitergegeben werden. Menschen, die ihn nicht in sich tragen, haben – wie sich inzwischen herausgestellt hat – ein höheres Risiko, an Übergewicht, Allergien, Zöliakie zu erkranken und sogar Schlaganfälle zu erleiden oder Tuberkulose zu bekommen. Und – ganz nebenbei – weiß man nun ebenfalls, dass der Keim gar kein ganz besonderer ist, sondern einfach nur einer von circa 180 Arten, die unseren Magen gewohnheitsmäßig besiedeln.

Auch in vielen anderen Bereichen hat man sich geirrt. Man hat lange angenommen, dass das Fruchtwasser, in dem der Fötus heranwächst, und die Muttermilch steril wären. Beides wurde widerlegt. Man weiß jetzt, dass das Kind die Bakterien notwendigerweise für seine Entwicklung braucht, weil sich sonst seine Organe nur unvollständig entwickeln könnten. Versuche mit sogenannten Gnotobioten – Tieren, die unter keimfreien Bedingungen gezüchtet, gehalten und aufgezogen werden – zeigen, dass kein einziges dieser bedauernswerten Individuen ein funktionierendes Immunsystem aufweist. Außerdem haben diese Tiere eine herabgesetzte Herzleistung und Hirnaktivität, einen weitaus flüssigeren Darminhalt, veränderte Schleimhautzellen und einen riesigen Blinddarm. Vielleicht war es also gar keine gute Idee, lange Zeit sofort mit Antibiotika anzurücken, wenn Keime im Fruchtwasser oder in der Muttermilch gefunden wurden, da die Kinder im Anschluss an solche Behandlungen der Mutter deutlich krankheitsanfälliger sind. Ebenso hat sich herausgestellt, dass die vielen Wunschkaiserschnitte sich negativ auf die Gesundheit des Babys auswirken. Da das Neugeborene auf dem herkömmlichen Geburtsweg eine ordentliche Ladung Keime aus dem mütterlichen Darm und der Vagina abbekommt, haben natürlich entbundene Kinder ein dauerhaft niedrigeres Risiko für chronische Erkrankungen wie Asthma, Allergien und Diabetes und sie haben seltener Übergewicht. Nachweislich sind die Bakterien, mit denen wir ganz zu Beginn unseres Lebens in Berührung kommen, ausschlaggebend für die Entwicklung unseres Immunsystems und es ist umso besser, je zahlreicher und je verschiedenartiger diese Keime sind.

Es stellt sich sogar die Frage, ob Antibiotika an und für sich eine gute Idee waren oder jeweils nur eine kurzfristige Verbesserung bringen, langfristig den Zustand aber sogar noch verschlimmern. Es steht mir nicht zu, diese Frage zu beantworten und ich kann es auch nicht. Ich halte es nur generell für sehr gefährlich und hochmütig, in Prozesse einzugreifen, die man nicht zur Gänze versteht. Und es erscheint mir logisch, dass wir das gesamte Lebensgefüge verändern, von dem wir ja auch selbst Bestandteil sind, wenn wir uns aufschwingen, diversen Spezies das Recht auf Leben abzusprechen. Womöglich graben wir uns fleißig selbst das Wasser ab und der durchschnittliche Grad an körperlicher und seelischer Gesundheit in unserer Zeit spricht fast dafür, dass es so ist.

Jedenfalls war ich sehr beeindruckt herauszufinden, auf welch vielfältige Art uns Bakterien zu Diensten sind.

VERMITTLER ZWISCHEN INNEN UND AUSSEN

Was für die Erde gilt, gilt auch für ihre Bewohner. Überall sind Bakterien anzutreffen, in unserem Körper zum Beispiel mindestens hundertmal so viel, wie wir Zellen haben, und das ist schon sehr gewaltig. Das heißt, wir tragen sehr viel mehr genetisches Material von unseren Mitbewohnern herum als von uns selbst. Wie bereits erwähnt, überziehen die Kleinstlebewesen jede Oberfläche. Für unseren Körper bedeutet das, dass sie sowohl unsere Haut als auch alle unsere Schleimhäute bedecken. Sie bilden quasi einen Übergang zwischen innen und außen und fungieren als Vermittler. Selbstverständlich tun sie das nicht nur für uns, sondern für alle Lebewesen. So erstreckt sich zum Beispiel auch die Pflanzenwurzel nicht direkt in die Erde, sondern ist von einem Biofilm überzogen, in dem Keime beheimatet sind, die unter anderem den Stoffaustausch zwischen Erde und Wurzel erleichtern. Sogar auf unbelebten Flächen wie zum Beispiel Häuserfassaden schützen die Winzlinge nachweislich vor Verschmutzung und Verfall.

In unserem Körper finden sich die allermeisten Bakterien im Darm. Genaugenommen bestehen 30 bis 50 Prozent unseres Darminhalts nur aus Bakterien, was bei einem erwachsenen Menschen etwa einer Masse von zwei Kilogramm entspricht. Sie übernehmen dort zum Beispiel die sogenannte Feinverdauung, was bedeutet, dass die Verdauungsvorgänge vervollständigt werden, so dass eine reibungslose Übergabe der Nährstoffe ins Blut oder in die Lymphe möglich wird. Dabei arbeiten die Keime in Expertenverbänden zusammen. Es gibt nämlich für jede Art von Nahrungsmitteln, die wir aufnehmen, speziell zuständige Teams, und je nach Zusammensetzung unserer Mahlzeiten vermehren sich manche Bakterienarten mehr und manche weniger, je nachdem, wie stark sie gebraucht werden.

Es gibt etliche Verbindungen, die wir für unsere Gesundheit brauchen, die ausschließlich durch das Mikrobiom aus der Nahrung freigesetzt werden können. So verhindert zum Beispiel das DHPAA, das aus Äpfeln, Zwiebeln und Gewürzen herausgelöst wird, dass sich die Blutplättchen zusammenklumpen und Thrombosen entstehen. Aus den Lignanen von Samen, Früchten und Gemüse werden Enterolactone und Enterodiol freigesetzt, die krebs- und entzündungshemmende Wirkung haben. Das sind nur zwei von unendlich vielen Beispielen.

Im Fettstoffwechsel spielen die Keime eine besonders wichtige Rolle, weil sie hier auch Enzyme steuern, die für den Fettabbau und die Fetteinlagerung zuständig sind. Ein erstes Zeichen dafür, dass die Darmflora nicht in Ordnung ist, ist Übergewicht, das sich in weiterer Folge zum metabolischen Syndrom entwickeln kann, von dem Sie in diesem Buch schon gehört haben. Es handelt sich um eine häufig vorkommende Symptomkombination, die sich aus einem andauernden Überangebot an energieliefernden Nährstoffen – allen voran Zucker – ergibt.

Die Keime setzen nicht nur Substanzen aus unserer Nahrung frei, sie geben auch selbst Stoffe an ihre Umgebung ab. Bei einer gesunden Besiedelung sind das lebensfördernde Stoffe wie zum Beispiel verschiedene B-Vitamine oder Vitamin K und H. Es gibt jedoch auch Spezies, die Gifte abgeben und die sich umso stärker vermehren, je mehr das Milieu entgleist ist. Außerdem sind die meisten Bakterien dazu in der Lage, ihr Verhalten an ihre Umgebung anzupassen. Das heißt, je nachdem, welche anderen Arten sich mit ihnen in ihrem Lebensraum befinden und welche sonstigen Bedingungen dort herrschen, geben sie unterschiedliche Stoffe ab und übernehmen unterschiedliche Aufgabenbereiche. Sie sind unglaubliche Anpassungs- und Kommunikationsgenies und wissen über alles Bescheid, was um sie herum vorgeht. Auf ihrer Oberfläche verfügen sie über eine Art Empfänger und können sämtliche vorhandenen chemischen Signale gleichzeitig registrieren. So ziehen sich bestimmte Arten sofort zurück, wenn andere auftauchen, die sie nicht mögen, was sie sofort an deren

Ausscheidungen merken, und es ist gewährleistet, dass nicht nur unerwünschte Keime, sondern auch Viren, Pilze und Parasiten es äußerst schwer haben, sich niederzulassen, wenn eine ausreichende Zahl an gesundheitsfördernden Bakterien vorhanden ist. Sie würden ja auch nicht auf einer Party bleiben, wenn sie dort nicht willkommen sind.

Unsere Darmflora trägt also auch ganz aktiv zu unserer körpereigenen Abwehr bei. Außerdem arbeitet sie sehr eng mit unserem Immunsystem zusammen. In der Darmschleimhaut sitzen die sogenannten M-Zellen, die stets darüber informiert sind, welche Arten von Kleinstlebewesen sich im Darm aufhalten und diese Information an spezielle Immunzellen weitergeben, die im Körper herumwandern und die Zellen der anderen Schleimhäute darüber in Kenntnis setzen. Demzufolge wird die Herstellung und Abgabe bestimmter Immuneiweiße darauf abgestimmt und kann gleichzeitig im gesamten Organismus erfolgen.

DIE DARMBAKTERIEN HALTEN DIE SCHLEIMHAUT GESUND

Wohl eine der wichtigsten Aufgaben der Darmflora ist die Ernährung der Darmzellen und die Aufrechterhaltung der Schleimhautbarriere. Im Gegensatz zu allen anderen Zellen des Körpers werden die Zellen des Darmepithels vom Blut nur sehr notdürftig mit Nährstoffen beliefert, den Hauptteil der Versorgung übernimmt das Mikrobiom. Die lebensfördernden Keime stellen aus den Ballaststoffen der Obst- und Gemüsefasern kurzkettige Fettsäuren her, nämlich Essig-, Propion- und Buttersäure. Erstere dienen hauptsächlich der eigenen Versorgung, während die Buttersäure die wichtigste Nahrungsquelle für die Darmzellen darstellt. Hierzu sollte man wissen, dass die Schleimhaut im Darm nur aus einer einzigen Zellschicht besteht, damit die Nährstoffe schnell und unkompliziert ins Blut aufgenommen werden können. Damit trotzdem gegenüber dem Darminhalt ein dichter Verschluss der Schleimhaut besteht, sind die Epithelzellen durch Querverstrebungen, die sogenannten »Tight Junctions«, miteinander verbunden. Sind nun zu wenige lebensfördernde Bakterien vorhanden und die Produktion an Buttersäure ist unzureichend, leiden die Darmzellen Hunger und ihre Querverbindungen halten nicht mehr richtig. Die Zellen klaffen auseinander und die Schleimhaut wird undicht. Normalerweise werden sämtliche Nährstoffe nach entsprechender Vorbereitung von der Darmzelle aus entweder über spezielle Gefäße oder mit der Lymphflüssigkeit in die Leber geleitet, wo in der Regel weitere Verarbeitungsschritte folgen, bevor eine Umverteilung im gesamten System stattfinden kann. Ist das Epithel jedoch undicht, können Nahrungsmittelbestandteile auf direktem Weg ins Blut gelangen. Sofortige heftige Abwehrreaktionen und längerfristig gravierende Entzündungen der Schleimhaut sind die Folge. Die Reaktion auf die verschiedenen Teilchen, die ins Blut gelangen, ist unterschiedlich. Manche lösen besonders heftigen Widerstand aus und der betroffene Mensch leidet unter diversen Nahrungsmittelunverträglichkeiten. Bestimmte Lebensmittel werden nicht mehr vertragen, weil die Schleimhautbarriere aufgrund einer entgleisten Darmflora nicht mehr funktioniert.

Dieselben Folgen hat es übrigens, wenn zu wenige Ballaststoffe mit der Nahrung aufgenommen werden, wobei beides natürlich Hand in Hand geht. Nicht nur die Darmzellen müssen dann kläglich verhungern, sondern zunächst einmal die Bakterien selbst. Das ist dann auch die Chance für Pilze oder schädliche Keime, sich niederzulassen und nach Herzenslust zu vermehren.

Doch nochmals zurück zu den guten Mikroorganismen: Sie ernähren die Darmzellen nicht nur, sie regulieren offensichtlich auch deren Wachstumsgeschwindigkeit und Lebensdauer. Es hat sich gezeigt, dass die Epithelzellen zu unkontrollierten Wucherungen neigen, wenn die Besiedelung nicht stimmt. Zunächst entstehen dann Darmpolypen, die man oft lange nicht bemerkt. Stören sie schließlich die Darmpassage, werden sie meist operativ entfernt, was leider vollkommen sinnlos ist, da das entgleiste Milieu ja weiterhin erhalten bleibt. Tatsächlich weiß man, dass Darmpolypen eigentlich immer wieder nachwachsen und es hat sich gezeigt, dass sie sich spontan zurückbilden, wenn eine Korrektur des Mikrobioms erfolgt. Die routinemäßige Herangehensweise wurde jedoch noch nicht geändert. Erfolgt allerdings dauerhaft keine Beseitigung der Ursache, können sich später auch bösartige Wucherungen bilden. Mit anderen Worten: Auf diesem Weg entsteht Darmkrebs.

Wie genau die Bakterien all dies wirklich machen, ist noch gar nicht zur Gänze geklärt. Es spricht jedoch vieles dafür, dass sie sogar unsere Gene steuern beziehungsweise an deren Ablesung beteiligt sind und mitentscheiden, welche Teile davon dann tatsächlich ihren Ausdruck in der Produktion von diversen Proteinen finden. Wie sonst könnte man erklären, dass sich – wie bereits angesprochen – noch nicht einmal die Organe einwandfrei entwickeln können, wenn in frühen Lebensphasen zu wenige lebensfördernde Keime vorhanden sind?

Ein großer Teil des Mikrobioms lebt übrigens in der Schleimschicht, die den Zellen direkt aufliegt. Interessanterweise ist auf der dem Epithel zugewandten Seite eine andere Keimzusammensetzung beheimatet wie auf der, die mit dem Nahrungsbrei in Kontakt steht. In der Mitte sind es dann wieder andere, und sämtliche Bewohner der Schleimschicht unterscheiden sich nochmals stark von denen, die sich mitten im Darminhalt tummeln. Das zeigt deutlich, wie spezifisch die Zuständigkeitsbereiche sind, solange die Besiedelung gesund und vielfältig ist, aber auch, dass die übliche Überprüfung der Darmflora mittels Stuhlprobe nicht unbedingt eine Aussage über den Zustand auf der Schleimhaut selbst zulässt.

Der Schleim auf dem Epithel hat übrigens eine wichtige Schutzfunktion für die Zellen, die dadurch niemals direkt mit dem Nahrungsbrei in Kontakt kommen – natürlich wieder nur, solange alles gut läuft. Die Produktion der glitschigen Schutzschicht erfolgt in den sogenannten Becherzellen, die immer wieder zwischen den normalen Epithelzellen in der Schleimhaut sitzen. Zwei spezielle Bakterienarten, nämlich *Akkermansia muciniphila* und *Faecalibacterium prausnitzii* halten nun gemeinsam den sogenannten muconutritiven Regelkreis aufrecht. Akkermansia zerlegt den Schleim in Oligosaccharide und Propionsäure, aus denen das Faecalibacterium praunitzii die Buttersäure für die Darmzellen herstellt. Außerdem liefert die Zersetzung die notwendigen Signale für die Becherzellen, um ständig Schleim nachzuproduzieren. Ganz nebenbei können Propion- und Buttersäure übrigens auch noch Krebswachstum verhindern.

Doch immer noch habe ich nicht alle wichtigen Aufgabengebiete des Mikrobioms erwähnt. Sie zersetzen Giftstoffe sowie unverdaut gebliebene Nahrungsteilchen und helfen bei deren Ausscheidung, sie unterstützen im Dickdarm die Rückresorption von Wasser und Gallensalzen, sie regulieren über den Vermittler Gastrin den Magensäurespiegel, sie schütten Sättigungssignale aus, damit die Nahrungsaufnahme eingestellt wird, und vermutlich produzieren sie auch schützende Substanzen für unsere Nervenzellen. Man hat nämlich festgestellt, dass Erkrankungen wie ADHS,

Alzheimer, Multiple Sklerose und Parkinson in allen Fällen mit einem stark entgleisten Mikrobiom einhergehen. Wahrscheinlich tun die Einzeller noch viel mehr für uns, was wir gar nicht wissen. Jedenfalls sollte es in unserem Interesse liegen, dafür zu sorgen, dass es diesen unglaublichen Lebewesen in uns gut geht. Hier noch einmal die wichtigsten Aufgaben einer gesunden Darmflora im Überblick:

- Feinverdauung,
- Steuerung von Enzymen des Fettstoffwechsels,
- Abgabe von Vitalstoffen wie B-Vitaminen, Vitamin K und Vitamin H,
- Abgabe von Substanzen, die Fehlbesiedelungen durch unerwünschte Keime, Pilze, Viren und Parasiten erschwert bis unmöglich machen,
- Zusammenarbeit mit dem Immunsystem,
- Regelung des Magensäurespiegels,
- Gesunderhaltung der Schleimhaut, Aufrechthaltung der Schleimhautbarriere,
- Rückresorption von Wasser und Gallensalzen,
- Abgabe von Sättigungssignalen,
- Produktion schützender Substanzen für die Nervenzellen.

Nun kann man sich schon relativ genau vorstellen, wie es sich auswirkt, wenn die Darmflora eben nicht mehr gesund ist. Sehr schnell lassen sich Erreger nieder, die uns erheblich weniger freundlich gesinnt sind. Das Spektrum ist groß und reicht von bestimmten Bakterienarten über Viren und Pilze bis hin zu recht beeindruckenden Parasiten. Es kann zu Übergewicht kommen, das letztendlich im metabolischen Syndrom gipfeln kann, zu unzureichender Verdauung und Nährstoffmangel, zu Entzündungen der Darmschleimhaut mit Durchfällen und Unverträglichkeiten, zu Verstopfung mit all ihren Folgen, zu einer gestörten Schleimhautimmunität im gesamten Körper, zu Magenproblemen, Darmkrebs und vielem mehr. Und die brennende Frage, die sich jetzt stellt, ist natürlich:

WIE KOMMT ES DAZU, DASS DAS MIKROBIOM ENTGLEIST?

Zunächst einmal ist zu sagen, es entgleist umso schneller, je instabiler es von Anfang an ausgeprägt war, wobei stabil bedeutet: je vielfältiger, desto besser. Ganz entgegen der weit verbreiteten Meinung ist es für die Gesundheit absolut förderlich, mit so vielen verschiedenen Keimen als nur irgend möglich in Kontakt zu kommen, und zwar im Optimalfall vom Anbeginn des Lebens. Menschen, die auf dem Bauernhof leben, sind im Durchschnitt um vieles gesünder als Städter, die weder mit der Erde noch mit Pflanzen und Tieren in Berührung kommen. Kinder, die auf natürlichem Weg geboren wurden, gestillt wurden und im Dreck spielen konnten, sind bei Weitem widerstandsfähiger als solche, die mit einem Kaiserschnitt zur Welt kamen, das Fläschchen bekommen haben und sich nicht schmutzig machen durften. Erstaunlicherweise gibt es sogar einen Unterschied in der Zusammensetzung der kindlichen Darmflora zwischen einem Not- und einem Wunschkaiserschnitt, wobei sich Letzterer wesentlich stärker negativ auswirkt, weil er auch die bakterielle Zusammensetzung in der Muttermilch verändert. Soweit man heute weiß, wird unser Darm im Schnitt von weit mehr als tausend verschiedenen Arten besiedelt, und obwohl die meisten von ihnen recht umschriebene Spezialkompetenzen haben, so sind sie doch auch sehr flexibel und können sich gegenseitig – zumindest für einen begrenzten Zeitraum – in ihren Aufgaben ersetzen. Fehlt eine Spezies, kann eine andere aushelfen, bis die Vielfalt wiederhergestellt ist. Ein sich rhythmisch wandelndes Mikrobiom ist übrigens besonders flexibel gegenüber störenden Einflüssen. Rhythmischer Wandel meint, dass sich die Besiedelung im Jahresverlauf immer wieder der natürlichen, saisonalen Ernährung anpasst, wenn zum Beispiel im Frühjahr viele frische Kräuter gegessen werden, im Spätsommer viele Beeren und alles, was die Natur sonst so zu bieten hat.

Wirken die Störfaktoren zu lange ein oder sind sie zu heftig, kann kein Ausgleich mehr erfolgen und die wichtigen Aufgaben werden nur noch bruchstückhaft erfüllt. Doch auch ganz plötzliche heftige Reize können zu einem »Mikrobiomschock« führen, einem richtiggehenden Zusammenbruch der Darmflora. Mögliche Auslöser können eine schwere Schocksituation sein, eine Operation, ein größerer Blutverlust oder aber die Verabreichung eines Antibiotikums. Die Folgen eines solchen Schocks sind dann wieder umso gravierender, je labiler die Ausgangssituation ohnehin schon war. Gerade in den ersten Lebensmonaten, wenn sich die Zusammenarbeit zwischen Keimen und Darmzellen gerade erst so richtig entwickelt, führen Antibiotikabehandlungen sehr oft zu chronischen Problematiken wie zum Beispiel zu Allergien und sehr frühkindlichem Übergewicht. Später im Leben finden sich meistens in den Tiefen der Darmfalten doch noch Restbestände guter Keime, die sich dann wieder vermehren können. Auch der Blinddarm fungiert – soweit noch vorhanden – als Bakterienreservoir.

Die Tatsache, dass aufgrund des Zusammenhangs zwischen Keimen und Fettstoffwechsel Antibiotika schon in geringen Dosen zu Gewichtszunahme führen, wurde übrigens lange Zeit in der Tiermast genützt. Bei Ferkeln steigt die Wachstumsrate durch die Verabreichung um etwa 15 Prozent, bei Hühnern sogar fast um das Doppelte. Während der Einsatz bakterientötender Mittel zur Leistungssteigerung in der Tiermast in Amerika bis heute erlaubt ist, wurde er in Europa 2006 verboten, und zwar aufgrund der sich entwickelnden Resistenzen bei Mensch und Tier. Man hatte erkannt, dass die Wirksamkeit bewährter Medikamente im Falle von Infektionen immer mehr nachließ, was kein Wunder ist, da wir mit dem Fleischverzehr die Antibiotika ja auch mitschlucken. Trotz des Verbots in der Mast ist auch bei uns der Einsatz von Antibiotika in der Tiermedizin nach 2006 nicht zurückgegangen – ganz im Gegenteil, er steigt weiter. Das ist vermutlich darauf zurückzuführen, dass erfahrene Tierproduzenten immer eine gute Verbindung zu ihrem Tierarzt haben, der das Medikament gerne verschreibt, solange ihm von den Symptomen einer Infektion berichtet wird. Der Besitzer verabreicht es dann nicht wie im tatsächlichen Krankheitsfall kurz in hoher Dosis, sondern stattdessen lieber über einen längeren Zeitraum geringer dosiert. So setzen die Tiere weiterhin brav ihr Fett an und leisten so einen viel wertvolleren Beitrag zum Bruttosozialprodukt, indem sie nicht nur mehr Gewinn einbringen, sondern auch an Vitalität einbüßen und noch viel öfter einer ärztlichen Behandlung bedürfen.

Was für die Tiere gilt, gilt bedauerlicherweise auch für uns. Jedenfalls sind Medikamente ein sehr wichtiger Faktor im Zusammenhang mit Störungen der Darmflora. Wie bereits an anderer Stelle erwähnt, wirken sich bei Weitem nicht nur Antibiotika, sondern auch viele andere Pharmazeutika hier sehr negativ aus, ebenso wie viele andere chemische Mittel, die zum fixen Bestandteil unseres Alltags geworden sind. Spritzmittel und Dünger zerstören die Keime im Boden, die dann nicht mehr unsere Nahrungsmittel beleben, und in unserer Wohnung haben wir es auch am liebsten ganz steril. Es ist wichtig zu wissen, dass da, wo sich natürlicher Staub und Dreck bilden, viele gute Keime dabei sind, während auf Flächen, die künstlich keimfrei gemacht wurden, Pilze und aggressive Bakterien oft die Ersten sind, die sich ansiedeln, weil keine guten Bakterien da sind, die ihnen den Platz streitig machen. Ich rate Ihnen deshalb zum Wohle Ihrer Gesundheit dazu, auf scharfe Putzmittel, vor allem aber auf ausgewiesene Desinfektionsmittel bestmöglich zu verzichten und die Einnahme von Antibiotika gut abzuwägen, insbesondere, wenn es um Kinder in den ersten Lebensjahren geht.

DIE ZWEI HAUPTSTÖRFAKTOREN FÜR DIE DARMFLORA

Im Grunde gibt es nur zwei bedeutende Störfaktoren für die gesunde Besiedelung Ihres Darms. Den ersten haben wir nun ausführlich behandelt: Medikamente. Der zweite ist eine falsche Ernährungsweise. Infektionen, an die man vielleicht sogar als Erstes denken würde, können tatsächlich vernachlässigt werden, weil man sich – wenn alles andere passt – überhaupt nur schwer infizieren kann und sich das Mikrobiom im Fall der Fälle auch schnell wieder erholt.

Was gilt es also beim Essen zu beachten? Vieles wurde bereits erwähnt. Eine ganz wesentliche Rolle spielen die Ballaststoffe, von denen man zwei verschiedene Arten unterscheidet. Einerseits gibt es die fermentierbaren Ballaststoffe, die aus den Fasern von Obst und Gemüse stammen und in kurzkettige Fettsäuren umgebaut werden. Sie stellen also eine Energiequelle für die Keime und die Darmzellen dar. Aus den unfermentierbaren Ballaststoffen lässt sich keine Energie gewinnen. Sie verbleiben im Darminhalt und unterstützen dort die Peristaltik, indem sie zum Beispiel Wasser binden und das Kotvolumen vergrößern. Sie werden von diversen Samen und deren Schalen geliefert. Für die Darmflora sind beide Arten gleichermaßen wichtig. Fehlt die erste, leiden die Keime Hunger; sind von den unverdaulichen zu wenige vorhanden, kommt es zu Verstopfung, die Fäulnisprozesse mit sich bringt und ganz andere Kleinstlebewesen auf den Plan ruft, die dann diejenigen verdrängen, die für unsere Gesundheit zuträglicher sind. Mit Gemüse und Samen, zum Beispiel Sesam, Leinsamen, Chiasamen und vielen anderen mehr, kann man es also gar nicht übertreiben. Beim Obst ist insofern ein wenig Vorsicht geboten, als viele Sorten heutzutage wesentlich mehr Zucker als Strukturstoffe enthalten. Vor allem kleine, alte Sorten, die eher sauer schmecken, sind gesund. Die besonders süßen Früchte, die oft aus den Tropen zu uns kommen, haben nicht nur durch den Transport viel von ihrer Lebensenergie eingebüßt, sie sind auch insofern problematisch, als man damit in der Regel ohnehin schon viel zu viel Zucker aufnimmt. Sie erinnern sich, dass die Geschmacksrichtung süß noch nicht sehr lange auf unserem Speiseplan vorkommt und der Organismus deswegen nicht besonders gut damit zurechtkommt. Zucker – auch dann, wenn er aus Früchten kommt – schafft sehr schnell ein saures Milieu, das vor allem Hefepilze begünstigt, die sich nicht nur unglaublich rasant vermehren, sondern auch ihre Gestalt verändern können, so dass sie völlig unangreifbar werden. In der sogenannten Schlauchform bilden die Hefen Biofilme aus, die sie gegen sämtliche äußere Einflüsse immun machen. Haben Pilze wie *Candida albicans* und Co. erst einmal die Herrschaft im Darm übernommen, können sie bald durch die Darmschleimhaut, die bei Bakterienmangel ja undicht wird, ins Blut übertreten und sich auch anderswo im Körper niederlassen. Wer also schon einmal einen Pilzbefall an den Geschlechtsorganen, auf der Haut oder den Nägeln zu beklagen hatte, der kann mit Sicherheit davon ausgehen, dass die Darmflora stark in Mitleidenschaft gezogen ist, denn dort vermehren sich die Hefen immer zuerst. Der Zucker, der in der Regel weiterhin fleißig verzehrt wird, wird von ihnen zu Alkohol vergoren, so dass sich ein messbarer Alkoholspiegel ergeben kann. Tatsächlich verhalten sich zum Beispiel Kinder mit ADHS, das ganz eindeutig mit einer Mikrobiomstörung einhergeht und gut durch Zuckerverzicht und die Korrektur der Darmflora behandelt werden kann, wie wenn sie einen Schwips hätten. Oder besser gesagt: Diese Kinder verhalten sich so, weil sie tatsächlich einen Schwips haben. Insofern sollte gerade auch in der Schwangerschaft zu viel Zucker genauso gemieden werden wie der Alkohol selbst, um zu vermeiden, dass der Fötus Schaden nimmt.

Als Nebenprodukt der alkoholischen Gärung durch die Pilze entsteht übrigens Acetaldehyd – ein Stoff, der die Struktur von Eiweißen verändern kann, so dass sie bisweilen ihre Funktionen als Enzyme, Hormone oder Ähnliches nicht mehr ausüben können. Bisweilen werden Proteine durch den Einfluss von Acetaldehyd auch nicht mehr als eigene erkannt und vom Immunsystem bekämpft. Man spricht dann von einer Autoimmunerkrankung, hinter der im Endeffekt nichts anderes steht als »nur« eine Entgleisung der Darmflora.

Generell ist es eigentlich logisch: Am gesündesten für alle Beteiligten ist eine Kost, auf die unser Körper seit Abertausenden von Jahren geprägt ist: überwiegend pflanzlich, rhythmisch im Jahresverlauf wechselnd, je nachdem, was die Natur zu bieten hat. Kohlenhydrate sollten nicht künstlich aus ihrer Vergesellschaftung mit Ballaststoffen befreit werden. Anders ausgedrückt: Ein Verzicht auf schnell verfügbare Vertreter dieser Nährstoffgruppe wie weiße Mehle oder Zucker wirkt sich besonders positiv auf die Darmgesundheit aus. Die Darmbakterien sind entwicklungsgeschichtlich uralt, so dass sie mit dem, was der Mensch erst in den letzten 100 Jahren erfunden hat, einfach nicht gut klarkommen. Dass gilt nicht nur für Süßes, sondern auch für alle künstlichen Inhaltsstoffe aus industriell gefertigter Nahrung. Und generell ist jede Form von Einseitigkeit in der Ernährung schlecht. Keime reagieren auf jede Art von chemischen Signalen und über unsere Nahrung kommunizieren wir gleichsam mit ihnen. Wenn wir von einem Nahrungsmittel besonders viel essen, übermitteln wir damit gleichsam einen Befehl an unsere Darmflora, dass wir mehr von solchen Keimen brauchen, die genau das am besten aufschließen können. Und das passiert dann auch tatsächlich. Einseitige Ernährung führt zu einseitiger Besiedelung, und diese hat wiederum eine geringe Flexibilität gegenüber störenden Einflüssen zur Folge.

Am liebsten würde ich Sie jetzt fragen, wie Sie über das denken, was Sie in diesem Kapitel gelesen haben. Wussten Sie, dass Sie so viele Freunde haben? Und war Ihnen bewusst, dass Sie sie oft alles andere als liebevoll behandeln?

Ich glaube, wir Menschen können nur heilen, wenn wir uns wieder als Teil des Gesamtkonstrukts Leben begreifen. Wenn wir anerkennen, dass die Natur keine folgenschweren Irrtümer begeht und es nicht unsere Aufgabe ist zu entscheiden, wer ein Recht auf Leben hat und wer nicht. Immer deutlicher kristallisiert sich heraus, dass in diesem Zusammenhang in der Vergangenheit so mancher folgenschwere Fehler begangen wurde. Wir dürfen anerkennen, dass viele unserer faszinierendsten wissenschaftlichen Erkenntnisse sich schon wenige Jahre später als unrichtig herausstellen, und wir dürfen uns von dem Gedanken trennen, dass andere Lebensformen bekämpft werden müssen, damit unser eigenes Überleben gesichert ist. Das Gegenteil ist der Fall. Wir ernten, was wir säen.

Wir sind keine hilflosen Opfer, die von bösen Erregern aus dem Hinterhalt überfallen werden, sondern wir dürfen Verantwortung dafür übernehmen, wie wir mit uns selbst, unserem Lebensraum und unseren Mitgeschöpfen umgehen. Gesundheit wird dann die einzig logische Folge sein.

TEST: WIE GEHT ES IHREM DARM?

1. Wie geht es Ihnen insgesamt körperlich und seelisch?
a) Ausgezeichnet.
b) Es könnte besser sein.
c) Eher schlecht.

2. Stehen Sie für gewöhnlich unter Stress?
a) Ja, ich mag es, wenn ich herausgefordert bin.
b) Ja, ich bin von den Herausforderungen meines Alltags oft überfordert.
c) Wenn ich ganz ehrlich bin, stehe ich kurz vor dem Zusammenbruch.
d) Nein, ich bin ausgeglichen und komme gut mit allem zurecht.

3. Wie steht es um Ihre Beziehungen?
a) Ich liebe die Menschen, die mich umgeben, und komme gut mit ihnen klar.
b) Ich komme gut klar, brauche aber regelmäßig Rückzugsmöglichkeiten.
c) Meine Beziehungen sind bisweilen problematisch.
d) Meist fühle ich mich von Idioten umzingelt.

4. Leiden Sie unter chronischen Beschwerden?
a) Nein, ich fühle mich gesund.
b) Ja, ich habe leichte bis mittelschwere Beschwerden.
c) Ja, meine chronischen Beschwerden belasten mich sehr.
d) Ja, ich bin lebensbedrohlich erkrankt.

5. Woraus besteht der Großteil Ihrer Mahlzeiten?

a) Aus Fleisch, Wurst, Käse, Eiern.

b) Aus Brot, Nudeln, Mais, Reis und anderen Getreideprodukten.

c) Aus Obst und Gemüse.

d) Aus einer ausgewogenen Mischung von allem.

6. Sind Sie Anhänger einer besonderen Ernährungsform?

a) Nein, ich ernähre mich traditionell.

b) Ja, ich bin Vegetarier.

c) Ja, ich bin Veganer.

d) Ja, ich bevorzuge eine eiweißlastige Ernährungsform.

7. Wie viele Mahlzeiten nehmen Sie täglich ein (inklusive Zwischenmahlzeiten)?

a) Eine.

b) Zwei.

c) Drei.

d) Mehr als drei.

8. Wie groß ist in etwa im Durchschnitt die Zeitspanne zwischen Ihrem Abendessen und Ihrem Frühstück?

a) 12 Stunden oder länger.

b) 10 bis 12 Stunden.

c) 6 bis 8 Stunden.

d) 4 bis 6 Stunden.

9. Verbringen Sie den Großteil des Tages sitzend?

a) Wie denn sonst?

b) Ja, das lässt sich im Job leider nicht vermeiden.

c) Etwa die Hälfte des Tages.

d) Ich bin meistens in Bewegung.

10. Treiben Sie regelmäßig Sport?

a) Nein, niemals.

b) Nur sehr sporadisch.

c) Ja, ein- bis zweimal die Woche.

d) Ich bewege mich täglich oder nahezu täglich.

11. Rauchen Sie?

a) Ja, ich bin starker Raucher.

b) Ja, aber nicht allzu viel.

c) Nur bei besonderen Gelegenheiten.

d) Nein.

12. Wie steht es um Ihre Figur?

a) Ich bin schlank.

b) Ich bin leicht übergewichtig.

c) Ich habe mehr als 10 Kilogramm Übergewicht.

d) Ich bin fettleibig.

13. Halten Sie sich regelmäßig an der frischen Luft auf?

a) Nur, wenn es sich nicht vermeiden lässt.

b) Eigentlich gerne, aber ich komme nicht so oft dazu.

c) Ja, circa ein- bis dreimal die Woche.

d) Ja, täglich oder nahezu täglich.

14. Greifen Sie gelegentlich zu Fastfood oder Fertiggerichten?

a) Ja, beinahe täglich.

b) Ab und zu gönne ich mir das.

c) So gut wie nie. Nur im Notfall.

d) Nein, grundsätzlich nicht.

15. Wie oft naschen Sie Schokolade oder andere Süßigkeiten?

a) Täglich, ich brauche das.

b) Ich bin eine Naschkatze, aber ich versuche, mich zu zügeln.

c) Eher selten.

d) Ich nasche nicht.

16. Und wie sieht es mit salzigem Knabbergebäck aus?
a) Damit kann man mich nicht locken.
b) Eher selten, zum Beispiel bei Einladungen.
c) Öfter, als ich es eigentlich will.
d) Ich gestehe: Ich bin süchtig danach.

17. Wie oft essen Sie rohes Obst und Gemüse?
a) Mehrmals täglich mit Begeisterung.
b) Ich versuche es einmal am Tag.
c) Gelegentlich.
d) Eigentlich gar nicht, weil ich das schlecht vertrage.

18. Wie viel Wasser ohne Kohlensäure und andere Zusätze trinken Sie?
a) Damit kann man mich jagen.
b) Etwa einen halben Liter.
c) Einen bis eineinhalb Liter.
d) Mindestens zwei Liter und mehr.

19. Welche Art von Brot bevorzugen Sie?
a) Ich esse kein Brot.
b) Nur solches aus vollem Korn oder gekeimtem Getreide.
c) Sauerteigbrot.
d) Diverses Weißbrot wie Baguette, Toast oder Semmeln.

20. Trinken Sie Alkohol?
a) Nein, grundsätzlich nicht.
b) Nur zu besonderen Anlässen.
c) Ja, eigentlich regelmäßig.
d) Ja, täglich.

21. Nehmen Sie regelmäßig zuckerhaltige Getränke zu sich?

a) Ja, ich trinke hauptsächlich Erfrischungsgetränke und Heißgetränke mit Zucker.

b) Ich trinke entweder Erfrischungsgetränke oder gezuckerte Heißgetränke, aber nicht beides.

c) Nur zu besonderen Anlässen.

d) Nein, grundsätzlich nicht. Ich trinke Heißgetränke ungezuckert und verzichte auf Erfrischungsgetränke.

22. Gibt es Nahrungsmittel, die Sie gerne essen, aber nicht gut vertragen?

a) Ja, leider ziemlich viele.

b) Ja, ein paar.

c) Ich vertrage ganz wenig nicht, und zwar hauptsächlich Dinge, die ich sowieso nicht mag.

d) Ich kann alles essen, aber ich achte auf meine Ernährung.

23. Wie oft haben Sie Stuhlgang? .

a) Mehrmals täglich.

b) Einmal am Tag.

c) Drei- bis viermal die Woche.

d) Meist nur ein- bis zweimal die Woche.

24. Bedarf es spezieller Tricks, damit der Stuhlgang erfolgen kann, wie zum Beispiel Dörrpflaumen, lauwarmes Wasser auf nüchternen Magen oder eine Tasse Kaffee?

a) Ja, das macht es um vieles leichter.

b) Gelegentlich helfe ich nach.

c) Nein, so etwas brauche ich nicht.

25. Brauchen Sie viel Klopapier?
a) Eigentlich brauche ich gar keines.
b) Das ist unterschiedlich. Manchmal brauche ich viel und manchmal gar keines.
c) Darüber habe ich mir noch keine Gedanken gemacht, vermutlich durchschnittlich viel.
d) Ja, eine Menge und ich verwende auch feuchtes Toilettenpapier.

26. Wie ist meistens die Konsistenz Ihres Stuhlgangs?
a) Kleine, feste runde Kügelchen.
b) Eher hart und trocken.
c) Weich und feucht, aber wohlgeformt.
d) Ich habe fast immer Durchfall.

27. Nehmen Sie regelmäßig Medikamente ein?
a) Nein, ich nehme grundsätzlich keine Medikamente.
b) Nein, nur extrem selten, wenn es gar nicht anders geht.
c) Ja, das kommt öfter vor.
d) Ich nehme täglich Medikamente.

28. Wie oft haben Sie in den letzten fünf Jahren Antibiotika eingenommen?
a) Mehrmals, das kann ich nicht genau sagen.
b) Zwei- bis dreimal.
c) Einmal, weil es mich wirklich schlimm erwischt hatte.
d) Gar nicht.

29. Wurde bei Ihnen bereits der Blinddarm oder die Mandeln entfernt?
a) Ja, beides.
b) Ja, eines von beiden.
c) Ich habe beides noch.

30. Haben Sie noch alle Ihre Organe?

a) Ja, Gott sei Dank.

b) Nein, leider musste eines entfernt werden.

c) Es musste sogar schon mehr als eines entfernt beziehungsweise ersetzt werden.

31. Leiden Sie an Allergien oder Unverträglichkeiten?

a) Nein, davon bin ich völlig verschont.

b) Ja, eines von beiden.

c) Sowohl als auch.

d) Ja, ich bin von beidem mehrfach betroffen.

32. Leiden Sie unter häufigem Aufstoßen oder Sodbrennen?

a) Nahezu ständig, manchmal sogar ohne vorausgegangene Nahrungsaufnahme.

b) Ja, nach dem Essen kommt das häufiger vor.

c) Nur selten, nach ganz bestimmten Lebensmitteln.

d) Nein, das kenne ich eigentlich nicht.

33. Haben Sie öfter Mundgeruch oder eine stark belegte Zunge?

a) Nicht, dass ich wüsste.

b) Eher selten.

c) Das kommt häufiger vor, ja.

d) Ja, das ist leider ein Problem für mich.

34. Wie oft haben Sie Blähungen?

a) Ständig oder nahezu ständig.

b) Häufiger.

c) Gelegentlich nach bestimmten Mahlzeiten.

d) So gut wie nie.

35. Gurgelt und rumort es laut in Ihrem Bauch?

a) Ja, ständig oder nahezu ständig.

b) Häufiger.

c) Gelegentlich nach bestimmten Mahlzeiten oder wenn ich großen Hunger habe.

d) So gut wie nie.

36. Leiden Sie öfter als ein- bis zweimal im Jahr unter Durchfall?

a) Nein.

b) Ja, ich habe oft Durchfall.

c) Ich habe meistens breiigen oder flüssigen Stuhl, es können sogar Schleim oder Blutbeimengungen dabei sein.

d) Nein, weil ich zu Verstopfung neige.

37. Leiden Sie öfter als ein- bis zweimal im Jahr unter Verstopfung?

a) Nein, ich kenne keine Verstopfung.

b) Ja, bestimmt, ich habe öfter Verstopfung.

c) Mein Darm ist immer sehr träge und der Stuhlgang problematisch.

d) Nein, weil ich zu Durchfall neige.

38. Leiden Sie unter Hämorrhoiden?

a) Nein, hatte ich noch nie.

b) Kenne ich nur aus der Schwangerschaft.

c) Wenn ich mich auf kalten Boden setze, bekomme ich garantiert welche.

d) Ja, habe ich eigentlich ständig.

39. Hatten Sie schon einmal eine Pilzerkrankung, zum Beispiel an Füßen oder Nägeln, der Haut oder an den Genitalien?

a) Ja, das ist leider ein Dauerzustand.

b) Ja, das kommt regelmäßig vor.

c) Seit Kurzem habe ich den Verdacht, dass ich einen Pilz habe.

d) Nein, das kenne ich nicht.

40. Haben Sie öfter Ausfluss aus den Geschlechtsorganen?
a) Nein.
b) Ja, aber nur ganz wenig. Er ist farb- und geruchlos.
c) Ja, gelblich und leicht riechend.
d) Ja und er riecht sehr unangenehm.

41. Haben Sie Krampfadern an den Beinen?
a) Ja, ziemlich viele, die mit Schmerzen verbunden sind.
b) Ja, einige, das ist erblich in unserer Familie.
c) Nur in Form von Besenreisern.
d) Nein.

42. Neigen Sie zu Wasseransammlungen im Gewebe oder zu starker Cellulite?
a) Nein.
b) Bei Insektenstichen oder Verletzungen kann ich schon stark anschwellen.
c) Ja, leider, ich muss sogar Stützstrümpfe tragen.

43. Haben Sie Probleme mit den Nasennebenhöhlen oder sind Ihre Atemwege öfter stark verschleimt, ohne dass Sie erkältet sind?
a) Ja, eigentlich ständig.
b) Ja, auf jeden Fall mehrmals im Jahr.
c) Nein, aber dafür bin ich sehr oft erkältet.
d) Nein.

44. Wie ist der Zustand Ihrer Haut?
a) Ich habe reine Haut, die nicht zu trocken und nicht zu fettig ist.
b) Es gibt ein paar Problemzonen, aber grundsätzlich gut.
c) Meine Haut ist insgesamt sehr sensibel und reagiert leicht gereizt. Sie ist zu trocken oder zu fettig.
d) Ich habe eine chronische Hautkrankheit.

**ADDIEREN SIE BITTE DIE PUNKTEZAHLEN
ENTSPRECHEND IHREN ANTWORTEN.**

Frage	Antwort a	Antwort b	Antwort c	Antwort d
1	0	1	2	–
2	1	2	3	0
3	0	1	2	3
4	0	1	2	3
5	2	2	0	1
6	2	1	0	2
7	1	0	0	1
8	0	1	2	3
9	3	2	1	0
10	3	2	1	0
11	3	2	1	0
12	0	1	2	3
13	3	2	1	0
14	3	2	1	0
15	3	2	1	0
16	0	1	2	3
17	0	1	2	3
18	3	2	1	0
19	0	0	1	3
20	0	1	2	3
21	3	2	1	0
22	3	2	1	0

Test: Wie geht es Ihrem Darm?

Frage	Antwort a	Antwort b	Antwort c	Antwort d
23	0	1	2	3
24	2	1	0	-
25	0	1	2	3
26	3	2	0	3
27	0	1	2	3
28	3	2	1	0
29	2	1	0	-
30	0	2	3	-
31	0	1	2	3
32	3	2	1	0
33	0	1	2	3
34	3	2	1	0
35	3	2	1	0
36	0	2	3	3
37	0	2	3	3
38	0	1	2	3
39	3	2	2	0
40	0	0	1	2
41	3	2	1	0
42	0	1	2	-
43	3	2	1	0
44	0	1	2	3

TESTERGEBNIS

0–45 Punkte

Im Verhältnis zur Gesamtbevölkerung scheint Ihr Darm in außergewöhnlich gutem Zustand zu sein. Sie gehören offensichtlich zu den wenigen Menschen, die sich auch dann schon um die Gesundheit kümmern, wenn ihnen das Wasser nicht bis zum Halse steht. Womöglich haben Sie in der Vergangenheit auch schon einiges an Ihrem Lebenswandel geändert.

Damit es Ihnen weiterhin gut geht oder auch, um kleinere Missstände auszugleichen, ist es sicher eine gute Idee, einmal im Jahr eine gründliche Reinigung zu machen. Ich empfehle die weiter hinten im Buch beschriebene »Darmsanierung für Eilige«.

45–90 Punkte

Ihre Darmgesundheit entspricht dem normalen mitteleuropäischen Durchschnitt, was bedeutet, dass bereits deutlicher Optimierungsbedarf besteht. Gerade wenn Sie schon Beschwerden haben, die immer wieder auftauchen, wie zum Beispiel regelmäßige Kopfschmerzen, häufige Müdigkeit, Konzentrationsstörungen oder auch Verdauungsbeschwerden, würde ich Ihnen sogar die »Darmsanierung für Gründliche« empfehlen. Freuen Sie sich darauf, wieder ganz in Ihre Kraft zu kommen.

90–135 Punkte

Ihr Darm sendet deutliche Signale, dass es ihm gar nicht gut geht. Wahrscheinlich haben Sie sogar schon diverse chronische Symptome. Warten Sie nicht, bis der Druck noch größer wird, sondern werden Sie jetzt aktiv. Ich würde Ihnen in jedem Fall die »Darmsanierung für Gründliche« empfehlen, jedoch erst nach einer einmonatigen Vorbereitungszeit, in der Sie bereits erste Optimierungen Ihrer Lebensgewohnheiten vornehmen sollten, damit die Reinigung möglichst frei von unangenehmen Nebenwirkungen für Sie ist.

Die gute Nachricht ist ganz klar: Sie gehören zu der Lesergruppe, die mit Abstand am meisten von der Sanierung profitieren wird. Freuen Sie sich auf viele positive Überraschungen.

WAS SIND DIE AUSWIRKUNGEN DER DARMSANIERUNG?

Wenn man um die vielfältigen Aufgaben der Darmflora weiß, ist es nicht schwer, sich vorzustellen, dass eine Sanierung des Darmes inklusive seiner winzigen Bewohner sehr umfangreiche Auswirkungen hat. Um sie alle mit einem Satz zusammenzufassen: Der Körper bekommt dadurch seine Fähigkeit zurück, sich selbst zu regulieren.

Erinnern Sie sich an den Leptin-Regelkreis? Das war die Geschichte mit den Fettzellen, die dieses Hormon ausschütten, wenn sie gut gesättigt sind, woraufhin das Gehirn an das Gesamtsystem die Information ausgibt, dass jegliche Nahrungsaufnahme jetzt eingestellt werden sollte und stattdessen Bewegung dran ist. Dies ist nur einer von unzähligen Mechanismen, die nicht mehr funktionieren, wenn das Mikrobiom nicht in Ordnung ist. Im alltäglichen Leben merken wir das unter anderem daran, dass wir uns auf unser Gefühl nicht mehr verlassen können. Der berühmte Ratschlag »Mach, was dir guttut«, bietet keine Hilfe mehr, weil wir das gar nicht mehr spüren können. Lassen wir uns zum Beispiel von unserem Appetit leiten, hat das nicht zur Folge, dass unser Körper zuverlässig mit dem versorgt wird, was wir gerade brauchen, weil unsere Gelüste – die man in vielen Fällen schon eher als Süchte bezeichnen muss – uns zu dem verleiten, was der Gesundheit eher abträglich ist. Zu nährstoffreichem Essen müssen sich die meisten Menschen zwingen und schon bevor sie es wirklich probieren, wissen sie, dass es gar nicht schmecken kann, sonst wäre es ja nicht gesund. Wann immer ich in den letzten 15 Jahren meinen Klienten vorgeschlagen habe, auf Zucker zu verzichten, schaute ich in verzweifelte Gesichter. Dabei freut sich keine einzige Zelle unseres Körpers über dieses süße Gift, nur wenn der Darm erst einmal voller gieriger Hefen ist, wollen die natürlich gefüttert werden, und bereitwillig unterwirft man sich deren Diktat. Auch das Schnitzel mit Pommes entbehrt jeglichen Wertes für den Organismus, vom Doppelcheeseburger aus dem

Fastfood-Restaurant ganz zu schweigen, was jedoch leider noch lange nicht heißt, dass es uns nicht danach gelüsten würde. Wenn wir krank sind, suchen wir nicht in Wald oder Garten nach dem geeigneten Kraut, sondern wir lassen uns von jemandem, der uns in der Regel weder richtig kennt noch zuhört, sagen, was jetzt das Beste für uns ist. In der Regel ist das dann irgendeine chemische Keule. Auf die Idee, dass es vielleicht nach hinten losgehen könnte, ein bereits vergiftetes System noch mehr zu vergiften, kommen wir erst gar nicht.

Wir müssen nicht mehr husten und schnupfen, wenn wir unser Gesicht tief in die Kuscheldecke schmiegen, die so herrlich nach Weichspüler riecht, oder wenn wir durch die verpestete Stadt bummeln, aber wenn wir im Frühling auf der herrlich blühenden Wiese stehen, das bekommt uns nicht gut, dagegen sind wir allergisch.

Dabei spiegelt der Körper nur die verkehrte Welt unseres Geistes. Wesentlich mehr Menschen haben Angst davor, Wasser im Wald aus dem Bach zu trinken als aus der Plastikflasche, sie halten es für gefährlicher, sich in die Wiese zu legen, als in eine verrauchte Diskothek zu gehen, und es versetzt sie in Panik, sich einen Wassereinlauf zu machen, während sie voller Zuversicht bunte Pillen schlucken. Auch in anderen Lebensbereichen fällt es uns zunehmend schwerer, den richtigen Weg zu finden. Ist das wirklich der richtige Partner oder der richtige Job? Kann ich diesem Therapeuten vertrauen und tut mir meine Freundin noch gut? Wie weiß ich, wann es Zeit ist zu gehen, ob ich lieber noch dranbleiben oder aufgeben sollte? All das sind Fragen, die Menschen lähmen können, weil sie keine Antwort darauf finden. Wird endlich eine Entscheidung getroffen, wird sie zehn Minuten später schon wieder angezweifelt.

SIND WIR NOCH »NORMAL«?

Es ist nicht »normal«, so orientierungslos zu sein, sondern es liegt in unserer Natur, die Antworten auf die kleinen und großen Fragen des Lebens in uns selbst zu finden.

Wäre es nicht schön, mit unserem Körper und mit unserer Seele wieder in Kontakt zu sein? Zum Beispiel keinen Bluttest zu brauchen, um zu wissen, wie es um den Magnesiumspiegel steht, und auch keine Kapseln, um ihn auszugleichen, weil man sowieso intuitiv nach den richtigen Lebensmitteln greifen würde? Sich vom Appetit wieder führen lassen zu können, ohne eine Sekunde an das Gewicht denken zu müssen, und den Körper gelassen machen zu lassen, wenn er zwickt und zwackt, weil man weiß: Da reguliert sich gerade etwas.

Was für eine romantische Vorstellung, oder? Doch ist sie in der heutigen Zeit realistisch? Es ist doch allein schon unmöglich, nur durch die Ernährung den kompletten Bedarf zu decken, oder? Man hört so viel davon, dass unsere Böden ausgelaugt sind, so dass nicht einmal mehr das Gemüse besonders gesund ist, und all den Umweltgiften kann man schließlich auch nicht aus dem Weg gehen, oder?

Natürlich ist da etwas Wahres dran, doch es schwingt auch ein wenig Panikmache mit, oft gemeinsam mit der Motivation, uns Medikamente und Nahrungsergänzungsmittel zu verkaufen. Die, die den Köder gerne schlucken, machen das gar nicht ungern, denn dann haben sie eine fantastische Ausrede, weder ihre ungesunde Lebensweise zu hinterfragen noch ihre Haltung, ja ohnehin nichts an den bedauernswerten Umständen des Lebens ändern zu können. Aus meiner Sicht stimmt es, dass es mit ein bisschen Gemüse essen allein nicht getan ist. Doch es lohnt sich immer, aktiv zu werden. Wer seinen Darm saniert und dauerhaft seine Ernährungs- und Lebensgewohnheiten ein wenig ändert, kann sich auch in diesen Zeiten ganz ohne Kapseln bester Gesundheit erfreuen. Es bedarf dazu allerdings eines ausgewogenen Mikrobioms. Wer seinen Gefühlen nicht mehr trauen kann, kann kein gesundes Verhalten etablieren. Darüber hinaus können ohne ausreichend gesunde Mikroorganismen viele Nährstoffe gar nicht aufgenommen werden, wobei an dieser Stelle auch erwähnt werden sollte, dass das natürlich nicht nur im Zusammenhang mit unseren Mahlzeiten, sondern ebenso für diverse Kapseln gilt. Substanzen einzunehmen, die mangels Bakterien nicht aufgeschlossen werden können, belasten das System unter Umständen mehr, als sie ihm nützen. Abgesehen davon kommen auch Mineralien, Vitamine und Spurenelemente – genauso wie die diversen Kleinstlebewesen – in der Natur niemals einzeln vor, sondern immer in einem ausgefeilten Wirkungsgefüge, das nicht so einfach chemisch ersetzt werden kann. Auch viele Präparate, die mit dem Prädikat »natürlich« versehen sind, wurden zwar nicht industriell hergestellt, trotzdem aber aus ihrer natürlichen Vergesellschaftung mit anderen Stoffen isoliert, und haben damit eklatant an Wirksamkeit eingebüßt. Wie man auch immer darüber denkt, eines steht ganz klar fest: Die besten Kapseln der Welt können keine gesunde Lebensweise ersetzen.

Nicht vergessen werden darf auch, dass uns an unserem Essen nicht nur das belastet, was nicht darin enthalten ist, sondern in erster Linie das, was wir damit aufnehmen. Darunter sind nämlich unzählige Substanzen, die für den Organismus nicht nur völlig wertlos sind, sondern ihm auch noch Nährstoffe entziehen. Um die Säuren auszugleichen, die beispielsweise bei der Verstoffwechselung von Zucker oder tierischem Eiweiß entstehen, braucht der Körper Mineralien, die er seinen Lagerstätten wie Knochen, Zähnen und Gefäßwänden entnehmen muss, sofern er sie nicht in der gleichen Mahlzeit mitgeliefert bekommt. Nicht einmal das ist für ihn ein großes Problem, sofern er seine Depots bei Gelegenheit auch wieder auffüllen kann. Werden jedoch dauerhaft hauptsächlich Produkte konsumiert, die uns Nährstoffe entziehen, anstatt uns zu nähren, dafür aber das Gewebe verschlacken, hat das natürlich seine Folgen. Sich dann auf die ausgelaugten Böden auszureden, entspricht dem Zeitgeist und hört sich auch noch wahnsinnig gut informiert an. Wesentlich gesünder wäre es, den Körper aktiv dabei zu unterstützen, dass er sich nachhaltig erholen kann.

Unser Bedarf an Vitalstoffen ist nämlich ziemlich gering, wenn das Mikrobiom in Ordnung ist und uns nicht nur bei deren Aufnahme unter die Arme greift, sondern uns auch noch mit Vitaminen aus der eigenen Herstellung versorgt. Und natürlich, wenn parallel dazu bestmöglich darauf verzichtet wird, in Unmengen diesen ganzen Müll aus der industriellen Herstellung zu verzehren, von dem es mir schwerfällt, ihn als Lebensmittel zu bezeichnen.

LINDERUNG FÜR VIELE BESCHWERDEN

»Das ist aber nicht so einfach«, mag jetzt der eine oder die andere denken. Stimmt. Es bedarf eines gewissen Umdenkens, deswegen erscheint es am Anfang vielleicht schwierig, oder sagen wir besser: ungewohnt. Doch die Belohnung ist reichhaltig und erfolgt in Form von Lebensqualität, Lebensfreude, Gesundheit, besserem Aussehen, einer längeren Lebensspanne und – man glaubt es kaum – dauerhaft spart man sich sogar eine Menge Geld damit, wenn man zwar hochwertigere Lebensmittel kauft, dafür aber sehr viel weniger davon benötigt. Und die Investitionen in diverse Therapeuten sowie Selbstbeteiligungen an Rezepten und so manchem Arztbesuch werden zurückgehen. Das heißt, sie können nach der Darmsanierung auf jeden Fall mit mehr Gesundheit rechnen. Bei unzähligen Beschwerden bringt sie zumindest eine Linderung, sehr oft aber auch eine vollständige Heilung mit sich. Es gibt mittlerweile Mediziner, die ihre Patienten hauptsächlich mit Bakterien behandeln und sie darüber hinaus bei einer Umstellung ihrer Lebensgewohnheiten begleiten. Die Ärztin und Autorin Dr. Anne Katharina Zschocke, deren Werke mir selbst für dieses Buch als wertvolle Quelle gedient haben und die ich jedem nur empfehlen kann, berichtet von beeindruckenden Fallbeispielen. Und schließlich habe ich selbst in 15 Jahren der Begleitung von chronisch kranken Menschen vieles erlebt, was mancher, der die Hintergründe nicht kennt, als wahres Wunder bezeichnen würde. Tatsächlich ist Heilung – auch aus schwierigen Ausgangssituationen heraus – die logische Folge einer nachhaltigen Unterstützung des Körpers. Wenn der Organismus vergiftet ist, muss er entgiftet werden, wenn das Gewebe verschlackt ist, müssen die Schlackenstoffe entfernt werden, wenn das Mikrobiom entgleist ist, braucht es Hilfe, wenn die Zellen Hunger leiden, brauchen sie Nährstoffe.

All das sind keine schwer durchschaubaren Prinzipien, die jedoch auch gravierende Nachteile mit sich bringen. Für den Arzt oder Therapeuten ist eine solche Herangehensweise kein lukratives Geschäft, weil der Patient sich in der Hauptsache selbst hilft und bald schon völlig unabhängig und nachhaltig gesund ist. Deswegen wird die breite Öffentlichkeit vorsorglich auch gar nicht allzu umfangreich über derartige Methoden informiert. Für die Betroffenen selbst stellt natürlich die Veränderung teilweise doch sehr liebgewonnener Gewohnheiten das größte Hindernis dar. Wobei man hier sagen muss: Selbst wenn der Darm nur einmal im Jahr oder auch nur alle zwei Jahre gereinigt wird und dazwischen alles so beibehalten wird wie bisher, hat das zwar nicht die gleiche Wirkung wie eine konsequente Umstellung, ist jedoch bei Weitem besser als nichts und wird auch gute Erfolge bringen.

Ein weiterer Minuspunkt, den man der Darmsanierung ankreiden muss, ist, dass sie doch ein wenig Zeit in Anspruch nimmt, das heißt, die Erfolge stellen sich nicht sofort ein. Ganz im Gegenteil. In vielen Fällen wird es sogar so sein, dass man zunächst – wie bei vielen anderen nachhaltigen Methoden auch – eine sogenannte Erstverschlimmerung verspüren wird, und zwar umso wahrscheinlicher und umso stärker im Ausmaß, je länger man die Beschwerden schon hat, je gravierender sie sind und je mehr unbewusste innere Widerstände gegen die Veränderung bestehen. Wie in so vielen anderen Kontexten auch gibt es einen leichten und einen schwierigen Weg. Der leichte beginnt mit einer Anfangsinvestition und wird dann immer müheloser, der schwere ist am Anfang leicht, wird aber zunehmend beschwerlich. Es ist wie beim Holzhacken oder beim Einheizen. Erst hat man die Arbeit, danach ist es schön warm und man kann sich entspannen. Verzichtet man darauf, muss man keine Energie aufbringen, im Laufe der Zeit kann es dann aber ganz schön kalt und unangenehm werden. Oft bewirkt man auf diesem Weg auch nur einen gewissen Aufschub, weil man über kurz oder lang doch nicht drum herumkommt, sich dem zu stellen, dem man zunächst aus dem Weg gehen wollte.

Die Darmsanierung wäre also ein Beispiel für den leichten Weg. Erst kommt der Aufwand, vielleicht die Erstverschlimmerung, und danach die dauerhafte Gesundheit. Es kann irreführend sein, wenn es so leicht erscheint, alles so zu belassen, wie es ist, und einfach eine Tablette zu schlucken, mit der es einem schnell bessergeht. Eigentlich wäre es ja fast zu schön, um wahr zu sein, wenn das funktionieren würde, und das ist es auch. Langfristig stauen sich die Probleme an, erscheinen auch in anderen Körperregionen, die Medikamente wirken nicht mehr so wie am Anfang und müssen gewechselt oder immer höher dosiert werden, und irgendwann sucht man dann doch nach anderen Lösungen. Bis auf ganz wenige Ausnahmen haben alle Menschen, die ich in 15 Jahren begleitet habe – genau wie auch ich selbst – anfangs den zuletzt beschriebenen Weg beschritten und erst, als dort alle Möglichkeiten ausgeschöpft waren und die Beschwerden und die Verzweiflung immer schlimmer wurden, weil nichts mehr fruchten wollte, war die Bereitschaft da, etwas ganz anderes zu probieren. Glücklicherweise hilft die Darmsanierung dann genauso unparteiisch, wie wenn von Anfang an die Haltung da ist: »Das ist das Logischste und Natürlichste, das probiere ich als Erstes.« Sollte Letzteres bei Ihnen der Fall sein, kann ich Ihnen nur von Herzen gratulieren und Ihnen meine Bewunderung aussprechen. Gehören Sie zur ersten Gruppe, reiche ich Ihnen die Hand und kann nur sagen: »Sie sind nicht allein und Sie können sich freuen, dass Sie bisher eine sehr wirkungsvolle Methode noch nicht ausgeschöpft haben. Damit haben Sie noch ein gewaltiges Ass im Ärmel.«

DAS KÖRPERGEWICHT PENDELT SICH AUF EIN GESUNDES LEVEL EIN

In die Verbesserung des Gesundheitszustandes ist übrigens die Regulation des Körpergewichts inkludiert, auch damit können Sie rechnen. Das Wunderbare ist, dass Übergewichtige davon abnehmen und Menschen mit Untergewicht danach leichter zunehmen können, wobei man schon erwähnen muss, dass auch in diesem Zusammenhang eine Erstverschlimmerung auftreten könnte. Vor allem Dünne nehmen zu Beginn der Darmsanierung meist noch einmal etwas ab, weil ja allein der Darminhalt etwas wiegt, der zunächst entfernt wird. Doch machen Sie sich keine Sorgen, es geht nichts verloren, was Ihr Körper dringend braucht – ganz im Gegenteil.

Wie kann es sein, dass durch ein und dieselbe Maßnahme eine Gewichtsreduktion genauso erreicht werden kann wie eine Zunahme? Eigentlich ist es recht logisch, denn es wird ja kein Medikament gegeben, das an seinem Wirkort eine ganz spezielle Reaktion auslöst. Stattdessen wird dem Körper die Möglichkeit gegeben, sich einzupendeln, wie auch immer das für ihn aussieht. Die Wahrheit ist sogar, dass wir selbst, im Gegensatz zu unserem Organismus, oft gar nicht wissen, wie eine optimale Regulation überhaupt aussehen muss. Auch das zeigt sich an der Erstverschlimmerung. Wir denken, wenn uns etwas guttut, müsste sich das auch sofort so anfühlen. Doch der Körper und seine Mikroorganismen wissen, dass es vielleicht erst notwendig ist, bestimmte Giftstoffe und andere Ablagerungen aus dem Gewebe zu mobilisieren oder mit einer verstärkten Entzündungsreaktion in einem erkrankten Gebiet zunächst einmal den Zustrom an Immunzellen und die Durchblutung zu verstärken, damit eine Heilung erfolgen kann. Das fühlt sich dann zwar unangenehm an, kann aber nicht ausgelassen werden.

Gerade im Zusammenhang mit dem Mikrobiom ändert sich jetzt erst komplett unser Weltbild. Es dringt zwar schon langsam durch, dass die Kleinstlebewesen nicht unsere Feinde sind und in der Vergangenheit vieles fehlinterpretiert wurde, doch es fällt den Wissenschaftlern offensichtlich immer noch schwer zu begreifen, dass eben nicht bestimmte Keime ganz bestimmte Krankheiten auslösen, genauso wenig wie ganz bestimmte Keime ganz bestimmte Krankheiten heilen können. Denn immer wieder wird diesbezüglich geforscht. Jedoch kann ein und dasselbe Bakterium in zwei verschiedenen Menschen zwei völlig unterschiedliche Reaktionen bewirken und es macht überhaupt niemals Sinn, nur mit einer oder wenigen Spezies zu experimentieren, weil immer ein Wirkgefüge benötigt wird. Wir müssen einsehen, dass sich diese Lebewesen unserer Kontrolle entziehen, und auch dabei wird sich die Natur etwas gedacht haben. Und eigentlich ist es doch fantastisch, dass wir den Bakterien nur angemessene Bedingungen zur Verfügung stellen müssen und die Regulation dann von allein erfolgt. Wenn es dem Mikrobiom gutgeht, geht es auch uns gut. Und auch wenn wir nur einen Bruchteil dessen wissen, was es für uns tut, so kann man zumindest zum Teil erklären, warum sich eine Regulation in diesem Bereich so umfassend und gleichzeitig verschiedenartig auswirken kann.

Dass bei Übergewichtigen eine Reduktion des Körpergewichts erzielt werden kann, ergibt sich alleine dadurch, dass Stoffe, die vom Organismus nicht benötigt werden, das System sehr schnell wieder verlassen können, wenn der Darm durchlässig ist. Er ist das Ausscheidungsorgan, über das die größten Stoffmengen ausgeschieden werden. Ist er verstopft, werden auch wertlose und sogar giftige Substanzen resorbiert und im Bindegewebe abgelagert – und wir verfügen wirklich über ziemlich viel Bindegewebe. Es leuchtet ein, dass jemand, der dreimal am Tag voluminösen Stuhlgang hat, es mit der gleichen Nahrungsmenge auf weniger Gewicht bringen wird als jemand, der im Verhältnis zu seinen Mahlzeiten eine verschwindend geringe Menge Kot absetzt.

Zudem wird sich die aufgenommene Nahrungsmenge dadurch reduzieren, dass die einzelnen Zellen besser versorgt werden können. Die Nährstoffe können schon im Darm leichter resorbiert werden, wenn die Schleimhaut gesund ist, die Bakterien liefern zusätzlich wertvolle Substanzen und der Weg zu den Zellen der Peripherie ist nicht durch Schlacken im Bindegewebe verbaut. Denn erstens kommt es nicht mangels Ausscheidungsmöglichkeiten zu ständig neuen Einlagerungen und zweitens kann die Lymphe problemlos Stoffwechselabfälle abtransportieren, in unseren Bauch bringen und dort in die große Hohlvene entleeren, was nicht möglich ist, wenn der verschlackte Darm das Lymphsystem zu einem guten Teil lahmlegt.

Und dann ist da ja auch noch der Einfluss der Darmflora auf den Fettstoffwechsel, den uns die mästende Wirkung der Antibiotika so schön offenbart. Durch den Verzicht auf schnell verfügbare Kohlenhydrate kommt es in diesem Zusammenhang übrigens zu besonders raschen Erfolgen in Hinblick auf die Gewichtsreduktion, da das Leptin, das von den gesättigten Fettzellen ausgeschüttet wird und Bewegungslust auslöst, vom Gehirn nur erkannt wird, wenn der Blutzuckerspiegel nicht dauerhaft erhöht ist.

Der Dünne kann im Grunde genommen aus demselben Grund abnehmen, aus dem der Dicke zunehmen kann: Er bekommt mehr Nährstoffe. Darüber hinaus liegt die Ursache für zu wenig Körpergewicht oft in Nahrungsmittelunverträglichkeiten beziehungsweise chronischen Schleimhautentzündungen, die immer wieder zu Durchfällen führen und durch eine Sanierung ausheilen können.

Eine Verbesserung wird sich auch bei vielen kleinen körperlichen Zipperlein einstellen, die man als gegeben hinnimmt oder mit dem fortschreitenden Alter in Zusammenhang bringt. Es ist damit zu rechnen, dass Sie nach der Darmsanierung insgesamt wieder viel fitter sind. Sie werden vermutlich weniger oft frieren oder stark schwitzen, seltener einen Sonnenbrand bekommen, schwächere Monatsblutungen haben, wenn Sie eine Frau im gebärfähigen Alter sind, besser schlafen, konzentrierter arbeiten und leichter mit ungewohnten Belastungen klarkommen.

WOHLTUENDE WIRKUNG AUCH AUF DIE SEELE

Noch weitgehend unbekannt ist die Tatsache, dass sich eine Regulation des Darmmilieus auch ganz eklatant auf die seelische Verfassung auswirkt. Das liegt nicht nur an den Glückshormonen, die die Bakterien für uns herstellen, sondern auch daran, dass es der Seele nicht gutgehen kann, wenn der Körper nicht fit ist. Die Nervenzellen sind durch die Übersäuerung in ständiger Alarmbereitschaft und leiden unter den Giftstoffen, die in einem verschlackten Darm entstehen und umso stärker resorbiert werden, je mehr die Schleimhaut mangels bakterieller Versorgung bereits in Mitleidenschaft gezogen wurde. Pilze und Parasiten breiten sich erst im Verdauungssystem, später im ganzen Körper aus und produzieren ebenfalls Toxine, die das System belasten. Besonders erstaunliche Erfolge lassen sich im Zusammenhang mit Angst- und Panikstörungen erzielen, da offensichtlich ängstliche Menschen besonders oft unter Darmproblemen leiden und umgekehrt Darmkranke zu Ängsten neigen. Aus diesem Grund habe ich dem Thema »Der Darm und die Seele« auch ein eigenes Kapitel gewidmet. Gerade bei schweren psychischen Beeinträchtigungen mag die Darmreinigung als einzige Therapie nicht ausreichen, sie stellt jedoch eine gute Grundvoraussetzung dar, damit sämtliche anderen Maßnahmen besser greifen können. Sich überhaupt damit auseinanderzusetzen und sich umfassend zu informieren, wird das Verständnis für den Körper verbessern, der von vielen Menschen mit chronischen Beschwerden richtiggehend als Feind wahrgenommen wird. Allein die Bereitschaft des Betroffenen, selbst aktiv zu werden, Gewohnheiten zu hinterfragen, die Komfortzone zu verlassen sowie sich mit seiner Hinterseite und seinen Ausscheidungen auseinanderzusetzen, stellt einen wichtigen Schritt in Richtung einer Heilung dar. Letztendlich besteht der größte Erfolg aber wohl darin, durch das eigene Tun großartige Ergebnisse zu erzielen, anstatt hilflos ausgeliefert zu sein.

Das nächste Kapitel widme ich den unzähligen konkreten Krankheitsbildern, bei denen aus meiner Sicht eine Darmsanierung anzuraten wäre. Vorher möchte ich aber noch einmal in aller Kürze die wichtigsten Effekte einer Darmsanierung zusammenfassen, mit denen jeder rechnen kann, egal ob schon Beschwerden da sind oder nicht:

- Linderung oder sogar Heilung diverser körperlicher und seelischer Beschwerden,
- Regulation des Körpergewichtes,
- leichtere Etablierung gesunder Gewohnheiten,
- wieder ein Gefühl dafür bekommen, was einem guttut,
- Wiedererweckung der Selbstregulationskräfte des Körpers.

BEI WELCHEN BESCHWERDEN IST EINE DARMSANIERUNG SINNVOLL?

Lassen Sie uns beim Naheliegendsten beginnen: bei den Darmproblemen selbst, von denen in leichterer oder schwerer Form wirklich extrem viele Menschen betroffen sind. Ganz gesund ist der Darm nur dann, wenn Sie ihn überhaupt nicht spüren und nie an ihn denken müssen. Sprich: Es gibt kein Gurgeln, kein Grummeln und kein Zwicken, keinen Blähbauch und keine übelriechenden Gase. Der Stuhlgang ist voluminös, geformt und dennoch schön weich, von kräftig dunkelgrüner Farbe, sucht sich mehrmals täglich problemlos seinen Weg nach außen und hinterlässt keine Spuren am Popo.

Wer könnte schon von sich behaupten, dass das bei ihm so läuft? Die schlechte Nachricht ist: so gut wie niemand. Doch es gibt auch eine gute: Daran kann man etwas ändern.

Schauen wir uns die verbreitetsten Schwierigkeiten genauer an.

PROBLEME MIT DEM VERDAUUNGSAPPARAT

WECHSELNDE VERDAUUNGSSTÖRUNGEN

Wenn Blähungen zum Alltag gehören, die Konsistenz und Häufigkeit des Stuhlgangs von gelegentlichem Durchfall über breiig bis hin zu schwer absetzbaren kleinen Kügelchen schwankt, die Kameldung ähneln, manchmal vielleicht auch ein, zwei Tage vergehen, ohne dass man Stuhlgang hat, wird das oft als völlig normal hingenommen. Es ist auch »normal«, wenn man das Wort so definiert, dass es eben so ist wie bei allen anderen. Normal im Sinne von »gesund« ist es nicht. Man kann hier bereits von wechselnden Verdauungsstörungen sprechen, die in der Regel den Anfang für zahlreiche weitere Probleme bilden.

Es ist absolut sinnvoll, in diesem Stadium gleich anzusetzen, bevor sich die Lage zuspitzt.

BLÄHUNGEN

Wie entstehen diese lästigen Blähungen überhaupt?

Zu Blähungen kommt es, wenn Nahrungsbestandteile ohne ausreichende Vorverdauung im Darm landen und dort von den Bakterien aufgeschlossen werden müssen, die eigentlich nur für die Feinverdauung – also für allerletzte kleine Schritte vor der Resorption – verantwortlich sind. Dabei entstehen Gase. Wenn das Essen nicht ordentlich gekaut, sondern hinuntergeschlungen wird, wird es auch unzureichend eingespeichelt und die Vorverdauung der Kohlenhydrate kommt zu kurz. Das kann dann leider auch der Magen nicht mehr aufholen und es werden viel zu große Teilchen in den Dünndarm weitergeleitet. Dass man zu schnell gegessen hat, merkt man dann an recht kraftvollen und auch lauten Pupsen, die ganz schön drücken können, wenn man sie nicht rauslassen kann. Medizinisch vornehm spricht man von »sonoren Flatulenzen«. Bei den »fötiden Flatulenzen« lässt schon der Name erahnen, dass sie noch ein Stückchen unangenehmer sind als ihre Kollegen. Gemeint sind zwar eher sanft abgehende, dafür aber extrem übelriechende Winde, die entstehen, wenn bei der Eiweißverdauung etwas schiefgelaufen ist und unverdaute Partikel davon manchmal sogar bis in den Dickdarm gelangen können. Hier liegt meistens ein Problem mit der Magensäure zugrunde, worauf ich unter dem Punkt »Magenprobleme« noch weiter eingehe.

VERSTOPFUNG

Die wichtigsten verstopfungsauslösenden Faktoren sind viel zu große Mengen an falscher Nahrung bei einem gleichzeitigen Mangel an Ballaststoffen, Trinkwasser und Bewegung. Nachdem der Weitertransport des Darminhalts über das Zusammenziehen und Strecken der Darmfalten erfolgt, nimmt das Übel recht rasch seinen Lauf, wenn der Anfang einmal gemacht ist. Sobald das Material begonnen hat, in den Tiefen der Schleimhaut liegen zu bleiben, erfolgt eine Dehnung, die die Peristaltik zunehmend erschwert. Gerade der Dickdarm ist oft so gedehnt, dass er völlig bewegungsunfähig ist. Dann kommt es zu einer viel zu langen Verweildauer seines Inhalts, mit Fäulnisprozessen, Giftresorption, Fehlbesiedelung mit Pilzen und Parasiten und vielem anderen mehr. Dem Ganzen nun mit abführenden Medikamenten zu Leibe zu rücken, macht es nur noch schlimmer. Das meist schon entzündete Epithel wird zusätzlich gereizt, die Darmflora ein weiteres Mal schwer beleidigt und es erfolgt sehr schnell eine Gewöhnung an den Stimulationsreiz, so dass überhaupt kein spontaner Stuhlgang mehr möglich ist, wenn die Mittel wieder abgesetzt werden.

Eine gründliche Darmreinigung führt stattdessen dazu, dass der Darm auf die einfachste und natürlichste Weise wieder frei beweglich wird und sich die Schleimhaut mit ihren Bewohnern erholen kann.

DIVERTIKEL

Divertikel sind Ausstülpungen der Darmwand, die sich aufgrund der dauerhaften enormen Anstrengungen der Muskelschicht ergeben, die immer wieder versucht, den Inhalt des viel zu trägen Darmes weiterzutransportieren. Sie stellen also eine weitere Begleiterscheinung einer Verstopfung dar. Sehr oft bekommen Betroffene von ihrem Arzt zu hören, in ihrem Fall sei von Darmreinigungen strikt abzuraten. Ich teile diese Meinung nicht, ganz im Gegenteil halte ich sie für dringend notwendig. Die Wahrscheinlichkeit für einen Sechser im Lotto ist höher als die, sich mit einem weichen Silikondarmrohr zu verletzten. Zunächst einmal ist der Darm ja verstopft und der Schlauch hat gar keine Chance, mit dem Divertikel in Berührung zu kommen. Ist er dann geleert und die Schleimhaut wieder zugänglich, ist diese wieder weich und dehnbar, genauso wie der Schlauch auch. Ernsthafte Verletzungen sind absolut ausgeschlossen, wenn ein Mensch, der bei normaler geistiger Gesundheit und bei vollem Bewusstsein ist, sich selbst eine Darmspülung macht, weil er ja beim kleinsten Schmerz sofort den Schlauch zurückziehen kann.

DURCHFALL

Durchfall entsteht, wenn der Darminhalt sich zu kurz im Dickdarm aufhält, als dass das Wasser wieder in den Körper rückresorbiert werden könnte. Die großen Flüssigkeitsmengen, die dabei manchmal verloren werden und den Körper dehydrieren können, stammen aus den Verdauungssäften, die dem Nahrungsbrei in ganz beachtlichen Mengen im Magen, vor allem aber im Dünndarm aus Galle und Bauchspeicheldrüse beigemengt werden. Außerdem kann bei starken Darmentzündungen durch Schleimhautläsionen auch Gewebewasser in den Darminhalt übertreten.

Hier herrscht das große Missverständnis, dass bei chronisch Betroffenen der Darm ja gut geleert ist und nicht gereinigt werden muss.

Doch auch wessen Stuhlgang häufig flüssig ist, kann sich darüber freuen, dass er durch eine Darmsanierung von seinen Beschwerden befreit werden kann. Für die Passage der Flüssigkeit reicht es vollkommen, wenn nur der ganz zentrale Bereich des Dickdarmes frei ist. Die Tiefen der Schleimhaut-falten sind in der Regel stark mit altem Dreck verklebt und unter den alten Verkrustungen verbergen sich Entzündungen, oft sogar tiefergehende Schleimhautläsionen, die für die heftigen Entleerungsreize verantwortlich sind.

Ich empfehle Spülungen mit Wasser, bis der Dickdarm gut geleert ist, und dann welche mit Käsepappeltee. Das Epithel kann besser heilen, wenn es nicht sofort wieder aufs Neue verklebt wird, sondern wenn der Darm einige Tage durch die Einläufe leer gehalten wird.

NAHRUNGSMITTELUNVERTRÄGLICHKEITEN

Im Kapitel über das Mikrobiom haben Sie schon erfahren, wie sich Nahrungsmittelunverträglichkeiten entwickeln können. Aufgrund eines Bakterienmangels wird zu wenig Buttersäure produziert, die Darmzellen leiden Hunger und können sich nicht mehr aneinanderklammern, das Epithel wird undicht und kleinste Teilchen aus dem Darminhalt gelangen direkt in die Blutbahn. Dort wären die meisten von ihnen zwar ohnehin früher oder später gelandet, doch der Weg von Substanzen, die über die intakte Schleimhaut in den Körper aufgenommen werden, führt über spezielle Gefäße, die in die Pfortader münden, von dort werden sie in die Leber gebracht, wo diverse Verarbeitungs- oder Entgiftungsschritte erfolgen, bevor eine Weiterleitung in das Kreislaufblut erfolgen kann, das die Nährstoffe im gesamten Körper verteilt. Fette werden nicht über die Pfortader, sondern über die Lymphflüssigkeit in die Leber und von dort ins Kreislaufblut transportiert, doch niemals sollten Stoffe aus dem Darm direkt dorthin gelangen, ohne die Leber passiert zu haben. Das ist bei sämtlichen Unverträglichkeiten der Fall, egal ob es sich um eine Fructose-, Lactose-, Histamin-, Gluten- oder sonst eine Intoleranz handelt. Die Ursache ist immer die Gleiche, ebenso meist auch der Weg, der dann beschritten wird. Denn haben die Betroffenen erst einmal festgestellt, was sie nicht vertragen, werden die entsprechenden Lebensmittel gemieden, was leider nur vorübergehende Besserung bewirkt. Im Laufe der Zeit stellt man fest, dass sich neue Unverträglichkeiten einstellen und man immer weniger verträgt. Dann müssen Medikamente gegen die Entzündung geschluckt werden, die einen weiteren Aufschub gewähren, aber auch keine langfristige Lösung darstellen.

Die nachhaltige Herangehensweise kann für mich nur sein, den Darm gründlich zu spülen. Ich empfehle meinen Klienten, zunächst für einige Wochen nur mit Wasser Einläufe zu machen und dann mit Käsepappeltee, wie man in Österreich und Bayern den Tee der wilden Malve nennt. Die Schleimhaut kann leichter abheilen, wenn der Darm so leer als möglich ist. Die Spülungen erreichen nur den Dickdarm, wo der allergrößte Teil der Nährstoffresorption ja schon abgeschlossen ist. Mangelerscheinungen sind also auch bei längeren Phasen mit täglichen Einläufen nicht zu befürchten. Die positiven Auswirkungen erstrecken sich trotzdem auch auf den Dünndarm. Wenn der Betroffene sich insgesamt wieder rundum wohlfühlt und keine Verdauungsbeschwerden mehr hat, solange er die Lebensmittel meidet, die die Unverträglichkeit aufgezeigt haben, können die täglichen Spülungen abgesetzt werden. Die meisten spülen weiterhin sporadisch, wenn sie das Bedürfnis danach haben.

Generell ist zu sagen, dass es viele stark abschreckt, wenn sie hören oder lesen, dass sie sich über mehrere Wochen, vielleicht sogar Monate täglich den Darm spülen sollen. Ich habe jedoch in all den Jahren mit Menschen gearbeitet, die einen sehr hohen Leidensdruck hatten, weil sie in der Regel erst dann bei mir gelandet sind, nachdem sie schon einen sehr ausführlichen Ärztemarathon hinter sich hatten. Spätestens nachdem sie gesehen haben, wie einfach die Darmspülungen durchzuführen sind und wie schnell sich die ersten Verbesserungen einstellen, haben sie sehr gerne weitergemacht. Auch wenn es in sehr schweren Fällen bis zu einem Jahr dauern kann, bis wieder ein stabiler Gesundheitszustand hergestellt ist, heißt das ja nicht, dass man sich erst nach Ablauf dieser Zeitspanne besser fühlt. Nach der manchmal anfangs eintretenden kurzen Erstverschlimmerung fühlt man sich kontinuierlich immer besser. Abgesehen davon ist für viele ein Heilungsverlauf von einem Jahr immer noch ein kurzer Zeitraum im Verhältnis dazu, wie lange sie schon unter ihren Beschwerden leiden. Die Einläufe werden auch nicht das ganze Jahr lang täglich gemacht, sondern ganz nach Gefühl immer wieder ausgesetzt und wieder aufgenommen.

Parallel zu den Spülungen und auch danach sollten Maßnahmen ergriffen werden, damit die Darmflora sich wieder erholen kann. Wie das praktisch aussieht, erfahren sie ganz genau weiter hinten im Buch. Erst wenn das Allgemeinbefinden wieder rundum zufriedenstellend ist, rate ich dazu, die Lebensmittel, die davor nicht vertragen wurden, in ganz kleinen Portionen und mit zeitlichen Abständen dazwischen wieder zu sich zu nehmen und immer erst dann die Dosis ein kleines Stück zu erhöhen, wenn man die aktuelle Dosis gut verträgt. Das Endziel ist also ein vollständig gesunder Darm, der mit allen Arten von Nahrungsmitteln zurechtkommen sollte, auch wenn es natürlich sinnvoll ist, ihn und seine Mikroorganismen zumindest überwiegend mit hochwertiger Nahrung zu versorgen.

LEAKY GUT

Leaky Gut bedeutet übersetzt »löchriger Darm« und ist für viele Menschen eine absolute Schockdiagnose. Sie wissen jetzt bereits, wie ein Leaky Gut entsteht: zu wenige Bakterien, zu wenig Buttersäure, hungrige Darmzellen, die auseinanderklaffen, und heftige Entzündungsreaktionen, weil Teile des Darminhalts in tiefe Schichten der Darmwand und die versorgenden Blutgefäße eindringen. Natürlich gehen damit immer auch diverse Unverträglichkeiten einher. Wird die Ursache nicht behoben und werden stattdessen nur diverse Auslöser gemieden, werden die Schleimhautläsionen immer umfangreicher und die Betroffenen können bald so gut wie gar nichts mehr problemlos essen.

Sie merken schon, es liegt immer die gleiche Ursache zugrunde – und ist es da nicht wunderbar, dass man diese eigentlich relativ problemlos abstellen kann? Wenn das passiert, kann der Körper sogar dann abheilen, wenn schon gravierende Schäden entstanden sind. Die Diagnose ist also kein Grund zur Panik, jedoch ein deutlicher Warnschuss, und lädt dazu ein, die Lebensumstände und vor allem die Ernährungsweise zu überdenken.

SCHWERE CHRONISCHE DARMENTZÜNDUNGEN WIE MORBUS CROHN ODER COLITIS ULCEROSA

Der Unterschied zwischen Morbus Crohn und Colitis ulcerosa liegt im Wesentlichen im Ort des Auftretens. Morbus Crohn kann generell im gesamten Darmverlauf vorkommen, erscheint aber in sehr vielen Fällen zuerst am Übergang zwischen Dünn- und Dickdarm. Die Colitis ulcerosa beginnt nahe des Hinterausgangs im Mastdarm und steigt von dort aus auf. Wie man auch immer dazu sagen möchte, der Beginn aller Darmprobleme ist eine Entgleisung des Mikrobioms und ebenso immer gleich ist die einzig vernünftige Herangehensweise: den Darm sanieren und möglichst auch danach eine gesunde Lebensweise beibehalten. Der Heilungsverlauf kann, wie auch bei schweren Nahrungsmittelunverträglichkeiten – mit oder ohne Leaky-Gut-Diagnose – bis zu einem Jahr in Anspruch nehmen, was die meisten Betroffenen gerne in Kauf nehmen, da viele von ihnen erheblichem Leidensdruck ausgesetzt sind und auch gar nicht an eine Heilung glauben, weil ihnen der Arzt gesagt hat, dass das nicht möglich wäre. Er hat aber insofern recht, als die von ihm empfohlenen Methoden – Entzündungshemmer, Antibiotika, lebenslange Diät und Co. – tatsächlich keine Aussicht auf Genesung bieten.

HÄMORRHOIDEN

Nein, die schmerzhaften Knubbel am Hintern kommen nicht davon, dass man zu lange auf dem kalten Boden gesessen hat. Bei manchem mag das zwar als Auslöser dafür gelten, dass sie sich entzünden und spürbar werden, die Ursache liegt jedoch woanders. Es handelt sich dabei um Knäuel aus extrem stark gestauten Darmgefäßen, die besonders gerne bei Frauen in der Schwangerschaft auftreten, da durch den steigenden Druck im Bauchraum das Blut nicht mehr normal abfließen kann. Es gibt aber auch noch andere Gründe, warum dieser Druck entstehen kann, wie zum Beispiel eine chronische Darmverstopfung. Auch hier noch einmal die Erinnerung, dass selbst diejenigen einen verstopften Darm haben können, die täglichen Stuhlgang haben, denn das heißt noch lange nicht, dass die aufgenommene Nahrungsmenge mit der abgesetzten Kotmenge in einem gesunden Verhältnis steht. Bei jeder Obstipation – wie der Stau im Darm medizinisch korrekt ausgedrückt heißt – entgleist die Darmflora und es können sich Mikroorganismen vermehren, die Toxine abgeben. Weitere Gifte entstehen durch das Verfaulen des zu lange liegengebliebenen Darminhalts. Das überlastet die Leber, so dass das Blut, das die Pfortader aus sämtlichen Verdauungsorganen dorthin liefert, nicht dem Zeitplan gemäß entgiftet und ins Kreislaufblut geleitet werden kann. Der Rückstau der Gefäße bis in das hinterste Darmstück ist also nicht allein dem Druck durch den prallen Darm, sondern auch dem gestörten Abfluss in die Leber geschuldet. Es hilft nicht, die beim Hintern heraushängenden Knäuel einfach chirurgisch entfernen zu lassen. Der Darm muss entleert werden, damit der Druck sich löst und die Leber entlastet wird, wenn die ganzen Gifte nicht wie bisher resorbiert, sondern einfach ausgeschieden werden können. Danach kann sich auch der Darm wieder bewegen, und die Darmflora kann sich erholen.

MAGENPROBLEME

In Bezug auf diverse Magenprobleme unterscheiden sich die Erklärungsmodelle der Schulmedizin und die der alternativen Herangehensweise ganz erheblich. Überhaupt ist es ja nicht selten der Fall, dass Sie mit zwei – womöglich völlig konträren – Meinungen konfrontiert sind, wenn Sie zwei Experten befragen. Das können Sie dann als eine Einladung des Lebens interpretieren, sich Ihre eigene Meinung zu bilden und auch Ihr Gefühl zu befragen. Im Zweifel kann man auch die verschiedenen Herangehensweisen ausprobieren, um zu sehen, welche zum Erfolg führt.

Die Schulmedizin führt weit verbreitete Symptome wie Sodbrennen, Magenschleimhautentzündungen oder Geschwüre auf einen zu hohen Magensäurespiegel zurück oder – auch wenn neuere Forschungen längst das Gegenteil bewiesen haben – auf eine »Infektion« mit *Helicobacter pylori*, über den wir im Kapitel »Das Mikrobiom – ein eigenes Organ?« schon gesprochen haben. Die angewandte Therapie besteht demzufolge aus Säureblocker- oder Antibiotikagabe.

Aus alternativer Sicht entstehen die Probleme sehr viel häufiger aus einem Mangel an Magensäure. Zum Beispiel ergibt sich das unangenehme Sodbrennen, das auch als »Reflux« bezeichnet wird, wenn größere Mengen an eiweißhaltiger Nahrung, also zum Beispiel Fleisch oder Milchprodukte, aufgenommen werden und durch den Mangel an Magensäure die großen Proteinmoleküle unzureichend gespalten werden können. Das führt dann bereits im Magen zu einer Gasbildung, die wiederum zur Folge hat, dass der Mageneingang nicht richtig schließt. Ist er leicht geöffnet, genügen bereits winzige Mengen an Säure, die dann natürlich in die Speiseröhre gelangen können, um die Schleimhaut dort zu reizen und das lästige Brennen auszulösen. Die Säurehemmer wirken – wie so viele andere

Medikamente – zwar kurzfristig, führen aber über einen längeren Zeitraum dazu, dass sich die Beschwerden noch verstärken, denn natürlich wird die Eiweißverdauung künftig noch schlechter funktionieren.

Doch wie kommt es zu dem Mangel an Magensäure? In der Regel geht es damit los, dass über einen längeren Zeitraum zu große Eiweißmengen gegessen werden. Wir Menschen sind ja eng verwandt mit den großen Menschenaffen, Orang-Utan, Schimpanse und Gorilla. Während der Orang-Utan und der Gorilla reine Blatt- und Fruchtfresser sind, bereichert der Schimpanse in seltenen Fällen seinen Speiseplan durch Termiten oder auch mal einen kleinen Pavian. Dennoch ernährt auch er sich immer noch zu mehr als 90 Prozent pflanzlich. Entsprechend unserer Anatomie wären wir also sehr ausgeprägte Pflanzenfresser, weil wir einen relativ langen Darmtrakt haben, unseren Kiefer seitwärts bewegen können sowie ausgeprägte Mahlzähne haben, unser Vitamin C nicht selbst herstellen können und auch nur relativ wenig Magensäure produzieren. Ein klassischer Fleischfresser stellt im Vergleich dazu etwa die zwanzigfache Menge Magensäure her. Unser Körper ist also nicht darauf eingerichtet, täglich mit größeren Mengen an tierischem Protein zurechtzukommen. Das Verhältnis zwischen Eiweiß und Magensäure stimmt leider auch dann nicht, wenn im Magen eigentlich alles in Ordnung ist.

Im Normalfall, also bei artgerechter Ernährung, kommt die Darmflora im Dünndarm mit Eiweißen nur in Form von Peptonen in Kontakt. Peptone sind kleine Eiweißteilchen, die im extrem sauren Magen durch die Zerlegung der Proteine entstanden sind. Eine gesunde Besiedelung im Dünndarm ist nur in der Lage, Peptone zu spalten. Kommen auch größere Moleküle dort an, ruft das Bakterien auf den Plan, die dort eigentlich nicht hingehören, aber die anfallende Arbeit verrichten können. Das sind zum Beispiel Clostridien, die dabei leider auch Toxine abgeben. Die unüblichen Verdauungsvorgänge führen dann unter anderem zu einem erhöhten pH-Wert, so dass das Problem sofort behoben werden kann, solange noch genügend von denjenigen Keimen vorhanden sind, die den sogenannten Gastrin-Regelkreis in Gang setzen können. Gastrin ist ein Hormon, das die Magensäurebildung stimuliert und vermehrt ausgeschüttet wird, wenn von den Dünndarmkeimen gemeldet wird, dass der pH-Wert in ihrer Umgebung gestiegen ist. Sehr oft ist das jedoch nicht der Fall, weil über längere Zeit zu viel Eiweiß verzehrt wurde, die eiweißspaltenden Keime sich unverhältnismäßig vermehren mussten und die normale Flora verdrängt haben, oder aber weil durch andere Störfaktoren das Mikrobiom bereits vorher im Ungleichgewicht war. Dann liegt uns wieder einer der Fälle vor, bei denen durch eine Fehlbesiedelung im Darm ein wichtiger Regulationsmechanismus nicht funktioniert und dadurch die Magensäureproduktion auch innerhalb der anatomisch vorgegebenen Möglichkeiten nicht angepasst werden kann.

Selbstverständlich wird der Regelkreis auch durch die Einnahme von Säureblockern außer Kraft gesetzt, was vor allem in Kombination mit häufigem Fleischkonsum sehr schnell zu einer Dysbiose – also einer Verschiebung des Mikrobioms – mit all ihren Folgen auf den Gesamtorganismus führt.

Zudem muss unbedingt erwähnt werden, dass die Magenschleimhaut – wie sämtliche andere Schleimhäute des Körpers auch – wesentlich widerstandsfähiger gegenüber sämtlichen störenden Einflüssen ist, wenn der Wasserhaushalt der Zellen in Ordnung ist. Eine Befragung ergibt bei fast allen Menschen mit Magenproblemen, dass viel zu wenig getrunken wird.

PROBLEME DES BEWEGUNGSAPPARATES

Im Zusammenhang mit Bandscheibenvorfällen, Gelenkbeschwerden und Co. denken wohl die Wenigsten an ihren Darm, doch schon wieder liegt genau dort der Hund begraben. Schon möglich, dass die Bandscheibe erst rausgesprungen ist, als man die schwere Kiste hochgehoben hat, doch dass sie schon länger an der Wirbelkante hing und auf die passende Gelegenheit gewartet hat, dafür kann die Kiste nichts. Und wieder ist es so logisch: Der Darm ist an der Wirbelsäule aufgehängt. Ist er zu schwer, zieht er sie beständig nach vorne. Vor allem im Lendenwirbelbereich, wo sich natürlicherweise sowieso eine Krümmung befindet, belastet das die Bandscheiben ganz extrem. Man trägt dann quasi den ganzen Tag eine schwere Kiste vor sich her, weswegen es besonders oft zu Vorfällen im Bereich der Lendenwirbelsäule kommt. Weiterhin kann sich durch den Zug auf die Wirbelsäule das Becken verlagern und daraus ergeben sich weitere Fehlstellungen. So können sogar Knieprobleme mit dem Darm zu tun haben, weil das Knie vielleicht ausgleicht, dass die Hüfte nicht optimal gelagert ist.

Einen weiteren ganz wichtigen Aspekt stellt der Wasserhaushalt dar. Wann immer es dem Körper an etwas mangelt, muss er seine Lager entleeren, weshalb sich zum Beispiel diverse Nährstoffmängel auch gerne auf Knochen und Zähne auswirken. Auch hier gibt es wieder eine Verknüpfung mit dem Darm, wo die Nährstoffe ja herkommen – oder eben nicht, wenn die Verdauungsvorgänge aufgrund von Bakterienarmut gestört sind. Die Lagerstätten für Wasser sind die Knorpel des Körpers. Dort kann ganz lange Wasser herausgezogen werden, ohne dass es für den Gesamtorganismus zu größeren Problemen kommt. Man kann davon ausgehen, dass eigentlich jeder, der mit Gelenkproblemen zu kämpfen hat, schon viele Jahre lang zu wenig getrunken hat, denn ein Schaden am Knorpel entsteht nicht von heute auf morgen. Mit zunehmender Entspeicherung wird der Knorpel aber schließlich immer unelastischer und reagiert empfindlicher gegenüber dem Druck und den Erschütterungen, die er ja eigentlich abfedern sollte. Brechen irgendwann kleinste Teilchen ab, tut das erstens sehr weh und zweitens kann es auch zu Bewegungseinschränkungen kommen, wenn sich die Partikel in den Gelenkspalt verirren. Der Großteil der Schmerzen stammt von den knöchernen Gelenksenden, die nun nicht mehr nahtlos von schützendem Knorpel überzogen sind. Vom Tritt gegen das Schienbein wissen wir ja, wie empfindlich die gut durchblutete und nerval versorgte Knochenhaut ist. Der Bandscheibenvorfall ist deswegen nahezu unerträglich, weil verrutschte Knorpelteile in der Regel auf eine oder mehrere der unzähligen Nervenfasern drücken, die im Wirbelkanal verlaufen und diesen nach beiden Seiten verlassen.

Aufgrund ihrer verantwortungsvollen Aufgabe ist in die Bandscheiben extrem viel Wasser eingelagert. Sie sind besonders weich und elastisch, jedenfalls bevor der Körper im Laufe des Lebens immer mehr dehydriert – beim einen mehr, beim anderen weniger. Ob man zu einem Bandscheibenvorfall neigt, liegt also nur sehr sekundär an familiärer Veranlagung, sondern in allererster Linie am Trinkverhalten. Wie so oft schaukeln sich die Störfaktoren auch noch gegenseitig auf, denn wer zu wenig trinkt, neigt ja auch viel eher zu Verstopfung.

Und noch ein weiterer Punkt kann hinzukommen: Wenn die Stoffe, die der Körper nicht mehr benötigt, nicht ausgeschieden werden können, muss er sie irgendwo ablagern. Das wissen Sie ja schon. Diese Einlagerung kann auch in den Gelenken erfolgen, was natürlich vor allem dann der Fall ist, wenn andere Gewebe schon gut angefüllt sind. Nachdem Schlacken-stoffe chemisch Salze sind und Kristallform haben, neigen sie sehr schnell dazu, die extrem sensible Gelenkinnenhaut zu reizen.

Bei sämtlichen Gelenksgeschichten ist es für eine vollständige Ge-nesung eklatant wichtig, den gesamten Körper gründlich zu entgiften und zudem die Trinkwassermenge drastisch zu erhöhen. Gerade in der Heilungsphase ist es mit der Zufuhr des durchschnittlichen Tagesbedarfs von etwa zwei Litern bei Weitem nicht getan, weil die alten Defizite ja zu-nächst wieder ausgeglichen werden müssen, was durchaus einige Wochen in Anspruch nehmen kann.

Zuletzt muss noch erwähnt werden, dass es auch dann zu einer De-hydrierung mit den erwähnten Folgen kommen kann, wenn jemand auf-grund chronischer Darmentzündungen häufig Durchfall hat.

HERZ-KREISLAUF-PROBLEME

Es ist nichts Neues, dass gerade Herz-Kreislauf-Probleme maßgeblich mit unserer Ernährung und unseren Lebensgewohnheiten zusammenhängen. Wie genau, das klären wir unter dem folgenden Punkt.

METABOLISCHES SYNDROM

Dieser Begriff bezeichnet ein Zusammentreffen mehrerer Risikofaktoren für Herz-Kreislauf-Erkrankungen und Diabetes. Als Ursachen gelten Stress, Bewegungsmangel und der übermäßige Verzehr von schnell verfügbaren Kohlenhydraten, vor allem Zucker. Normalerweise wird bei einem Anstei-gen des Blutzuckerspiegels Insulin aus der Bauchspeicheldrüse ausgeschüt-tet, wodurch die Zellen den Zucker aufnehmen und der Blutspiegel sich wieder normalisiert. Wenn der Energiebedarf der Zellen jedoch gedeckt ist, bestünde die Gefahr, sich zu vergiften, weshalb die Zellen nicht mehr auf das Insulin reagieren – auch dann nicht, wenn immer mehr davon produ-ziert wird. Wird es nun zum Dauerzustand, dass die Aufnahme den Bedarf bei Weitem übersteigt, stellt sich eine sogenannte Insulinresistenz der Zel-len ein, die zur Folge hat, dass der Blutzuckerspiegel genauso erhöht bleibt wie der Insulinspiegel. Irgendwann gibt die Bauchspeicheldrüse schließlich auf und hört auf, das Hormon zu produzieren. Man spricht dann von einer Zuckerkrankheit, der oft eine jahrelange Insulinresistenz vorausgegangen ist. Eine Entwicklung von beidem geschieht umso schneller, je unverhältnismäßiger die Aufnahme an rasch verfügbaren Kohlenhydraten ist, wobei sich gerade süße Getränke besonders gravierend auswirken.

Stress beschleunigt das Ganze insofern, als er die Empfänglichkeit der Zellen zusätzlich herabsetzt. In Stresssituationen soll die vorhandene Energie vor allem den Muskel- und Nervenzellen zur Verfügung gestellt werden, so dass alle restlichen Zellen das Insulin nahezu gänzlich ignorieren, wenn auch Stresshormone im Blut sind. Solange wir unserer Natur entsprechend gelebt haben, war das sehr sinnvoll, denn so war gewährleistet, dass wir besser fliehen oder kämpfen konnten, wenn es erforderlich war. Wer hat schon damit rechnen können, dass wir irgendwann unter Dauerstress stehen werden? Der Bewegungsmangel bewirkt, dass der Energiebedarf herabgesetzt wird und noch schneller ein Überangebot vorhanden ist.

Der dauerhaft erhöhte Blutzucker hat natürlich auch diverse Folgen – zum Beispiel, dass der pH-Wert des Blutes sich leicht in Richtung einer Übersäuerung verschiebt und sich dadurch die Fließeigenschaften des Blutes verändern. Die Erythrozyten, also die roten Blutkörperchen, sind normalerweise sehr flexibel und können sich so verbiegen, dass sie ihren Durchmesser verkleinern, um auch in allerkleinste Blutgefäße eindringen zu können. Verändert sich das Milieu, verlieren sie diese Fähigkeit und werden starr. Es kommt überall dort zu Durchblutungsstörungen, wo die Versorgung von vielen kleinen Kapillaren abhängt. So erklären sich zum Beispiel die Potenzstörungen vieler Männer ab einem bestimmten Alter, die sich nicht ganz so gesund ernähren und vielleicht auch noch ganz gerne ein paar Gläschen trinken. Besteht bereits seit Längerem eine Zuckerkrankheit, werden zunehmend auch größere Gefäße schlecht durchblutet und es kann beispielsweise zum Absterben der Zehen kommen.

Hoher Blutdruck mit all seinen Gefahren für das Herz tritt meist schon dann auf, wenn die Insulinresistenz gerade begonnen hat. Es versteht sich ja von selbst, dass das Blut mit mehr Druck durch den Körper geschickt werden muss, wenn es nicht mehr so gut fließt. Und dann wäre da natürlich noch das Übergewicht, das sich immer dann entwickeln muss, wenn mehr aufgenommen als gebraucht wird und als ausgeschieden werden kann. Auch wenn der Blutglukosespiegel dauerhaft erhöht bleibt, so kann doch nicht das ganze süße Gift, das wir uns einverleiben, im Blut verbleiben. Das meiste davon wird in der Leber in Fett umgewandelt, wobei sich diese selbst sukzessive in eine Fettleber verwandelt, auch wenn sie ständig bestmöglich versucht, das glitschige Zeug im gesamten Körper zu verteilen.

Einen weiteren Problemkreis des metabolischen Syndroms stellt die Arteriosklerose dar, bei der sich Arterien verschließen und Herzinfarkte und Schlaganfälle ausgelöst werden können. Dabei spielt auch das Cholesterin eine Rolle, das man viele Jahre lang mit dem Konsum von Fett in Verbindung gebracht hat. Mittlerweile weiß man jedoch, dass das ein Irrtum war. Ganz grundsätzlich ist das Cholesterin eine Substanz, die im Körper dringend benötigt wird, zum Beispiel, um daraus Hormone herzustellen. Man hat jedoch bereits Mitte des vergangenen Jahrhunderts herausgefunden, dass bei Herzinfarktpatienten Cholesterin in den Gefäßwänden gefunden werden kann, das dort überhaupt nicht hingehört. Zwar hatten nur etwa 50 Prozent der Betroffenen gleichzeitig auch einen erhöhten Cholesterinspiegel im Blut, doch das vernachlässigte man in der Euphorie, endlich die verantwortliche Substanz für den so weit verbreiteten Infarkt gefunden zu haben. Daraufhin gab es vor allem in den 1980er-Jahren einen richtigen Hype rund um das Cholesterin. Fettarm essen war »in«, Unmengen an Light-Produkten wurden auf den Markt geworfen und jeder, der etwas für seine Gesundheit tun wollte, ließ regelmäßig seinen Cholesterinwert kontrollieren. Obwohl man schon lange weiß, dass Fett mit dem Cholesterin in den Gefäßwänden überhaupt nichts zu tun hat und der Wert, der bis heute gemessen wird, keine Aussagekraft hinsichtlich der Gefahr von Arteriosklerose hat, hat sich daran bis heute nicht allzu viel geändert.

Tatsächlich verhält es sich folgendermaßen:

Das Cholesterin wird von der Leber aus überall dorthin geschickt, wo es gerade benötigt wird. Weil es aber als Fett nicht einfach mit dem Blut transportiert werden kann, bedarf es eines Transportproteins. Vielleicht haben Sie schon gehört, dass es das LDL-Cholesterin gibt, das HDL-Cholesterin und dann noch das VLDL. In Wahrheit sind das nicht verschiedene Cholesterin-Arten, sondern lediglich verschiedene Transporttaxis. Das LDL transportiert immer von der Leber ins Gewebe und das HDL immer zur Leber zurück. Deswegen bezeichnet der Arzt Letzeres als »gutes Cholesterin«, weil er sich darum nämlich überhaupt keine Sorgen mehr zu machen braucht. Alles, was in den diversen Geweben nicht mehr benötigt und folglich zur Leber zurückgeschickt wird, wird dort zu Gallensäuren abgebaut und über den Darm ausgeschieden. Generell ist zu sagen, dass der LDL-Wert für sich allein auch nicht wirklich interessant ist, sondern maximal das Verhältnis zum HDL, denn solange in etwa gleich viel in verschiedene Gewebe geliefert wird, wie von dort wieder abgeholt wird, kann es ja kein Problem geben. Doch selbst wenn dieses Verhältnis stark zugunsten des LDL verschoben ist, muss das immer noch nicht gefährlich werden. Jetzt kommt erst noch das VLDL ins Spiel, ein sehr spezielles Taxi. Es transportiert nämlich überhaupt kein Cholesterin, sondern ausschließlich die sogenannten Triglyceride, also die Fette, die die Leber aus dem vielen Zucker gebaut hat und nun verteilen will. Wann immer VLDL im Blut ist, bedeutet das, dass bereits eine Insulinresistenz vorhanden ist, sonst gäbe es nämlich keinen Umbau von überschüssiger Glukose in Fett, das sich dann an Bauch und Hüften anlagern muss. Weil die Taxis wie im echten Leben quasi per Funk miteinander kommunizieren, bekommt das LDL sofort mit, dass es viele Triglyceride auszuliefern gibt, und bietet seine Hilfe an. Das HDL hält sich raus, weil es ja nur für diverse Rücktransporte zuständig ist. Die Situation sieht dann so aus, dass sich im Blut nicht nur VLDL tummeln, sondern auch LDL, die etwa zur Hälfte mit Cholesterin beladen sind und zur anderen Hälfte mit Triglyceriden. Im Gegensatz zum Cholesterin müssen die Triglyceride nun aber nicht an einen ganz bestimmten Ort geliefert werden, weil sie ja nirgends gebraucht werden – ganz im Gegenteil. Das LDL lädt also in der Regel die Triglycerid-Ladung gleich beim nächsten Fettgewebe ab und ist dann nur noch zur Hälfte gefüllt. Damit es schneller vorwärts kommt, zieht es sich zusammen und ist nun viel kleiner, als es normalerweise sein sollte. Man spricht jetzt übrigens von LDL Typ B, und nur das ist so klein, dass es in der Lage ist, in Gefäßwände einzudringen und sich an der Entstehung von Arteriosklerose zu beteiligen. Der »große Bruder«, der genauso aussieht, jedoch nur Cholesterin transportiert und keinen Schaden anrichtet, wird LDL Typ A genannt.

Bei der Bestimmung des Cholesterinwertes in der Arztpraxis wird jedoch nicht nach LDL Typ A oder B unterschieden, weil das viel zu teuer wäre. Sie können sich aber auch ganz ohne Kontrolle des Cholesterinwerts sehr nachhaltig vor sämtlichen beschriebenen Risiken, die mit dem metabolischen Syndrom in Zusammenhang stehen – vom Übergewicht bis hin zu Diabetes und Herzinfarkt – schützen, wenn Sie Ihren Konsum an Zucker und weißem Mehlen reduzieren, vielleicht sogar ganz einstellen.

Bleibt nur noch zu klären, was das alles mit dem Darm zu tun hat. Ganz einfach: Hier beginnt die ganze Misere. Wenn viel Zucker gegessen wird, vermehren sich als Erstes die Mikroorganismen, die ihn am allerbesten aufschließen können, nämlich die Hefen. Sie vergären das süße Gift zu Alkohol und geben Toxine ab, verändern den pH-Wert also so, dass sie sich noch wohler fühlen, und verdrängen andere Spezies. Irgendwann sind sie so zahlreich, dass ihnen der Darm als Biotop nicht mehr reicht. Sie verteilen sich über das Blut im ganzen Körper, was im Dunkelfeldmikroskop auf recht beeindruckende Art sichtbar wird, weil zwischen den Blutkörperchen alles mit Pilzfäden durchwebt ist. Das wirkt sich übrigens auch nicht gerade positiv auf die Fließeigenschaften aus, doch das an dieser Stelle nur nebenbei.

Was so gruselig klingt, entwickelt sich sehr schnell, und es ist davon auszugehen, dass das Blut der überwiegenden Bevölkerungsmehrheit so aussieht. Um festzustellen, ob das auch für Sie gilt, brauchen Sie nun aber nicht im Internet nach jemandem zu suchen, der Ihr Blut mit der Dunkelfeldmethode untersucht. Es reicht vollkommen, wenn Sie einmal ausprobieren, ob Sie den Zucker und andere schnell verfügbare Kohlenhydrate einfach eine Zeit lang weglassen können, ohne dabei in irgendeiner Art »unrund« zu werden. Haben die Pilze nämlich einmal das Kommando im Körper übernommen, sind sie die Herren über unseren Appetit und verlangen beständig nach ihrer Leibspeise. Wenn Sie gerne naschen, dann sind es leider nicht Ihre Zellen, denen das schmeckt, was Sie sich da einverleiben. Die haben schon mehr als genug davon. Aber die kleinen Fäden spinnenden Monster, die Sie in Mengen beherbergen und die Sie gar nicht mehr benennen können, feiern jedes Mal ein Freudenfest, wenn Sie zum Schokoriegel greifen.

Ein weiterer Zusammenhang zwischen Darm und metabolischem Syndrom ergibt sich aus der Geschichte mit den Sättigungsreizen und der Leptin-Ausschüttung (siehe Seite 22), die von den Bakterien mitgesteuert werden. Die Quintessenz aus allem ist: Wer mit Symptomen zu kämpfen hat, die dem metabolischen Syndrom zuzuordnen sind, dem wird es sehr schwerfallen, sein Essverhalten wieder in gesunde Bahnen zu lenken, solange der Darm nicht saniert und das Mikrobiom nicht wieder harmonisiert ist.

ALLERGIEN

Allergien gehören zu den Symptomatiken, bei denen der Körper sich ganz offensichtlich reinigen möchte. Wer allergisch reagiert, bei dem kommt aus den verschiedensten Öffnungen etwas heraus – zum Beispiel aus Nase, Augen und Lunge, aus der Haut bei Ausschlägen, manchmal kommt es auch zu Schweißausbrüchen, Erbrechen oder Durchfällen.

Wann immer der Organismus etwas loswerden möchte, empfiehlt es sich, ihm sämtliche Türen weit zu öffnen, durch die er das kann. Mir persönlich fällt da immer als Erstes der Darm ein, weil wir über ihn sehr schnell und sehr einfach viel ausscheiden können.

In der Praxis zeigt sich, dass viele Allergiker einen prall gefüllten Darm haben, was man ganz einfach feststellen kann, indem man überprüft, wie weich sich der Unterbauch anfühlt. Und ich durfte erleben, dass die meisten Allergien durch eine gründliche Entgiftung innerhalb weniger Wochen verschwinden. Bei Kindern, die noch nicht lange davon betroffen sind, reichen oft schon eine etwas gesündere Ernährung und ein paar basische Bäder.

Darüber hinaus treten allergische Reaktionen immer auf der Haut oder auf der Schleimhaut auf, die beide nur dann in gutem Zustand sein können, wenn sich die richtigen Keime darauf tummeln. Eine gesunde Besiedlung kann immer nur vom Darm ausgehen.

Diejenigen, die nur zu einer bestimmten Zeit im Jahr Allergieprobleme haben, wie zum Beispiel viele Pollenallergiker im Frühjahr, sollten die Sanierung im Optimalfall ein halbes Jahr vorher durchführen und haben dann gute Chancen, in der nächsten Saison verschont zu bleiben.

HAUTKRANKHEITEN

Wie bei Allergien ist auch bei sämtlichen Hautkrankheiten das Mikrobiom nicht in Ordnung. Man kann feststellen, dass bei Neurodermitis oder Schuppenflechte und sogar beim Milchschorf der Babys Pilzüberwucherungen im Darm nachweisbar sind. Es empfiehlt sich also dringend, zusätzlich zur Darmsanierung auf Zucker zu verzichten. Das klingt immer so drastisch, doch es lohnt sich wirklich, wenn dadurch ein symptomfreies Leben wieder möglich wird. Und wie sie ja schon gehört haben, liegt es gar nicht in unserer Natur, Zucker zu essen, weswegen sich der Genuss ja bisweilen so gravierend auswirkt.

Neben Pilzen gibt es noch andere Erreger, die das Hautbild verändern können, wie zum Beispiel verschiedene Papillomaviren, die unschöne und lästige Warzen verursachen. Jede Art von Infektion ist nichts anderes als eine unverhältnismäßige Vermehrung von ungesunden Mikroorganismen, die nur dann erfolgen kann, wenn die Lebewesen, die das betroffene Gewebe normalerweise bewohnen sollten, nicht in ausreichender Zahl vorhanden sind, das chemische Milieu sich verändert hat und vielleicht auch Substanzen vorherrschen, die durch die falschen Bewohner abgebaut werden müssen. Wie es dazu kommt, wissen Sie bereits. Sowohl das chemische Milieu als auch die mikrobielle Besiedelung kippen immer zuerst im Darm und erst danach in anderen Bereichen des Körpers.

Auch der Ausscheidungsaspekt kommt hier wieder zum Tragen. Bei allen Hautkrankheiten kommt es immer wieder zur Absonderung von Gewebsflüssigkeit oder auch zur Abstoßung von Talg und Eiter, wie zum Beispiel bei Akne. Wenn die Haut sich öffnet, ist davon auszugehen, dass der Körper diesen Weg nur wählt, weil ihm andere Ausscheidungswege verbaut sind.

Und wie sieht es nun mit Muttermalen aus, die ja sogar ein Zeichen von Hautkrebs sein können? Vielleicht haben Sie schon davon gehört, dass in diversen Internetforen eine sogenannte »schwarze Salbe« angepriesen wird, die Muttermale dazu bringt, sich zu lösen. Wenn ich so etwas lese, muss ich das sofort ausprobieren. Um es gleich vorwegzunehmen: Der Prozess ist extrem schmerzhaft, doch nichtsdestotrotz faszinierend. Man trägt die Salbe auf das Muttermal auf, klebt ein Pflaster darauf und lässt sie 24 Stunden einwirken. Danach kann man Pflaster und Salbenreste entfernen und nun mit jedem Tag Veränderungen beobachten. Zunächst entsteht eine Demarkierungslinie, das Muttermal beginnt also, sich gegenüber der restlichen Haut deutlich abzugrenzen. Frühestens nach einigen Tagen, manchmal auch erst nach zwei Wochen, fällt es einfach heraus und hinterlässt ein Loch, aus dem es einige Tage eitern kann, bevor es zur vollständigen Abheilung der Haut kommt. Wie lange das Ganze dauert, ist schwer zu sagen, bei mir war bisweilen nach etwa zehn Tagen alles abgeschlossen, einmal verging jedoch auch ein ganzer Monat, bis die Haut wieder verschlossen war. Verstehen Sie mich nicht falsch: Ich möchte

Ihnen nicht ans Herz legen, die Salbe anzuwenden, weil es wirklich ziemlich wehtut. Für mich war mit dem Selbstversuch jedoch eindeutig bewiesen, dass auch unter den braunen Flecken, die bei vielen Menschen im Laufe des Lebens immer mehr werden, auch nur etwas ist, was herauswill. Seit ich meinen Körper regelmäßig entgifte und mich gesund ernähre, beobachte ich teilweise, dass Muttermale, die ich schon lange habe, einfach von selbst abfallen. Zur Entwicklung von Krebs – ganz egal wo im Körper – kommt es meiner Ansicht nach nur dann, wenn ein Gewebe oder der gesamte Organismus sehr stark vergiftet ist und keine Gegenmaßnahmen eingeleitet werden. Gleich gehe ich noch genauer darauf ein.

KOPFSCHMERZEN

Regelmäßige, womöglich schwere Kopfschmerzen sind für die Betroffenen nicht nur extrem belastend, in ganz vielen Fällen erweisen sie sich auch als erstaunlich therapieresistent. Ich erinnere mich gut an eine Frau Mitte 40, die zu mir kam, weil sie schon seit über 25 Jahren täglich starke Kopfschmerzen hatte. Sie war eine von denen, die ein ganzes Jahr lang immer wieder den Darm gespült haben, bis sie endgültig Ruhe von den Beschwerden hatten. Ein Jahr, in dem es kontinuierlich bergauf geht, ist nichts gegen ein Vierteljahrhundert echter Qualen.

Auch wenn der Zusammenhang nicht für jeden gleich ersichtlich ist, haben auch Kopfschmerzen sehr viel damit zu tun, dass es der Körper nicht schafft, sich zu entgiften. Sie sind ein Zeichen, dass Stoffe im Blut gelöst sind, die dort nicht hingehören. Nicht umsonst ist es eine der häufigsten Nebenwirkungen diverser nachhaltiger Methoden, wie zum Beispiel auch des Fastens, dass einem der Kopf wehtut. Schlackenstoffe werden aus dem Bindegewebe gelöst und sind im Blut unterwegs, weil sie nicht so schnell ausgeschieden werden können, wie sie mobilisiert werden. Das ist auch der Grund, warum man eine Fastenkur immer mit Einläufen kombinieren sollte.

Es können aber auch Toxine aus einem verschlackten Darm sein, die das System belasten und die Schmerzen auslösen. Bevor es zu größeren Schäden kommt, hilft der Körper sich selbst und löst Erbrechen aus, was man ihm auch abnehmen kann, wenn man ihm andere Ausscheidungswege öffnet. Im akuten Fall helfen ein paar schnelle Darmspülungen sofort, doch bei chronischen Zuständen ist eine Rundumsanierung angesagt, die – wie gesagt – bisweilen auch länger dauern kann. Aus meiner Sicht gibt es aber keine nachhaltige Alternative.

BESCHWERDEN DER ATEMWEGE

Bei Krankheiten der Atemwege denkt ja nun wirklich keiner an den Darm, außer natürlich diejenigen, die dieses Buch schon bis hierhin gelesen haben. Sie wissen schon, dass die Besiedelung sämtlicher Schleimhäute maßgeblich von den Darmkeimen abhängt, und das gilt natürlich auch für das Epithel, das die mikroskopisch kleinen Bronchialäste überzieht. Die Flora des gesamten Verdauungskanals vom Mund bis zum After wird wiederum maßgeblich durch die Ernährung bestimmt, und durch die Anatomie ergibt sich, dass es zwischen Verdauungs- und Atmungstrakt besonders oft zum ganz direkten Austausch von Mikroorganismen kommt. Keime aus dem Mund werden ständig eingeatmet, und beim Verschlucken können Nahrungsteilchen in die Luftröhre oder sogar in die Nase geraten. Interessanterweise hat man festgestellt, dass auch die Besiedelung des Magens, die sehr eng mit der des Darmes zusammenhängt, ganz maßgeblich für den Gesundheitszustand der Lunge ist. Kinder, denen *Helicobacter pylori* fehlt, haben eine 60-fach höhere Wahrscheinlichkeit, an Asthma zu erkranken also solche, die den Keim beherbergen.

Bei meinen Klienten hatte ich durch die Darmsanierung nahezu durchweg gute Erfolge bei Asthma, bei chronischen Bronchitiden und bei chronischen Nasennebenhöhlenproblemen. Mehrere Male haben mich Klienten aufgesucht, die bereits einen Operationstermin zur Sanierung der Nebenhöhlen vereinbart hatten und diesen nach der Reinigung absagen konnten. Schon nach ganz wenigen Einläufen zeigen sich die ersten Verbesserungen. Einen Erklärungsansatz bietet hier auch die Traditionelle Chinesische Medizin. Der Dickdarmmeridian endet nämlich beidseits direkt neben den Nasenflügeln, und erfahrungsgemäß hängen eine verstopfte Nase und Materialansammlungen in den Nasennebenhöhlen eigentlich immer mit einem obstipierten Dickdarm zusammen.

KREBS

Krebs wird auch als Geißel der Menschheit bezeichnet. Wie ein Damokles-schwert schwebt die Krankheit über uns und kann uns völlig unerwartet treffen. Oder liegt es doch in unserer Hand?

Ich bin nicht der Meinung, dass unser Körper aus heiterem Himmel be-ginnt, sich selbst zu vernichten. Vielmehr gehe ich davon aus, dass jede Er-krankung eine versuchte Regulation darstellt, die – zugegebenermaßen – nicht immer gelingt, weil sich die diversen Schäden zu lange aufstauen konnten und weil wir nicht darüber informiert sind, wie eine Schadens-behebung gelingen könnte. Dabei hat Otto Warburg bereits 1931 einen Nobelpreis für seine Erkenntnis erhalten, dass keine Krankheit in einem ba-sischen Milieu existieren kann, natürlich auch kein Krebs. Seine These: Krebs resultiert daraus, dass ein Gewebe mit Schlackenstoffen überladen und völlig übersäuert wird. Der Sauerstoff kann die einzelnen Zellen nicht mehr er-reichen, so dass sie, um zu überleben, auf einen anaeroben Stoffwechsel um-stellen müssen. Hierbei wird kein Sauerstoff verbrannt, sondern die Stoff-wechselabfälle, die sich in der Zelle angesammelt haben. Weil dabei jedoch zu wenig Energie für den Gesamtorganismus abfällt, müssen die Zellen in die-sem Bereich vermehrt werden, wodurch auch gewährleistet ist, dass noch mehr von den Abfallstoffen dort verbrannt werden können. Diese Reaktion des Körpers ist also ein Geniestreich und alles andere als krankhaft. Krank-haft ist nur die Lebensweise, die eine solche Maßnahme nötig gemacht hat.

Warburgs These gilt in Fachkreisen nach wie vor als umstritten, das könnte aber auch damit zusammenhängen, dass sie erheblichen finanziel-len Interessen entgegensteht. Wie dem auch sei, die Praxis zeigt, dass auch bei Krebserkrankungen eine gründliche Entgiftung gute Erfolge bringt. Ich erinnere mich zum Beispiel an eine Dame, die mich aufsuchte, weil sie von der Schulmedizin als austherapiert entlassen wurde. Ihr ganzer Kör-per war voller Metastasen und jeglicher Therapieversuch wurde als sinnlos erachtet. Man riet ihr, ihre Angelegenheiten zu regeln und sich in ihren letzten Lebenswochen in einem Hospiz betreuen zu lassen. Nach einer gründlichen Entgiftung erfreut sie sich heute – vier Jahre später – immer noch ihres Lebens und es geht ihr gut.

In einem vergifteten Organismus muss in allererster Linie die Aus-scheidung angekurbelt werden, und parallel dazu werden in rauen Mengen wertvolle Nährstoffe benötigt, die dem Organismus helfen, die Toxine zu binden und zu neutralisieren. Hierzu bedarf es einer hochwertigen Ernährung und natürlich einer gesunden Darmflora. Am allerwichtigsten ist das natürlich dann, wenn der Darm selbst vom Krebs betroffen ist. Es wurde schon angesprochen, dass die Bakterien unter anderem für das Wachstum und die Lebensdauer der Epithelzellen verantwortlich sind. Auch im Magen fördert die Abwesenheit bestimmter Keime die Krebsentstehung, und es ist davon auszugehen, dass man viele andere Zusammenhänge vielleicht noch gar nicht kennt. Außerdem steuert das Mikrobiom ja auch das Immunsystem, das im Falle von Krebs unbedingt angekurbelt werden sollte, und hilft ganz maßgeblich bei der Zersetzung und Ausscheidung diverser Giftstoffe mit, die sich im Falle eines Keimmangels ablagern müssen.

Jedenfalls ist es logisch, dass jemand, den seine Lebensumstände krank gemacht haben, diese schleunigst ändern sollte. Sie einfach beizubehalten und ergänzend dazu Chemie zu schlucken erscheint mir dagegen wenig vielversprechend.

Sie haben sicher schon bemerkt, dass für mich die Herangehensweise der Schulmedizin in vielen Fällen nicht nachvollziehbar ist. Besonders wenig ist sie das für mich bei Krebs – nicht nur, weil es sich einfach nicht richtig anfühlt, einen Körper, der in schwerer Not ist, mit Giften zu überfluten, sondern in erster Linie deshalb, weil für mich keine Erfolge sichtbar sind, die das Ganze rechtfertigen könnten. Die Überlebensrate nach der Behandlung ist auf lange Dauer gesehen höchst unbefriedigend. Und wäre es nicht logisch, dass mit all dem Aufwand, der rund um diverse Vorsorgeuntersuchungen betrieben wird, auch die Erkrankungsrate selbst abnehmen sollte? Zudem leistet vermutlich auch noch die weit verbreitete Angst ihren Beitrag zur ständig zunehmenden Anzahl der Ersterkrankungen. Denn gerade für Verwandte und Bekannte bereits Betroffener stellt die Angst einen enormen zusätzlichen Stressfaktor in einem meist ohnehin sehr herausfordernden Leben dar.

Mein Rat: Fürchten Sie sich nicht vor Krebs, sondern beugen Sie ihm mit einer gesunden Lebensweise vor. Und wenn Sie Ihrem Körper in der Vergangenheit bereits sehr viel zugemutet haben, drücken Sie mit einer Darmsanierung auf »Reset« und starten Sie neu durch.

NIERENKRANKHEITEN

Jedes Entgiftungsorgan, das in Schwierigkeiten ist, kann durch die verstärkte Aktivität eines anderen Entgiftungsorgans entlastet werden. Wenn der Darm gut durchlässig ist, geht es in der Regel auch der Leber gut und es müssen weniger Substanzen über die Niere ausgeschieden werden. Außerdem regulieren die Bakterien in einem gesunden Dickdarm die Stickstoffausscheidung und entlasten so ebenfalls die Nieren.

Ich rate Betroffenen dazu, nicht nur die Ausscheidung über den Darm, sondern auch über die Haut anzukurbeln. Basische Voll- und Fußbäder können Funktionsverluste der Nieren zumindest teilweise auffangen und tragen zu deren Erholung bei.

NERVENKRANKHEITEN

Es mag Sie überraschen, doch auch Multiple Sklerose, Alzheimer oder Parkinson können nur dann entstehen, wenn das Mikrobiom gestört ist. Man hat festgestellt, dass Betroffenen auf der ganzen Welt stets bestimmte Bakterienstämme fehlen, je nachdem, an welcher dieser Erkrankungen sie leiden. Alzheimer gibt es beispielsweise überhaupt nicht in Ländern mit schlechten Hygieneverhältnissen, offensichtlich weil eine große Mikrobenvielfalt die Krankheit verhindert.

Darüber hinaus scheint es einen engen Zusammenhang mit Schwermetallbelastungen und anderen Giften zu geben. Parkinson wurde im Jahr 2012 in Frankreich als Berufskrankheit der Landwirte anerkannt, weil der häufige Umgang mit Pestiziden die Darmflora auf eine Art und Weise zerstört, die die Schüttellähmung begünstigt. Unglücklicherweise werden viele Patienten häufig mit Antibiotika behandelt, weil unser alter Bekannter *Helicobacter pylori* die Aufnahme von diversen Parkinson-Medikamenten erschwert – ein weiterer Hinweis darauf, dass es dieser Keim gut mit uns meint und man sich nicht sicher sein kann, ob das bei der Schulmedizin auch der Fall ist.

Ein weiterer Zusammenhang besteht durch die enge Kooperation zwischen den Bakterien und dem Nervensystem. Es wird vermutet, dass die Kleinstlebewesen neben Botenstoffen wie Serotonin und Dopamin auch schützende Substanzen für die Nervenzellen herstellen.

Jedenfalls empfehle ich Erkrankten dringend, ihren Darm zu sanieren und auch eine gründliche Schwermetallausleitung vorzunehmen. Der Verlauf kann dadurch gemildert und verlangsamt werden. Dass eine Heilung möglich ist, kann ich persönlich leider nicht aus der Erfahrung mit meinen Klienten berichten, was eventuell auch darauf zurückzuführen sein könnte, dass sämtliche Personen, die ich begleiten durfte, neben den Entgiftungsmaßnahmen weiterhin ihre schulmedizinischen Medikamente eingenommen haben, die eine vollständige Erholung des Mikrobioms unmöglich machen. Selbstverständlich dürfte und würde ich aber niemandem dazu raten, Pharmazeutika abzusetzen.

AUTISMUS

Die Experten sind sich nicht ganz einig, wo Autismus überhaupt einzuordnen ist. Handelt es sich um ein angeborenes Handicap, eine Nervenkrankheit oder eine psychische Störung? Oder doch um ein entgleistes Mikrobiom? Aus meiner Sicht spricht einiges für Letzteres. In vielen Fällen treten die Symptome bei Kindern zum ersten Mal nach Impfungen auf, die den Körper nachweislich mit diversen Giftstoffen belasten. Der Biophysiker Andreas Kalcker konnte Heilungserfolge bei etlichen autistischen Kindern erzielen, die eine Kur mit speziellen Einläufen durchführten. Ich gehe darauf im Kapitel »Substanzen, die die Darmreinigung unterstützen können« noch ein. Kalcker geht davon aus, dass eine Parasiteninfektion die Ursache für den Autismus darstellt, wobei eine solche Infektion ja auch wieder nur dann erfolgen kann, wenn es an bestimmten Darmbakterien mangelt. Jedenfalls gibt es auch hier Hoffnung, dass die Diagnose nicht so unerschütterlich ist, wie die klassische Medizin behauptet.

PSYCHISCHE PROBLEME

Ich habe bereits erwähnt, dass der Darm wie kein anderes Organ auf unsere seelischen Regungen reagiert. Das ist auch kein Wunder, nachdem sich im ENS (enterales Nervensystem bzw. Bauchgehirn) sämtliche Botenstoffe nachweisen lassen, die auch im Gehirn freigesetzt werden. Noch dazu hat sich das ENS ja aus dem limbischen System entwickelt, einem sehr alten Gehirnteil, der unsere Emotionen verarbeitet. Außerdem weiß man, dass das Fehlen oder Überwiegen von bestimmten Keimen zu psychischen Auffälligkeiten führt. Stark auf unser seelisches Befinden wirken sich zum Beispiel die Gifte der Clostridien aus – das sind die Keime, die dann vermehrt auftreten, wenn regelmäßig größere Eiweißpartikel vom Magen in den Dünndarm gelangen und dort aufgeschlossen werden müssen. Ich konnte während meiner Praxistätigkeit vielen Menschen mit Depressionen, Angststörungen oder Zwangsverhalten und auch Kindern mit ADHS mit einer Darmsanierung enorm weiterhelfen. Unbedingt würde ich auch eine längerfristige Ernährungsumstellung mit bestmöglichem Verzicht auf Zucker und reduzierter Aufnahme von tierischem Eiweiß empfehlen. Beides übersäuert den Körper stark, und die Nervenzellen – als empfindlichste Zellen des Körpers – sind die ersten, die auf eine Milieuveränderung überreizt reagieren. Sie sind dann dauerhaft in einer erhöhten Alarmbereitschaft und es bedarf nur noch winziger Reize, damit bestimmte Muster wie beispielsweise Panikattacken oder negative Gedankenspiralen sich verselbständigen können.

Umgekehrt zeigt sich, dass die gründliche innere Reinigung des Körpers auch die Seele immens befreit. Das Loslassen, das auf dieser Ebene manchmal sehr schwer zu erreichen ist, kann im Körper durch einfache Maßnahmen sehr leicht erfolgen, und die wechselseitige Beeinflussung tut das Übrige. Besonders gut erinnere ich mich an eine Klientin, die seit fast 15 Jahren scheinbar ausweglos in schwerste Depressionen verstrickt war. Sie nahm verschiedene Psychopharmaka und ihre Wohnung war im Laufe der Zeit zu der eines Messies geworden, weil die Dame sich völlig außerstande sah aufzuräumen. Sie hatte keinerlei soziale Kontakte, weil sie schon lange nicht mehr vor die Tür ging, hatte sich aber trotzdem noch nicht aufgegeben. Sie hatte meine Bücher gelesen, und wir kommunizierten über Skype. Der erste Schritt, den wir beide gemeinsam erreichten, war der, dass sie täglich ein zehnminütiges basisches Fußbad machte. Drei Monate später begann sie ganz langsam, auch ihren Darm zu reinigen, und das war die Zeit, als sie begann, jeden Tag ein paar Kleinigkeiten zur Mülltonne zu bringen. Sporadisch meldet sie sich immer noch bei mir. Sie hat jetzt eine saubere Wohnung, eine Arbeitsstelle und einen Lebensgefährten und sie nimmt keine Medikamente mehr.

TYPISCHE FRAUENLEIDEN

Die monatliche Blutung ist für den weiblichen Körper ein ganz wichtiger Ausscheidungsmechanismus, mit dessen Hilfe Stoffwechselabfälle regelmäßig das System verlassen können. Es ist also kein Zufall, dass heute viel mehr Frauen – und leider auch junge Mädchen – unter starken Blutungen leiden als noch vor 100 Jahren. Auf welchem Weg sich der Körper zumindest eines Teils der Substanzen entledigt, die ihn belasten, richtet sich stets auch nach der individuellen Veranlagung. Nicht jede Frau, die gründlich verschlackt ist, muss bei der Menstruation viel Blut verlieren, sie kann stattdessen auch stark schwitzen, üblen Mundgeruch haben oder von Allergien geplagt sein. Umgekehrt kann man aber auf jeden Fall sagen, dass der Organismus sich zu entgiften versucht, wenn die Menses unverhältnismäßig stark sind. Dass die Darmsanierung hier regulierende Wirkung hat, durfte ich sogar am eigenen Leib erfahren, und diese Maßnahme ist sehr viel sinnvoller, als die Ausscheidung hormonell einfach zu unterdrücken. Langfristig wirkt es sich immer aus, wenn eine Reaktion unterbunden wird, mit der der Körper sich auszuregulieren versucht. So habe ich zum Beispiel schon ziemlich viele Frauen kennengelernt, die sich aufgrund von heftigen Blutungen die Pille verschreiben ließen und ein paar Monate später plötzlich regelmäßig von Migräne geplagt waren.

Auch die berühmten Hitzewallungen während des Wechsels sind nichts anderes als ein Versuch des Körpers, einen Entgiftungsweg, der nicht mehr genutzt werden kann, durch einen anderen zu ersetzen.

Und wieder gilt: Bitte nicht einfach zur Tablette greifen, sondern lieber den Darm reinigen. Anne Katharina Zschocke, die bekannte Bakterienexpertin, berichtet sogar von guten Erfolgen mit Bakterien-Sitzbädern bei Myomen und Unfruchtbarkeit, jedoch ist eine Sanierung des Darms unerlässlich, um dauerhaft eine gesunde Schleimhautbesiedelung aufrechtzuerhalten.

ANDERE HÄUFIGE SYMPTOME

Definitiv gibt es keine Symptomatik, die durch eine gründliche innere Reinigung und eine Korrektur des Mikrobioms nicht zumindest gelindert, wenn nicht sogar geheilt werden kann.

Der Optimalfall ist natürlich, wenn es gar nicht erst zu gravierenden Beschwerden kommt, sondern bereits die kleinen Signale des Körpers zum Anlass genommen werden, um zu überprüfen, ob es irgendwelcher Veränderungen in der Lebensweise bedarf. Schwere Krankheiten fallen nicht vom Himmel, sondern zeigen auf, dass jahrelang unzählige kleine Hinweise übersehen wurden. Immer wieder fällt mir auf, dass Menschen erst dann bereit sind hinzuschauen, wenn ein Wegschauen wirklich nicht mehr möglich ist. Wie handhaben Sie das?

Nur weil es den meisten anderen auch so geht, ist es eben nicht normal, ständig müde zu sein, schlecht zu schlafen, bei etwas längerem Stehen sofort Schmerzen in den Beinen zu haben, etliche Lebensmittel nicht zu vertragen, wetterfühlig zu sein, übelriechend zu schwitzen oder zu frieren, wenn allen anderen warm ist. Es gibt so viele Beschwerden, die man zwar ganz gut aushalten kann, die aber doch sehr lästig sind, und das hat auch seinen Grund. Sie belästigen uns nicht, weil sie ignoriert werden, sondern unsere Aufmerksamkeit auf sich lenken wollen. Wer bereit ist, mit seinem Körper auch leise zu kommunizieren, wird sich nicht irgendwann von ihm anschreien lassen müssen.

WELCHE ERNÄHRUNG SCHMECKT DEM DARM?

Eine darmgesunde Ernährung muss drei wesentliche Anforderungen erfüllen: Sie muss lebendige Bakterien, notwendige Nährstoffe für den Organismus und Nährstoffe für die im Organismus beheimateten Mikroorganismen enthalten.

Schauen wir uns zunächst den ersten Punkt an.

UNSERE NAHRUNG MUSS LEBENDIGE BAKTERIEN ENTHALTEN

Es leuchtet ein, dass in Bezug auf alles, was im Körper gebraucht wird, ein ausgewogenes Gleichgewicht zwischen Aufnahme und Ausscheidung herrschen sollte. Wenn weniger aufgenommen wird als hinausgeht, entsteht ein Mangel. Ist es umgekehrt, muss das, was zu viel ist, ja irgendwohin. Es kommt zu Ablagerungen und Staus, und das Endergebnis ist dasselbe wie beim Mangel: Es kommt zu einer Unterversorgung. In unserer Ernährung kommt gleich beides zusammen. Wir nehmen zwar in der Regel viel zu viel auf, das Aufgenommene enthält jedoch nicht das, was wir brauchen. Schlechter geht es fast nicht.

Doch bleiben wir zunächst einmal bei den lebendigen, gesunden Bakterien, die uns bei der Verdauung helfen und auch in vielen anderen Bereichen wertvolle Unterstützung für unsere Gesundheit bieten. Mit jedem Stuhlgang verlieren wir ein Gemisch, das in etwa je zur Hälfte aus Nahrungsresten und aus Keimen besteht. Ja, Sie haben richtig gelesen: Mikroorganismen nehmen etwa das halbe Darmvolumen ein, im Schnitt ergibt das eine Masse von circa zwei Kilogramm. Nicht jeden einzelnen dieser Keime haben wir mit unserer Nahrung aufgenommen, weil innerhalb unseres Organismus natürlich auch Vermehrungsprozesse stattfinden. Um jedoch die permanenten Verluste auszugleichen, sollten wir in jedem Fall darauf achten, dass wir uns genügend lebendige und möglichst gesunde Bakterien zuführen. Bei unseren Vorfahren passierte auch das ganz von alleine. Das Obst kam vom Baum, das Gemüse aus der Erde und die Milch direkt aus der Kuh, und all das war natürlicherweise voll mit Mikroorganismen. Durch den Kontakt mit den Tieren und deren Ausscheidungen, mit den Pflanzen und der Erde war auch immer eine bunte Vielfalt an Mikroorganismen auf Haut, Haaren und Kleidung und wurde ganz automatisch zum Teil mitgegessen. Selbst in den Haushalten war die Lage eine ganz andere als heute. Das Geschirr kam ja nicht in die Spülmaschine, der Boden war nicht dampfgereinigt, sondern gefegt, und die Flächen wurden mit Wasser und Schmierseife gereinigt und nicht mit scharfen Putzmitteln. Ab und zu flitzte sogar eine Maus durch die Küche. Obst und Gemüse wurden ungewaschen im Keller gelagert, auch wenn es so wie die Rüben und Kartoffeln direkt aus der Erde kam und ganz schmutzig war. Man wusste ja, dass es nur so unbeschadet den ganzen Winter übersteht.

Nach und nach kam die große Wende. Zunehmend haben wir uns aus dem Zusammenspiel aller Lebewesen zurückgezogen und uns auf einen Sockel gestellt, von dem aus wir nun darüber entscheiden, welche Erscheinungsformen des Lebens von uns erwünscht sind und welche vernichtet werden müssen – mit fatalen Wirkungen für unsere eigene geistige und seelische Gesundheit.

Schon während des Wachstums wird unser Obst und Gemüse mit verschiedensten Chemikalien behandelt und verliert dabei ganz viel von seiner Lebensenergie, nicht nur in Form der wertvollen Mikroorganismen. Nach der Ernte wird es gründlichst gereinigt, manchmal begast oder auch mit diversen Substanzen besprüht, damit es schön glänzt. Auch die Qualität der tierischen Lebensmittel hat sich stark verändert, wobei ich hier gar nicht erst anfangen möchte, von der Haltung der Nutztiere zu reden. Jedenfalls enthält fast alles, was wir essen, ziemlich viel Chemie und wurde zudem meist mehrmals erhitzt, damit es nur ja nichts Lebendiges mehr enthält. Die Keime gehen dabei genauso kaputt wie die meisten Nährstoffe. Auch unser Zuhause versuchen wir möglichst steril zu halten, was uns natürlich nicht gelingt. Wie so oft, wenn man zu viel will, erreicht man genau das Gegenteil. Alles, was einmal keimfrei gemacht wurde, ist frei von gesunden Mikroben, die eigentlich die Ansiedlung derer verhindern könnten, die nicht so gut mit uns harmonieren. Es widerstrebt mir, in diesem Zusammenhang von »guten« und »bösen« Keimen zu sprechen, denn lebensfördernd oder feindlich ist immer nur das Milieu einer Umgebung. Wir können uns nicht über andere beschweren, wenn wir selbst die Bedingungen geschaffen haben, die dem Leben nicht förderlich sind.

In vielen Krankenhäusern ist genau das passiert. Durch die vielen Antibiotikabehandlungen und Desinfektionsmaßnahmen ist ein keimfreier Raum entstanden, der Kleinstlebewesen anzieht, die vor allem den Personen gefährlich werden kann, deren Milieu im Körper ohnehin schon im Ungleichgewicht ist, sonst wären sie ja nicht im Krankenhaus. Zudem haben viele dieser Organismen dann auch bereits eine Resistenz gegen die diversen Chemiekeulen entwickelt, man ist ihnen scheinbar rettungslos ausgeliefert. Eine Lösung gibt es natürlich: nämlich die, sich den natürlichen Lebensbedingungen bestmöglich wieder anzupassen und anstatt zu desinfizieren, Mischungen mit lebendigen Bakterien zu versprühen, dann können sich einzelne Stämme gar nicht erst unverhältnismäßig vermehren. Dabei müssten wir aber unsere Idee aufgeben, dass es gesund ist, wenn möglichst wenige Keime da sind.

Auch wenn die Lage in unseren Häusern noch nicht so ernst ist wie in den Spitälern, so ist doch längst ein Umdenken angebracht. Steril sauber ist eben nicht gesundheitsförderlich. Das heißt natürlich nicht, dass Sie Ihr Zuhause verdrecken lassen müssen, auch mit Wasser und natürlichen Reinigungsmitteln, die nicht alles Leben auf den diversen Flächen vernichten, können Sie es sauber halten. Und Sie können Effektive Mikroorganismen einsetzen, also lebendige Keime versprühen, sie zum Putzen einsetzen oder Ihre Pflanzen damit behandeln. Darüber werden Sie noch mehr hören, wenn es später darum gehen wird, wie Sie nach der Darmreinigung Ihr körpereigenes Mikrobiom wieder auf Vordermann bringen, was natürlich mit dem in Ihrer Wohnung sehr viel zu tun hat.

In Bezug auf Ihr Essen gilt: Verzehren Sie so viel als möglich ungewaschen direkt aus der Natur – natürlich nur, wenn Sie wissen, dass es keinen groben Verschmutzungen ausgesetzt war. Es empfiehlt sich nicht, direkt entlang eines Weges Wildkräuter zu sammeln, an dem jeden Tag Hunderte Hunde spazieren geführt werden. Wildkräuter sind ein gutes Stichwort: Pflanzen wie Brennnessel oder Löwenzahn kennt jeder und sie wachsen quasi überall. Sie werten unseren Speiseplan ungemein auf –

nicht nur durch den etwa 25-fachen Nährstoffgehalt im Vergleich zu üblichen Gemüsesorten, sondern eben auch dadurch, dass sie mit vielen wertvollen Kleinstleben überzogen sind.

Wenn Sie ein Gemüsebeet oder Obstbäume haben, reicht es in der Regel vollkommen, die Pflanzen zum Beispiel mit einem Tuch vom gröbsten Schmutz zu befreien. Auch wenn Sie sich ein paar kleine Töpfe mit Kräutern in die Küche stellen, sind dort viele gesunde Bakterien drauf. Nützen Sie unbedingt jede Gelegenheit, Ihr Essen in der freien Natur zu verspeisen. Ein Picknick in der Wiese ist nicht nur romantisch, sondern auch gesund, denn natürlich essen Sie immer die Keime der Umgebung mit. Aus diesem Grund würde ich mir übrigens auch genau überlegen, ob ich mir mal eben in der U-Bahn mein Frühstücksbrötchen einverleibe. Wenn Sie gerne Milch trinken, gibt es vielleicht eine Möglichkeit, sich diese direkt in Form von Rohmilch bei einem Biobauern zu besorgen, oder Sie fragen einmal im Bioladen in Ihrer Nähe nach Rohmilchprodukten.

Es spielt also bei Weitem nicht nur die Qualität eines Lebensmittels eine Rolle, sondern auch der Grad der Verarbeitung. Je naturbelassener das ist, was auf Ihrem Teller landet, umso mehr Lebensenergie enthält es, die Sie für sich nutzen können. Greifen Sie so oft als möglich zu Rohkost, steigern Sie sich damit aber langsam, wenn Sie das derzeit noch nicht gewohnt sind, und verzehren Sie Rohes vor allem in der Umgewöhnungsphase nur bis zum frühen Nachmittag.

Besonders reich an Bakterien sind fermentierte Lebensmittel, die sich bei unseren Vorfahren großer Beliebtheit erfreut haben, vor allem auch deswegen, weil die Fermentation eine gute Möglichkeit war, die Nahrungsmittel haltbar zu machen. Wohl jeder kennt das Sauerkraut, das gar nicht schwer herzustellen ist. Aber auch viele andere Gemüsesorten lassen sich ganz leicht in verschließbaren Gläsern fermentieren und liefern so den ganzen Winter hindurch frische und wertvolle Kost. Und dann gibt es natürlich auch fermentierte Getränke, wie zum Beispiel den Wein, dem, in Maßen genossen, durchaus auch gesundheitsfördernde Wirkung nachgesagt wird. Noch gesünder sind natürlich fermentierte Gemüsesäfte, die man nicht unbedingt selbst herstellen muss, es gibt sie auch zu kaufen. Selbstverständlich sollten Sie bei allem immer zu Bioqualität greifen, denn was draußen auf dem Feld Leben vernichtet, macht das auch in unserem Körper.

NÄHRSTOFFREICH ESSEN

Gesundes Essen ist so naturbelassen, so saisonal und so regional wie möglich. Unserer Anatomie entsprechend sollte es überwiegend pflanzlich sein. Das berühmte Argument, dass unsere Vorfahren schon immer Fleisch gegessen haben, ist richtig, nur war das Fleisch von Tieren, die sich bewegen konnten, ihrer Art entsprechend ernährt wurden, keine Medikamente kannten und einen humanen Tod sterben durften. Außerdem wurde es im Vergleich zu heute in verschwindend geringer Menge verzehrt. Wie die Erfahrungsmedizin zeigt, ist die gesündere und nährstoffreichere Kost jedenfalls die pflanzliche.

Was regional und saisonal bedeutet, wissen viele Menschen gar nicht mehr. Im Bioladen ist bei jeder Obst- und Gemüsesorte das Herkunftsland angegeben und es lohnt sich, wieder ganz bewusst zu registrieren, zu welchen Zeiten welches heimische Obst und Gemüse auf dem Markt ist. Es tut auch der Seele gut, wieder einen gewissen Bezug zu dem zu bekommen, was man isst. Direkt beim Erzeuger zu kaufen ist natürlich noch besser. Auch wer in der Stadt wohnt und nicht einfach bei irgendeinem Bauern auf dem Land an der Tür klingeln will, findet über das Internet ganz viele Möglichkeiten, wie zum Beispiel das »Biokistel«. Googeln Sie einfach einmal »Bio-Lebensmittel direkt vom Erzeuger«. Mittlerweile gibt es sogar schon Anbieter, bei denen Sie ein eigenes Stück Acker mieten können und Ihrem Gemüse, das freundlicherweise für Sie angebaut und betreut wird, via Webcam beim Wachsen zusehen können. Die meisten Pflanzenarten sind vor allem roh besonders gesund. Die wichtigste Ausnahme bildet hier sicher die Kartoffel, doch auch Auberginen und grüne Bohnen sollten vor dem Verzehr zumindest kurz erhitzt werden. Ansonsten kann man es mit Rohkost eigentlich kaum übertreiben, wenn der Darm daran gewöhnt ist. Etliche erfahrene naturheilkundliche Ärzte empfehlen, dass Rohkost bis zu 80 Prozent unseres kompletten Speiseplans ausmachen sollte. Experimentieren Sie aber gerne auch beim Kochen ein wenig mit den Garzeiten. Knackiges Gemüse ist wesentlich schmackhafter als zerkochtes und enthält deutlich mehr Nährstoffe und Lebensenergie.

Kohlenhydrate sollten Sie so essen, wie sie uns die Natur zur Verfügung stellt, nämlich immer gemeinsam mit Ballaststoffen. Vollwertgetreide und sämtliche daraus hergestellten Produkte enthalten im Vergleich zu den weißen Mehlen nicht nur ein Vielfaches an Nährstoffen, sondern liefern auch Nahrung für die Darmflora, unterstützen die Peristaltik und verhindern einen schnellen Anstieg des Blutzuckers. Der Zucker selbst ist besonders problematisch. Keine andere Substanz belastet unseren Organismus so sehr, vor allem deswegen, weil wir ihn in so großen Mengen konsumieren. Wo immer er auftaucht, sorgt er für eine sofortige Verschiebung des pH-Wertes in Richtung einer Übersäuerung – als Erstes im Darm, mit den weitreichenden Folgen, die unter dem Punkt »Metabolisches Syndrom« im vorigen Kapitel besprochen wurden (Seite 75). Umgekehrt bedeutet es einen eklatanten Zuwachs an Lebensqualität, den Zucker dauerhaft wegzulassen – allerdings nicht in den ersten Wochen, die sind oft schwierig und können mit richtiggehenden Entzugssymptomen verbunden sein. Das sollte jedoch zusätzlich motivieren, denn wer will schon süchtig sein? Nach wenigen Wochen hat man das Gröbste hinter sich und kann schon bald in vielerlei Hinsicht erste Verbesserungen spüren.

Bleibt noch, ein paar Worte zu den Fetten zu sagen. Seit geklärt ist, dass gefährliches Cholesterin auf schnell verfügbare Kohlenhydrate anstatt, wie zunächst vermutet, auf Fette zurückzuführen ist, wird auch von den gesättigten Fetten nicht mehr abgeraten, die lange Zeit als gefährlich eingestuft wurden. Die gesättigten Fette sind die, die bei Zimmertemperatur fest sind, und die wichtigsten Vertreter sind die Butter und das Kokosfett. Beide eignen sich besonders gut zum Kochen, da sie auch bei extremen Temperaturen keine belastenden Stoffe für den Körper freisetzen. Ganz anders ist das bei vielen nativen, kaltgepressten Pflanzenölen, die zwar generell sehr gesund sind, nach starkem Erhitzen jedoch sogar krebserregende Wirkung haben können. Das gilt auch für das beliebte Olivenöl, das vor allem in der mediterranen Küche eingesetzt wird. Im Salat können Sie es bedenkenlos genießen und sogar zum Kochen können Sie es einsetzen, solange Sie darauf achten, dass es nie zu einer Rauchentwicklung kommt.

Viel gesprochen wird über die mehrfach ungesättigten Fettsäuren Omega-3 und Omega-6. Beide sind wichtig für unseren Körper, und zwar in einem bestimmten Verhältnis. Unser Gehirn braucht beide in gleichen Mengen, während der restliche Körper noch gut klarkommt, wenn wir bis zu fünfmal mehr Omega-6- als Omega-3-Säuren aufnehmen. Bei den üblichen Ernährungsgewohnheiten des Durchschnittsbürgers liegt das Verhältnis jedoch mittlerweile in der Regel etwa bei 1 zu 20, was unter anderem zu einer generalisierten chronischen Entzündungsneigung führt. Gute Omega-3-Quellen sind in erster Linie Nüsse und Samen – allen voran Leinsamen – sowie deren Öle und Eier von Hühnern, die Gras fressen dürfen. Omega-6 ist überall dort enthalten, wo raffinierte Pflanzenöle verarbeitet wurden, zum Beispiel in Form von Margarine – ein weiterer Grund, warum beim Verzehr von Fertigprodukten, Backwaren und diversen Süßigkeiten Vorsicht geboten ist. Ich werde bei Vorträgen sehr oft nach Omega-3-Quellen gefragt, in Wahrheit ist der einfachste Weg jedoch, die Aufnahme der gängigen Omega-6-Quellen einzuschränken, um ein gesundes Verhältnis aufrechtzuerhalten. Wer das nicht tut, kann gar nicht so viel Leinsamen essen, um einen Ausgleich herzustellen.

Auch aus anderen Gründen sollte übrigens auf raffinierte Pflanzenöle und Margarine verzichtet werden. Beim Raffinationsprozess werden zunächst verschiedenste Gifte zugesetzt, um das Öl aus den Pflanzenteilen zu lösen. Zur Herstellung von Margarine werden die flüssigen ungesättigten Fette teilgehärtet, um sie länger haltbar zu machen. Für unseren Körper werden sie dadurch unverwertbar, denn sie können nicht mehr in die Zellen eindringen, verkleben stattdessen aber die Zellwände und behindern auch den Austausch von anderen Stoffen. Man spricht von den sogenannten Transfetten.

Gesund zu essen bedeutet in der heutigen Zeit vor allem, Ungesundes wegzulassen. Sämtliche Sorgen darüber, ob Ihr Körper auch genug von allem bekommt, was er braucht, können Sie getrost vergessen, wenn Sie auf das verzichten, was ihm wertvolle Substanzen entzieht. Das Problem der verbreiteten Mangelerscheinungen resultiert nicht daraus, dass unsere Böden ausgelaugt sind und das Gemüse nicht mehr so gesund ist wie früher, sondern es kommt davon, dass unser Bedarf an Vitaminen und Mineralstoffen aufgrund der vielen Gifte in den Supermarktprodukten so eklatant gestiegen ist. Industriell verarbeitete Nahrungsmittel enthalten unzählige Substanzen, die sowohl unseren Körper als auch unser Mikrobiom schädigen, wobei beides sowieso Hand in Hand geht. Haben Sie zum Beispiel schon einmal darüber nachgedacht, was Konservierungsstoffe für den Organismus bedeuten? Man spricht das Wort so locker aus und nimmt es als gegeben hin, dass sie eigentlich überall enthalten sind. Sie machen ein Lebensmittel auf lange Zeit haltbar, und zwar indem sie verhindern, dass Mikroorganismen es aufschließen können. Selbstverständlich verlieren sie nicht ihre Wirkung, wenn wir sie runtergeschluckt haben, so dass auch die Darmflora nicht dazu in der Lage sein wird, unsere Mahlzeit in eine für den Körper verwertbare Form zu überführen. Auch diverse Geschmackstoffe bleiben nicht ohne Wirkung. Sie führen Körper und Mikroorganismen in die Irre, indem sie vorgaukeln, dass ein bestimmtes Nahrungsmittel aufgenommen wird, das dann gar nicht im Verdauungskanal ankommt. Stattdessen kommt irgendein chemischer Mist daher. So können zum Beispiel künstliche Süßstoffe dazu beitragen, eine Insulinresistenz zu begünstigen, weil bereits der süße Geschmack im Mund eine Insulinausschüttung bewirken kann, in der Folge aber gar keine Glukose für die Zellen bereitgestellt wird. Passiert das wiederholt, sind die Zellen weniger geneigt, auf das Insulin zu reagieren.

Man kann sagen: Je länger die Zutatenliste auf der Verpackung, umso empfehlenswerter wäre es, das Produkt ins Regal zurückzustellen. Bedenken Sie bitte auch, dass meist gar nicht alles draufsteht, viele Stoffe unterliegen nämlich nicht der Deklarationspflicht. Ein wirklich katastrophales Lebensmittel, von dem ich unbedingt abraten würde, ist übrigens Wurst. Außer minderwertigen Fleischabfällen sind dort eigentlich nur künstliche Substanzen enthalten und dazu noch eine gehörige Portion Antibiotika. Nachweislich kann der Verzehr von Wurst bisweilen sogar einen Mikrobiomschock (siehe Seite 36) auslösen.

GENÜGEND NAHRUNG FÜR DIE BAKTERIEN AUFNEHMEN

Die dritte große Anforderung an einen gesunden Speiseplan war die, dass unsere Mahlzeiten auch genügend Nahrung für unsere Mikroorganismen beinhalten sollte. Die Rede ist hier von den Ballaststoffen, über die schon viel gesagt wurde (siehe Seite 17, Seite 38). Ihre Bedeutung kann nicht genug betont werden, noch dazu, nachdem ihr Name gar nichts Gutes vermuten lässt. Der Begriff »Ballaststoffe« stammt aus einer Zeit, in der man zwar bereits erkannt hatte, dass diese Substanzen die Bakterien ernähren, man die kleinen Lebewesen aber noch für unsere Feinde hielt.

Ballaststoffe werden von bestimmten Keimen in kurzkettige Fettsäuren verwandelt, die nicht nur die wichtigste Energiequelle für andere

Mikrobenspezies und die Epithelzellen darstellen, sondern auch den wichtigsten Faktor, über den der pH-Wert im Darm reguliert werden kann. Wurde zum Beispiel viel Eiweiß aufgenommen und der pH-Wert hebt sich, müssen mehr kurzkettige Fettsäuren hergestellt werden. Oder sagen wir lieber »müssten«, da die Darmflora in dieser Hinsicht selten aus dem Vollen schöpfen kann.

Wussten Sie eigentlich, dass die Ziffer bei der Typenbezeichung von Mehl angibt, wie hoch der Ballaststoff- und Nährstoffanteil ist? Ein Mehl mit der Typenbezeichnung »405« enthält 405 Milligramm mineralische Substanzen auf 100 Gramm Mehl, während es beim Typ »1050« bereits 1050 Milligramm sind.

Zusammenfassend kann man zu diesem Thema sagen: Wer sich überwiegend pflanzlich vollwertig ernährt, nimmt ganz automatisch immer genug Ballaststoffe auf. Eine Pflanze in ihrer ursprünglichen Zusammensetzung bedarf keiner Ergänzungen.

An dieser Stelle fällt mir etwas ein, was mit Ballaststoffen gar nichts zu tun hat, was man aber immer wieder hört: Es heißt, man sollte rohes Gemüse nur in Kombination mit einem Öl verzehren, weil sonst die Nährstoffe vom Körper nicht aufgenommen werden könnten. Nun habe ich überhaupt nichts gegen hochwertige Pflanzenöle einzuwenden, doch die Idee, immer schlauer sein zu wollen als die Natur, gefällt mir nicht. Selbstverständlich enthält jede Pflanze selbst so viele ätherische Öle, dass sie optimal verdaut werden kann.

Werden die Stoffe aus ihrem Gesamtgefüge herausgelöst, verändert sich ihre Wirkung. In Bezug auf die Ballaststoffe, die ja auch isoliert eingenommen werden können, zum Beispiel in Form von Flohsamenschalen, Kleie oder Chiasamen, ist Folgendes zu beachten: Die Einnahme bitte immer mit sehr viel Flüssigkeit begleiten. Die Stoffe quellen stark auf und können größere Wassermengen binden, die sie auch der Umgebung entziehen können, wenn nicht gleichzeitig Flüssigkeit zugeführt wird. So kommt es durch unsachgemäße Anwendung manchmal dazu, dass genau das Gegenteil dessen erreicht wird, was erreicht werden soll. Flohsamen, die zum Beispiel einfach über ein Müsli gestreut und geschluckt werden, werden eher stopfen als die Verdauung anregen. Geben Sie ins Müsli lieber gewöhnliche Vollkornflocken und nehmen Sie die extra Portion Ballaststoffe abseits von den Mahlzeiten nur mit viel Wasser ein.

In aller Kürze zusammengefasst ist eine Ernährung, die für den Darm, seine Bewohner und den Organismus als Ganzes sehr gesund ist,

- überwiegend oder rein pflanzlich und dabei abwechslungsreich,
- so frisch als möglich mit umfangreichem Rohkostanteil,
- ballaststoffreich,
- so naturbelassen und saisonal wie möglich, am besten direkt aus der Natur.

Weggelassen oder zumindest reduziert werden sollten:

- tierische Eiweiße,
- schnell verdauliche Kohlenhydrate, allen voran Zucker,
- raffinierte Pflanzenöle, Margarine und alle daraus hergestellten Produkte,
- sämtliche künstliche Zusatzstoffe.

DIE PRAKTISCHE UMSETZUNG VON GESUNDER ERNÄHRUNG IM ALLTAG

In den vielen Jahren meiner Tätigkeit bin ich sehr oft Menschen begegnet, die wirklich guten Willens waren, ihre Ernährung umzustellen. Hoch motiviert haben sie begonnen, ihre Gewohnheiten zu verändern, und mussten nach wenigen Tagen die Erfahrung machen, dass die Beschwerden schlimmer wurden statt besser.

Gerade wenn der persönliche Einsatz und der Verzicht groß sind, ist das sehr frustrierend. Ja, das ist wirklich die größte Krux an der Sache mit der darmgesunden Ernährung, dass der verschlackte Darm sie am Anfang gar nicht toll findet. Die Ausgangssituation ist in der Regel so, dass ungesunde Nahrungsmittel bestens vertragen werden und rohes Gemüse zumindest üble Blähungen, vielleicht sogar starke Durchfälle auslösen kann. Das kann zum einen als Reinigungsaktion gewertet werden, die für den Körper auch dann wertvoll ist, wenn sie sich unangenehm anfühlt. Die meisten nachhaltigen Heilungsimpulse bewirken in irgendeiner Form eine Ausscheidung. Zum anderen haben Sie schon gehört, dass jedes Lebensmittel die Vermehrung bestimmter Bakterienspezies auslöst, die genau das, was da gerade angeliefert wird, am besten aufschließen können. Wenn etwas sehr lange gar nicht oder nur in verschwindend geringen Mengen gegessen wurde, gibt es keine angemessene Zahl an Keimen, die es für den Organismus verwertbar machen könnten. Also wird es einfach durchgeschleust.

Das ist der Grund, warum eine Ernährungsumstellung nur nach und nach und nur in kleinen Schritten funktionieren kann – eben so, dass die Darmflora sich ihren neuen Aufgaben anpassen kann. Und es erklärt, warum lange Abstinenz von bestimmten Lebensmitteln ebenso eine Unverträglichkeit bewirkt, wie wenn man etwas ständig in großer Menge genießt. Wenn das Mikrobiom nicht in Ordnung ist, wird das Epithel undicht und das Immunsystem kann sich dann am allerbesten auf die Lieblingsspeisen einschießen. Der Betroffene verträgt dann von heute auf morgen ausgerechnet das nicht mehr, was ihm am liebsten ist.

Die andere Erklärung dafür, warum manchmal auf bestimmte Lebensmittel mit Durchfall reagiert wird, ist wie gesagt die, dass keine Keime da sind, die auf Derartiges spezialisiert sind.

Vielleicht fragen Sie sich jetzt, wie Sie die beiden Fälle unterscheiden können. Wann sollte man von etwas wirklich die Finger lassen und wann wäre es gut, den Organismus daran zu gewöhnen?

Wenn es sich um etwas Ungesundes handelt, erübrigt sich eigentlich die Frage. Das sollte man natürlich lieber weglassen und sich darüber freuen, dass der Körper einen dabei unterstützt, sich davon zu entwöhnen. Der Verzicht ist auch nur dann schwer, wenn man ihn nur leidend erduldet. Vielleicht gelingt es, wenn Sie sich stattdessen vor Augen halten, wie Sie dabei immer gesünder werden und immer mehr Energie haben werden. Ersetzen Sie aufkommende Sätze wie »Oh Mist, das darf ich ja nicht mehr essen«, zum Beispiel durch die konstruktive Frage: »Was gibt es denn sonst Leckeres?«. Im Laufe der Zeit werden Sie eine Menge neuer Möglichkeiten für sich entdecken, an die Sie im Moment einfach noch gar nicht denken. Seien Sie sicher, dass eine gesunde Lebensweise überhaupt nichts mit Askese und dauerhaftem Verzicht zu tun hat, ganz im Gegenteil. Nur die Umgewöhnungszeit ist schwer, weil diverse Mikroorganismen nach ihrer gewohnten Nahrungsquelle verlangen, der ganze Körper sich noch nicht optimal auf das Neue eingestellt hat und das Denken noch nicht mit den Alternativen vertraut ist. Sehr hilfreich ist es übrigens auch, sich Gleichgesinnte zu suchen, um sich gegenseitig zu motivieren, inspirieren und bei der Stange zu halten. Wenn man im direkten Umfeld niemanden hat, kann man in den sozialen Medien einschlägigen Gruppen beitreten und sich mit Leuten austauschen, die ähnliche Vorhaben verfolgen.

Der allerwichtigste Tipp, den ich Ihnen mitgeben möchte, ist der: Nehmen Sie sich nicht zu viel vor. Starten Sie gar nicht erst mit Vorsätzen wie: »Das esse ich nie wieder«. Das macht eine Menge Druck und allein das ist kontraproduktiv. Wie viel leichter fühlt es sich da an zu denken: »Ich probiere einmal, wie sich das anfühlt, das und das eine Weile wegzulassen«.

Sollten Sie sich dazu entschließen, auf die von mir in diesem Buch empfohlene Weise Ihren Darm zu sanieren, gilt es nur, für einen doch recht überschaubaren Zeitrahmen bestimmte Ratschläge zu befolgen. Was spricht dagegen, sich das einmal anzusehen und herauszufinden, wie es sich auf den Organismus auswirkt? Wenn diese Phase dann abgeschlossen ist, sind Sie in einer ganz anderen Situation. Viele Gelüste, die Sie heute noch haben, werden gar nicht mehr da sein, Sie werden neue Speisen für sich entdeckt haben und von Ihren Erfolgserlebnissen beflügelt sein. Welche der durchgeführten Maßnahmen Sie dauerhaft in Ihren Alltag integrieren wollen, können Sie dann immer noch entscheiden, und der Weg zurück zu Ihren alten Gewohnheiten steht Ihnen ohnehin immer offen. Sie haben nichts zu verlieren und eine Menge zu gewinnen. Es ist wie bei den Kandidaten, die bei der Millionenshow auf der Sicherheitsstufe stehen. Wenn sie die nächste Frage richtig beantworten, verdoppelt sich ihr Gewinn, wenn sie falsch liegen, verlieren sie keinen Cent. Genau das ist also quasi Ihre Ausgangsposition. Ist das nicht großartig?

Also, langer Rede kurzer Sinn: Wenn Sie etwas nicht vertragen, von dem Sie wissen, dass es ungesund ist, lassen Sie es doch einfach einmal weg und schauen Sie, was passiert.

Manchmal ist man sich aber nicht ganz sicher, ob etwas gesund ist oder nicht, weil es einfach verschiedene Meinungen darüber gibt. Man würde also gerne den eigenen Körper befragen, doch auch der sendet unklare Signale. Das ist eine gute Gelegenheit, Sie noch einmal an einen der wichtigsten Vorteile einer Darmsanierung zu erinnern: Genau das werden Sie danach wieder viel leichter können, einfach Ihren Körper nach seiner Meinung zu befragen, und Sie werden seine Antwort deutlich verstehen können. Sie werden wieder spüren, was Ihnen guttut, und zwar schon, bevor Sie es sich in den Mund geschoben haben. Allein der Anblick und der Geruch eines Nahrungsmittels werden eine klare Sprache für Sie sprechen. Solange das noch nicht so einwandfrei klappt, sind Sie eingeladen, Ihr Gespür und Ihren gesunden Menschenverstand einzusetzen. Bei Lebensmitteln, die uns die Natur direkt anbietet, ohne dass etwas künstlich zugesetzt wurde, können Sie eigentlich nur dann etwas falsch machen, wenn Sie zu einseitig werden. Eine ganz wichtige Regel ist die: so abwechslungsreich wie möglich.

Auch wenn Sie sich pflanzlich hochwertig ernähren, sollten nicht täglich Zucchini auf Ihrem Teller liegen, sondern im Optimalfall verschiedenste Gemüsesorten in den unterschiedlichsten Farben, da die Farben auch einen Hinweis auf die unterschiedliche Zusammensetzung der sekundären Pflanzenstoffe geben. Das sind die Inhaltsstoffe, von denen man mittlerweile weiß, dass sie für unseren Körper genauso wichtig sind wie Vitamine und Mineralstoffe.

Und ansonsten können Sie sich bedenkenlos mit ein wenig Vorsicht ausprobieren. Wenn Sie Ihren Speiseplan um etwas erweitern, was Ihr Körper und Ihre Darmflora bisher noch überhaupt nicht kennen, nehmen Sie es zunächst nur in kleinen Portionen zu sich und steigern Sie sich immer dann, wenn die aktuelle Dosis gut vertragen wird. Der größte Teil Ihrer Mahlzeiten sollte stets aus Nahrungsmitteln bestehen, an die sich ihr Körper schon gewöhnt hat. Wenn das hauptsächlich ungesunde Dinge sind und Sie das nun hochmotiviert schnellstens ändern wollen, sollten Sie dennoch nichts kopflos überstürzen. Nehmen wir an, Sie haben sich bisher von Fastfood ernährt, also Hamburger mit Pommes, ab und zu auch ein Schnitzel und zwischendurch noch etliche Schokoriegel, ist davon auszugehen, dass es Ihnen in der Anfangszeit nicht gutgehen wird, wenn Sie plötzlich nur noch Gemüse essen. Mein Rat an Sie wäre dann der, nicht sofort in das von mir vorgeschlagene Darmsanierungsprogramm zu starten, sondern es noch einen Monat aufzuschieben und eine Vorbereitungszeit einzuplanen, in der Sie schon einmal damit beginnen, die Süßigkeiten zu reduzieren und Ihre Mahlzeiten von schönen großen Salaten oder Gemüse als Beilage zu begleiten. Anstatt zu Pommes könnten Sie übergangsweise zu gekochten Kartoffeln greifen, und den Hamburger könnten Sie sich vielleicht zu Hause selbst zubereiten, anstatt ihn im berühmten Schnellrestaurant zu holen. Auch Pizza kann man problemlos selbst machen und für den Anfang einmal den Teig zur Hälfte aus Vollkornmehl herstellen.

Wer gerne Nudeln isst, muss gar nichts vermissen, wenn er statt zur herkömmlichen Pasta zu der Variante aus vollwertigem Mehl greift.

Kommt es trotz gemächlicher Umstellung zu unangenehmen Reaktionen, handelt es sich mit hoher Wahrscheinlichkeit um eine Heilungsreaktion im Sinne einer Erstverschlimmerung. Meist lässt das sehr schnell wieder nach. Nach meiner Erfahrung zeigen sich bei langsamem Vorgehen nur dann längerdauernde, starke Reaktionen, wenn die Betroffenen generell unter Ängsten leiden oder aber die Umstellung nicht aus eigener Motivation heraus entstanden ist, sondern vom Umfeld aufoktroyiert wurde.

Wissenswert ist in diesem Zusammenhang aber auch, dass gegen die allgemeinen Erwartungen das meiste von dem, was dem Körper auch langfristig guttut, zu einer sehr langsamen, anfangs oft kaum spürbaren Verbesserung führt, wobei immer auch kurze Phasen von Verschlechterungen auftreten können. Nimmt man dagegen etwas zu sich, was sofort eine schlagartige Verbesserung bewirkt, freut man sich, doch hier trügt oft der erste Eindruck. Das ist genau der Effekt, den schulmedizinische Medikamente haben, aber auch Vitaminpillen, eine Tasse Kaffee oder eine Zigarette beim Raucher. Stressreize können das Immunsystem auf eine Art und Weise aktivieren, dass man einen enormen Energieschub verspürt. Doch langfristig dreht sich die Wirkung um. Echte Heilung braucht etwas Zeit und der Verlauf ist meistens wellenförmig, also von Auf und Ab gekennzeichnet. Hier spreche ich im Übrigen nicht nur von diversen Lebensmitteln, sondern auch von Nahrungsergänzungsmitteln.

Fast immer, wenn ich Klienten den Vorschlag unterbreitet habe, ihre Ernährung zu optimieren, bin ich auf die Überzeugung gestoßen, dass das kompliziert, teuer und aufwändig wäre. »Ich habe dazu im Alltag gar keine Zeit«, war zum Beispiel eine häufige Erwiderung. Etwas erscheint allein schon deshalb schwer, weil man es sich ganz anders angewöhnt hat. Ist man bereit, ein wenig umzudenken und sich wirklich auf die Veränderung einzulassen, stellt man schon bald fest, dass vieles vielleicht sogar leichter ist als vorher. Ich kann Ihnen jedenfalls verraten, dass ich sehr viel arbeite, und das schaffe ich überhaupt erst in diesem Ausmaß, seit ich mich so gesund ernähre. Davor fühlte ich mich oft energielos, und gerade in den Stunden nach dem Mittagessen habe ich überhaupt nichts mehr geschafft. So hinkte ich ständig meinen eigenen Vorgaben hinterher und wurde immer unzufriedener. Wenn auch Ihnen der Alltag viel abverlangt, sollten

Sie sich vielleicht eher in die Richtung programmieren, dass Sie umso leistungsfähiger sein werden, je mehr Sie auf sich achten.

Den wichtigsten Tipp habe ich Ihnen schon gegeben: Nehmen Sie sich nicht allzu viel vor und setzen Sie sich selbst nicht unter Druck. Trennen Sie sich auch vom Ganz-oder-gar-nicht-Gedanken. Jeder Schritt, den Sie in die richtige Richtung gehen, ist wertvoll. Es gibt so viele Kleinigkeiten, die bereits einen großen Unterschied bewirken können.

Und es gibt natürlich auch technische Hilfsmittel, die vieles immens erleichtern können. Meine größte Errungenschaft, der ich viel von meiner Vitalität verdanke, war die Anschaffung eines Hochleistungsmixers, in dem ich Unmengen an Gemüse und Wildkräutern mit etwas Obst zu Smoothies verarbeite. Ein solcher Drink am Morgen frisch genossen stillt den Hunger und unterstützt den Körper trotzdem bei seinen Reinigungsprozessen. Gerade in den frühen Stunden des Tages laufen ja diverse Entgiftungsprozesse ab und viele Experten raten dazu, vor zehn Uhr morgens keine feste Nahrung zu sich zu nehmen. Nachdem ich nach dem Aufstehen aber großen Hunger habe, brauche ich etwas Nährstoffreiches, und ein Smoothie löst dieses Dilemma. In den Monaten April bis Oktober findet die Brennnessel fast täglich ihren Weg in mein grünes Frühstücksgetränk. Ich zupfe dabei bloß die obersten Blätter ab und werfe etwa eine gute Hand voll davon, genauso wie sie sind, in den Mixer. Die feinen Härchen, die die unangenehmen Hautreaktionen auslösen können, werden darin unschädlich gemacht. Die Brennnessel ist unglaublich nährstoffreich, unterstützt den Körper bei der Ausscheidung von Schlackenstoffen und hat einen sehr angenehmen, milden Geschmack. Sie verträgt sich mit allen anderen Zutaten und Geschmacksrichtungen. Ansonsten habe ich für mich festgestellt, dass sich Gemüsesorten wie Kohlrabi, Karotte, Gurke oder diverse Kohlsorten geschmacklich besser mit heimischem Obst wie Apfel oder Birne vertragen. Bananen vermixe ich bevorzugt mit Spinat, Avocados oder verschiedenen wilden Kräutern. Übrigens eignet sich auch ganz gewöhnliches Gras zur Beigabe in den Smoothie, natürlich nur, wenn es nicht gedüngt wurde. Eine weitere Pflanze, die von April bis Oktober fast überall geerntet werden kann und mit deren Geschmack auch Kräuter-Neulinge gut zurechtkommen, ist der Giersch. Dagegen sollten Sie sich wegen der Bitterstoffe anfangs eher zaghaft an Löwenzahn oder Spitzwegerich heranwagen, außer natürlich, sie lieben es bitter. Gesund ist es allemal.

Versuchen Sie, die Smoothies nicht zu süß zu trinken, übertreiben Sie es vor allem nicht mit tropischen Obstsorten. Deren Zuckergehalt ist so hoch, dass der Smoothie zwar immer noch gesünder ist als die Marmeladesemmel, noch wohltuender ist er aber, wenn er nicht so süß ist. Behalten Sie auch im Auge, ob bei Ihnen eventuell eine richtiggehende Sucht nach Süßem vorhanden ist. Gerade wenn das der Fall ist, sollten Sie nicht beständig nach Ersatzbefriedigungen suchen, sondern das Muster bewusst durchbrechen. Eine gute Alternative kann die Geschmacksrichtung sauer sein. Ich gebe sehr gerne eine oder zwei Scheiben einer Biozitrone mit Schale mit in den Smoothie, das schmeckt angenehm frisch und gleicht Bitteres genauso hervorragend aus wie Süßes. Auch Ingwer oder Minze machen sich richtig gut. Kräuter sollten Sie übrigens nie da sammeln, wo damit zu rechnen sind, dass sie stark verschmutz sind. Also bitte nicht direkt neben stark befahrenen Straßen, dort, wo viele Hunde spazieren geführt werden, und auch nicht auf irgendeiner Bauernwiese, es sei denn, Sie sind sicher, dass sie einem Biobauern gehört. Ich sammle am liebsten im Wald oder im eigenen Garten. Wenn Sie auch einen Garten haben, empfiehlt es sich, darin Winkel zuzulassen, in denen das Unkraut sprießen darf – erstens, um damit den Speiseplan zu erweitern, und zweitens, weil die Herangehensweise, bestimmte Lebensformen einfach zu vernichten, nicht nur im Zusammenhang mit den Bakterien zu hinterfragen ist. Kräuterkundige behaupten, dass alle Pflanzen, die in Ihrer Umgebung sprießen, auch von Ihnen gebraucht werden. Wenden Sie sich Ihnen doch einmal bewusst zu.

Meinen Mixer nutze ich übrigens nicht nur morgens, sondern auch abends. Ich bereite mir damit in Minutenschnelle leckere Suppen zu. Dazu nehme ich wieder rohes Gemüse, zum Beispiel Brokkoli oder Kohlrabi, ein paar Gewürze und gerne zum Verfeinern auch etwas Nussmilch. Dann koche ich Wasser mit dem Wasserkocher und gieße es dazu und innerhalb von weniger als zwei Minuten habe ich eine frische Suppe in Rohkostqualität. In dieser Zeit hätte ich mir nicht einmal eine Tütensuppe zubereiten können. Auch die Kombinationen Ingwer und Kürbis oder Ingwer und Karotte sind sehr empfehlenswert.

Selbst wenn Sie gezwungen sind, Ihr Mittagessen in der Kantine einzunehmen: Was spricht dagegen, sich in der Frühe einen Smoothie zu zaubern oder wenigstens einen Gemüsesaft zu trinken und am Abend den

Nährstoffspeicher mit einer solchen Suppe aufzufüllen? Oder Sie probieren einmal, sich abends ein Essen zuzubereiten und die Reste am nächsten Tag mit in die Firma zu nehmen. Ein anderer Vorschlag wäre, ein bisschen frisches Gemüse oder Salat vorzubereiten, um das Essen in der Firma ein wenig aufzuwerten. Wenn Sie sich erst einmal noch keinen Hochleistungsmixer leisten wollen, besorgen Sie sich in jedem Fall Gemüsereinsäfte aus dem Bioladen.

NÄHRSTOFFREICH ESSEN IM WINTER

Eine Frage, die mir sehr oft begegnet, ist die: »Was soll man denn im Winter machen, da gibt es doch nichts Frisches?« Doch, es gibt tatsächlich auch im Winter tolle Möglichkeiten, sich nährstoffreich zu ernähren. Kürbisse beispielsweise kann man den ganzen Winter lagern und jederzeit frisch verzehren. Gartenbesitzern rate ich, sich Topinambur anzubauen, ein extrem schmackhaftes und sehr vielseitig verwendbares Gemüse, das überhaupt keine Ansprüche an seinen Standort stellt und den ganzen Winter über frisch zu ernten ist. Man kann es roh im Smoothie verwenden, zu Suppen verarbeiten oder wie eine Kartoffel als Beilage essen.

Besonders einfach ist die Herstellung von Sauerkraut, wofür man nicht nur das weiße, sondern auch das blaue Kraut verwenden kann. Für einen kleinen Kopf benötigt man zehn Gramm Salz. Das Kraut wird gehobelt und das Salz solange einmassiert, bis reichlich Flüssigkeit austritt. Dann wird es – je nach Geschmack mit etwas Wacholder, Lorbeer oder Ingwer – in ein Glas gefüllt, mit einem Kohlblatt, das man vorher entfernt und nicht gehobelt hat, abgedeckt und beschwert. Man kann zum Beispiel einen Stein oder auch ein Schnapsglas zwischen das Kraut und den Deckel spannen, damit es fest nach unten gedrückt wird. Vier bis sechs Tage lang sollte das Kraut nun bei Zimmertemperatur im Dunklen gären, danach sollte es in einen kühlen Keller oder in den Kühlschrank umziehen. Frühestens nach sechs Wochen kann man es essen, gerne kann es aber auch noch viel länger gelagert werden. Sauerkraut versorgt Sie nicht nur den ganzen Winter über mit wertvollen Vitaminen, sondern auch mit Unmengen an gesunden Bakterien, und Gleiches gilt auch für andere fermentierte Gemüsesorten. Es eignen sich eigentlich alle harten Gemüsesorten prima. Zum Beispiel werden Karotten, Radieschen, Rote Beete, Sellerie,

Topinambur, Blumen- oder Rosenkohl in ein Einmachglas mit Bügel gefüllt und randvoll mit Salzlake aus 40 Gramm Salz, das in einem Liter Wasser gelöst wurde, aufgefüllt. Die Gläser sollten dann so lange bei Zimmertemperatur ins Dunkle gestellt werden, bis keine Bläschen mehr nach oben steigen, danach stellen Sie sie ins Kühle. Nach etwa einer Woche sind die meisten Sorten zum Verzehr geeignet. Das Gemüse wird so nicht nur haltbar gemacht, die Milchsäurebakterien, die wertvoll für unsere Darmflora sind, vermehren sich darin, reduzieren den Zuckergehalt und machen die Nährstoffe leichter für den Organismus verfügbar. Der Geschmack ist zunächst ungewohnt, dann aber doch sehr lecker.

Das Gesündeste überhaupt, was Sie essen können, sind selbstgezogene Sprossen aus Samen und Getreide. Hierfür bekommen Sie für ganz wenig Geld spezielle Gläser oder Plastikgefäße zu kaufen oder auch richtige Sprossengärten, in denen Sie auf mehreren Stockwerken verschiedene Pflanzen zum Keimen bringen können. Ich selbst verwende am liebsten die ganz einfachen Keimgläser. Sämtliche Samen lässt man etwa 12 Stunden lang im Wasserbad quellen, die genaue Anleitung für jede Sorte finden Sie aber stets auf der Verpackung, und danach werden sie zweimal täglich gespült, das Spülwasser aber wieder aus dem Keimglas abgegossen. Nach den ersten Stunden sollen die Keime also nur noch feucht gehalten werden, aber nicht mehr baden. Wie lange man sie anschließend keimen lässt, ist Geschmackssache. Gekeimten Buchweizen verwende ich bereits, wenn ganz kleine weiße Spitzen aus dem Samen herausragen, für mein Müsli. Den meisten anderen Samen lasse ich etwa vier bis fünf Tage Zeit. Ich esse die Sprossen dann zu Brot oder im Salat. Weizengras lasse ich manchmal auch länger aufwachsen und gebe es in meinen Smoothie. Grundsätzlich eigenen sich sämtliche Getreide und Gemüsesamen zum Keimen. Die Getreidekörner finden Sie in Ihrem Bioladen beim Mehl, für die Gemüsesamen gibt es meistens eine eigene Abteilung, in der Sie auch die Keimgläser finden. Bitte greifen Sie nicht zu den kleinen Beutelchen, die für die Aussaat im Garten bestimmt sind, die wurden in der Regel vorbehandelt. Die Sprossen sind wahre Nährstoffbomben, denn nie wieder enthält eine Pflanze so viele wertvolle Substanzen wie während der Keimung. Und vor allem: Wann essen Sie sonst schon einmal die gesamte Pflanze inklusive Wurzeln, Blättern und allem, was dazugehört? Es tut aber nicht nur spürbar gut, die Sprossen zu essen, sondern auch, sich mit ihnen zu beschäftigen. Es ist wunderschön zu beobachten, wie sich der Same öffnet und die Pflanze zu sprießen beginnt, sich ein Wurzelwerk ausbildet und sich innerhalb kürzester Zeit aus ein paar unscheinbaren Samen ein Teppich aus Lebensenergie webt. Mir wird dabei jedes Mal aufs Neue bewusst, wie unglaublich die Natur funktioniert und wie leicht sich Biomasse quasi aus dem Nichts heraus vervielfacht. Selbst wenn Sie in einer Einzimmerwohnung leben, können Sie so ein Stück weit zum Selbstversorger werden und täglich Ihre eigene Ernte einbringen. Dabei können Sie absolut sicher sein, dass Ihr Essen nicht gedüngt oder sonstwie behandelt wurde.

Last but not least können Sie natürlich auch verschiedenste Kräuter in Töpfen am Fenster ziehen und damit Ihre Mahlzeiten aufwerten. Apropos Kräuter: Es ist wichtig zu wissen, dass sämtliche stark aromatischen Lebensmittel extrem förderlich für die Darmflora sind. Die sekundären Pflanzenstoffe, wie zum Beispiel Senföle, die für den starken Geruch verantwortlich sind, verfügen über eine gute Wirksamkeit gegen Keime, Pilze und Parasiten, die in unserem Darm nichts verloren haben. Sie können es gar nicht übertreiben mit Knoblauch, Zwiebeln, Ingwer, Kurkuma, Oregano, Kresse, Wacholder, Gewürznelken, Kümmel und sämtlichen anderen Kräutern und Gewürzen. Wie bei allem anderen, was Sie essen, kann es nur sein, dass Sie Ihren Darm und seine Bakterien erst ein wenig daran gewöhnen müssen, bevor Sie größere Mengen zu sich nehmen, aber wenn das erst einmal passiert ist, können Sie bedenkenlos ein komplettes Kräuterbeet abgrasen, ohne Nebenwirkungen befürchten zu müssen. Bei diversen Nahrungsergänzungsmitteln – und zwar auch dann, wenn sie natürlicher Herkunft sind – sieht die Sache ganz anders aus. Die Pflanze als Ganzes ist für den Körper in jeder Dosis unproblematisch, im Gegensatz zu isolierten Substanzen.

Samen wie Sonnenblumen- oder Kürbiskerne verfeinern ebenso wie die frischen Kräuter viele Gerichte und vor allem Salate. Mit Nüssen kann man gut den kleinen Hunger zwischendurch stillen, und man führt dem Körper damit wertvolle Stoffe zu. Außerdem kann man daraus ganz leicht diverse Nussmilchsorten oder – je nach Wassermenge – auch leckere Cremes herstellen. Sie müssen die Nüsse nur über Nacht in Wasser einweichen, am nächsten Morgen abseihen und spülen, und mit etwas frischem Wasser ab in den Hochleistungsmixer. Am besten eigenen sich Cashews, aber experimentieren Sie gerne. Gemeinsam mit Kurkuma, Ingwer oder Hanfsamen entstehen gehaltvolle, leckere Getränke. Und auch die gute alte Banane lässt sich hervorragend kombinieren. Eines meiner allerliebsten Desserts ist eine Cashewcreme mit Banane und etwas Kokosmilch.

Dann noch ein Tipp zum Thema Brot: Dass Weißbrot ungesund ist, wissen Sie schon, und zwar deshalb, weil es überhaupt keine wertvollen Nährstoffe enthält, dafür aber den Blutzucker unverhältnismäßig in die Höhe treibt. Vollkornbrot ist da die viel bessere Alternative, doch auch hier gibt es Unterschiede. Generell ist Brot, das ohne Hefe gebacken wurde, also zum Beispiel Sauerteigbrot, viel bekömmlicher. Die Hefe bewirkt ein schnelles Aufgehen des Teiges, was wiederum dazu führt, dass das Brot auch sehr viel schneller verdaut wird. Das hört sich vielleicht zunächst positiv an, ist es aber nicht, und zwar wieder im Zusammenhang mit dem Blutzucker. Besonders gehaltvoll ist Brot aus gekeimtem Getreide, und zwar aus dem gleichen Grund, warum auch die Keime selbst eine so unglaublich wertvolle Bereicherung des Speiseplans darstellen. Suchen Sie im Internet nach »Lebenskeimbrot« oder fragen Sie in Ihrem Bioladen nach »Essener Brot«. Sie werden merken, dass nach einer gewissen Umgewöhnungsphase wertvolles Brot nicht nur viel besser schmeckt, sondern Sie auch viel weniger davon benötigen.

KONKRETE BEISPIELE FÜR EINEN GESUNDEN ERNÄHRUNGSPLAN

Doch nun noch einmal ganz praktisch: Wie kann ein kompletter Tag mit gesunder Ernährung aussehen? Hier zwei Beispiele.

- 8 Uhr: Smoothie aus Wasser, Chinakohl, Kohlrabi, Karotte, einer halben Birne und einem halben Apfel
- 10 Uhr: Gekeimter Buchweizen mit einer zerdrückten Banane und etwas Kokosmilch
- 13 Uhr: Gemüsepfanne, zum Beispiel mit Zucchini, Champignons, Paprika und Lauch mit Wildreis, dazu Feldsalat mit Sprossen und Kürbiskernen
- 18 Uhr: Suppe aus heißem Wasser, frischem Brokkoli, Cashewmilch, Salz und Pfeffer aus dem Hochleistungsmixer

Oder:

- 8 Uhr: Smoothie aus Spinat, Banane und Kokosmilch
- 10 Uhr: Müsli aus etwas heißem Wasser, Vollkornflockenmischung, geriebenem Apfel, Leinsamen, Kokosöl
- 13 Uhr: Vollkornspaghetti mit einer Sauce aus Olivenöl, Zwiebeln, frisch pürierten Tomaten und reichlich frischem Rosmarin, dazu Salat mit Kräutern der Saison
- 18 Uhr: Essener Brot mit frischem Humus, püriert aus gekochten Kichererbsen, Olivenöl, Gewürzen und etwas Mandelmus, dazu verschiedene frische Sprossen, Paprika, Gurke und Tomate

Doch auch hier muss noch einmal ganz klar gesagt werden, dass auch kleine Schritte wertvoll sind. Sie müssen nicht von heute auf morgen alles verändern und sollten das auch gar nicht von sich verlangen. Ich verrate Ihnen ein Geheimnis, das Ihnen gefallen wird: Man hat festgestellt, dass diejenigen Menschen die vielfältigste und stabilste Darmflora aufweisen, die sich nicht zu 100 Prozent gesund ernähren, sondern sich dazwischen auch immer wieder einmal kleinere Ausreißer erlauben. Genauso halte ich es auch selbst. Ich bin in das Thema über viele Jahre hineingewachsen und ernähre mich zu Hause mittlerweile wirklich super gesund, doch wenn ich eingeladen bin, lange ich auch mal zu, und ich gehe gerne einmal mit meinem Mann eine ganz normale Pizza essen – wobei ich allerdings der Ehrlichkeit halber sagen muss, dass das »Zulangen« wirklich anders aussieht als früher. Mit zwei, drei Löffeln Tiramisu habe ich zum Beispiel dicke genug, doch die kann ich dafür auch richtig genießen. Als ich damit begonnen habe, den Zucker und weiße Mehle konsequent wegzulassen, gab ich mir selbst das Versprechen, mir nach der kritischen Umgewöhnungszeit, in der die Gelüste nach Süßem sehr stark sind, einmal im Monat ein schönes Essen im Restaurant inklusive eines leckeren Desserts zu gönnen. Anfangs habe ich das auch so gehalten, doch mittlerweile wird das immer seltener und endet oft so, dass mein Mann ein zweites Dessert isst, weil ich meines zwar bestelle, es mir dann aber gar nicht schmeckt. Mir ist es absolut wichtig, gut auf mich zu achten, das heißt aber noch lange nicht, dass ich mir Genuss verbiete. Ich genieße meine Art der Ernährung, und zwar immer mehr, und ich genieße meine Vitalität, meine Lebensfreude und meinen bewussten

Umgang mit den Lebensmitteln, die ich mir zuführe. Und wenn mir danach ist, weiß ich, dass mein Körper auch einmal gut mit etwas Ungesundem zurechtkommt.

KUNTERBUNTE ERNÄHRUNGSTIPPS

Im Folgenden habe ich für Sie noch ein paar ganz kunterbunte Tipps zusammengestellt, die Ihnen vor allem bei der Umstellung helfen und zeigen sollen, dass man auch viele herkömmliche Gerichte gesünder gestalten kann.

- Pizza schmeckt auch aus Vollkornteig und mit gesundem Gemüse belegt. Ich bestreiche den Teig auch gerne mit selbstgemachten Pestos, zum Beispiel aus Kapuzinerkresse, Tomate, Nüssen und Chili. Man muss den Käse ja nicht gleich ganz weglassen, für den Anfang ist es schon gut, ihn zu reduzieren.
- Pfannkuchen kann man genauso mit Vollkornmehl und Wasser anstatt Milch herstellen. Probieren Sie es doch einmal anstatt der Marmelade in der Mitte mit einer gegrillten Banane.
- Auch für Kartoffelpüree benötigen Sie keine Milch, mit Wasser schmeckt es ganz genauso lecker.
- Experimentieren Sie beim Backen doch einmal mit Apfelmus als Süßungsmittel. Es macht den Teig fluffig und ist viel gesünder als Zucker.
- Wenn Sie außerhalb der Darmsanierungsphase den Zucker nicht ganz weglassen wollen, reduzieren Sie ihn zumindest, man gewöhnt sich schnell um und stellt erstaunt fest, dass die halbe Menge Zucker bei den meisten Rezepten mehr als ausreichend ist.
- Spaghetti mit Tomatensauce müssen nicht ungesund sein, wenn man zu Vollkornnudeln greift und ein paar frische Tomaten püriert, anstatt eine Dose zu öffnen. Frische Kräuter, hochwertiges Olivenöl, Chili oder Knoblauch werten zusätzlich auf.
- Gewöhnen Sie sich an, zu jedem Essen eine ordentliche Schüssel Salat zu essen, und verwenden Sie dazu nicht nur grünen Salat aus dem Supermarkt, sondern auch selbstgezogene oder wildwachsende Kräuter.

- Heißhunger auf Süßes kann in vielen Fällen durch ein hochwertiges Fett getilgt werden. Einen kleinen Löffel Kokosöl kann man pur essen oder auch mit etwas geriebenem Obst vermischen.
- Pommes frites schmecken nicht halb so lecker wie frische Biokartoffeln, die in dünnen Scheiben mit etwas Butter auf dem Backblech knusprig gebraten werden.
- Als Knabberei eignen sich hervorragend frische Nüsse oder auch knackige Gemüsestreifen mit einem leckeren Dip. Ich selbst greife hier besonders gerne zu Humus.
- Viele Gemüsegerichte können Sie ganz einfach wesentlich nährstoffreicher gestalten, wenn Sie die Garzeit reduzieren.
- Kennen Sie Powidl? Das ist über Stunden gekochtes Pflaumenmus ohne Zuckerzusatz, das sogar über mehrere Wochen haltbar ist. Ein leckerer Ersatz für Marmelade.
- Knödel oder Spätzle können auch aus Vollkornmehl beziehungsweise -gebäck hergestellt werden, und die Beigabe von frischen Kräutern wie Kapuzinerkresse oder Bärlauch erhöht eklatant den Nährstoffgehalt.
- Drehen Sie doch öfter das Verhältnis Beilage – Hauptgericht um. Muss es wirklich ein Riesenschnitzel mit etwas Gemüse sein, oder könnten Sie eine große Portion Gemüse mit einem kleinen Stück Fleisch genauso genießen? Oder wie wäre es anstatt eines Käsebrots mit einer Gurkenscheibe mit einem Gurkenbrot und einem kleinen Stück Käse dazu?
- Reduzieren Sie schrittweise die Zugabe von Säurebildnern wie Essig, die meist noch nicht einmal den Genussfaktor erhöhen. Nach kurzer anfänglicher Irritation schmeckt ein Salat am allerbesten, wenn Sie ihn nur mit Gewürzen und wertvollem Pflanzenöl verfeinern.
- Verzichten Sie auf unnötige Zuckerbomben wie zum Beispiel Ketchup oder Mayonnaise. Beides kann man sich leicht selbst herstellen, und zwar ganz ohne Süßungsmittel. In vielen Lebensmitteln, wie zum Beispiel auch in den Tomaten für Pizza und Nudeln aus Konservendosen, ist Zucker nur für die verlängerte Haltbarkeit beigefügt, und man spart sich aufs Jahr gesehen große Mengen davon, wenn man zu frischen Zutaten greift.

Weiter vorne habe ich bereits einmal kurz erwähnt, dass Sie mit Rohkost etwas vorsichtig sein sollten, solange Sie noch nicht daran gewöhnt sind. Das gilt vor allem ab dem Nachmittag. Vormittags und als Beilage zum Mittagessen vertragen in der Regel auch untrainierte Därme rohes Obst und Gemüse sehr gut. Um den ganzen Tag Rohkost zu genießen, bedarf es einer entsprechenden Darmflora.

Nun stellt sich noch die Frage, was die Menschen tun können, die im Moment gar nicht die Möglichkeit haben, sich wirklich gesund zu ernähren, weil sie so starke Nahrungsmittelunverträglichkeiten haben, dass an eine ausgewogene Kost gar nicht zu denken ist. Leider betrifft dieses Problem einen immer größer werdenden Personenkreis. Absolute Darmschonkost sind ganz klein mit Schale geriebene Äpfel, natürlich in Bioqualität, sowie matschig gekochte Karotten. Auch gekochte Kartoffeln und Bananen werden in der Regel bei Leaky Gut am besten vertragen.

Wer nur ganz wenig essen kann, muss natürlich erst einmal mit dem Vorlieb nehmen, was ihm derzeit bekommt. Eine Erweiterung des Speiseplans ist dann am aussichtsreichsten, wenn der Darm zuerst gründlich saniert wurde. Die angegriffene Schleimhaut wird von alten Verkrustungen befreit, und gemeinsam mit einer Korrektur des Mikrobioms wird ein Abheilen möglich. Anschließend sind die Aussichten gut, dass man in kleinen Portionen einzelne Lebensmittel wieder zuführen kann und diese auch gut verträgt. Nach und nach sollte man alles wieder essen können. Wer unter Unverträglichkeiten leidet, für den gilt also ganz klar: Bis nach der Reinigung strikt alles meiden, worauf der Organismus derzeit noch mit Abwehr reagiert.

Für alle anderen gibt es nun keine Ausreden mehr, die Ernährungsgewohnheiten nicht zumindest ein Stück weit zu optimieren.

UNERWÜNSCHTE MITBEWOHNER: DARMPARASITEN

In Bezug auf Darmparasiten kursieren sehr unterschiedliche Meinungen. Während die einen Horrorszenarien von Monstern zeichnen, nahezu jegliche Krankheitssymptomatik mit einem Befall in Verbindung bringen und gleich die – meist kostspielige – passende Rosskur zu deren Austreibung anbieten, tun vorzugsweise die Vertreter der Schulmedizin lieber so, als gäbe es kein Parasitenproblem. Würmer fangen sich höchstens Kinder im Kindergartenalter und Tropenreisende ein, und mit dem entsprechenden Medikament ist dann auch schon bald wieder alles in Ordnung.

Aus meiner Sicht verhält es sich ganz ähnlich wie bei den Bakterien. Parasiten gab es schon immer, und zwar bei jeder Tierart. Jedes Zebra, jedes Nashorn und jeder Tiger ist voll davon. Mein Onkel, ein Tierarzt vom ganz alten Schlag, machte sich, als ich noch ein Kind war, gerne einen Spaß daraus, mir einen Schauer über den Rücken zu jagen, wenn er mir sagte, dass ich hauptsächlich einen riesigen Berg von Würmern zwischen meinen Beinen hätte, wenn ich auf einem Pferd reite. Jedes Haustier entwurmt man regelmäßig, weil es sich permanent neu infiziert, und wir selbst sind mal wieder besonders überheblich: erstens, indem wir glauben, wir wären die einzige wurmfreie Spezies, und zweitens, indem wir uns herausnehmen, alle Parasiten zu töten, die uns begegnen. Bei den Bakterien bemerken wir zwar langsam, dass wir mit dieser Herangehensweise weit über das Ziel hinausgeschossen sind, doch offensichtlich reicht diese Erfahrung für einen Lernprozess nicht aus.

Es gibt etliche Experten, die begründet davon ausgehen, dass die eklatante Zunahme chronischer Erkrankungen während der letzten Jahrzehnte auf unsere Einstellung gegenüber Bakterien und Parasiten zurückzuführen ist. Böse Parasiten gibt es genauso wenig wie böse Keime. Wenn in einem Organismus eine unverhältnismäßige Vermehrung stattgefunden hat, dann nur deshalb, weil das Milieu entgleist ist und es erforderlich gemacht hat, dass sich andere als die artüblichen Bewohner niederlassen konnten. Falsche Ernährung, Stress und andere Störfaktoren rufen Lebewesen auf den Plan, die anrücken, um die Folgen für den Wirtskörper und das Gesamtgefüge möglichst klein zu halten. Die Hefen vergären den Zucker ja nur, weil die großen Mengen davon irgendwie beseitigt werden müssen, und darüber hinaus machen sie Schwermetalle unschädlich. Bakterien, die nicht Teil unserer natürlichen Darmflora sind, übernehmen die Aufgabe, Nahrungspartikel aufzuschließen, die wir gar nicht essen sollten, teilweise können sie sogar Giftstoffe zerlegen und für deren Ausscheidung sorgen. Von den meisten Parasiten weiß man, dass sie, genau wie die Pilze, enorme Fähigkeiten haben, Schwermetalle zu binden. Dass sie dafür auch Teile unserer Nahrung für sich beanspruchen, hält bei vielen Menschen das Überangebot zumindest ein bisschen im Zaum. Aber ja, natürlich haben Regulationsmechanismen, die von der Natur eingeleitet werden, weil die Lage entgleist ist, auch Nachteile. Genauso wie ein Tumor irgendwann wirklich äußerst gefährlich für den Körper werden kann, war seine Entstehung für den Organismus dennoch mit einem Zweck verbunden, und ein Weiterwachsen wird auch nur dann stattfinden, wenn dieser Zweck weiterhin erfüllt werden muss.

Kein Arzt der Welt, der ein Wurmmittel verordnet, würde verrotteten Speiseabfällen in seiner Küche mit einem Schimmelspray zu Leibe rücken, und niemand von uns würde sich von einem findigen Verkäufer im Falle einer solchen Problematik solch ein Spray andrehen lassen. Was sollte das denn für einen Sinn haben? Wenn der Misthaufen so groß wird, dass der ganze Hof voller Fliegen ist, bringt der Bauer den Mist aufs Feld und holt nicht das Fliegenmittel, weil das an Wahnsinn grenzen würde.

Ähnlich kurzsichtig ist es, bei einem entgleisten Mikrobiom Antibiotika zu verabreichen und bei Wurmbefall Antiparasitika zu schlucken. Selbstverständlich gilt das auch für unsere Haustiere, auch wenn Ihr Tierarzt das anders sehen wird oder es zumindest vorgibt. Ich kenne nämlich durchaus Vertreter dieser Zunft, die ja auch meine eigene ist, die ihre eigenen Tiere nicht entwurmen, nur ihre Patienten.

WURMBEFALL IST HÄUFIGER, ALS ER DIAGNOSTIZIERT WIRD

Ja, es gibt eine Menge Parasiten, die den Menschen regelmäßig befallen, und zwar sehr viel mehr, als man im Studium kennenlernt. Da wäre zum Beispiel der Seilwurm, über den man sich beeindruckende Videos im Netz anschauen kann. Um ganz offen zu sein, bin ich ihm und einigen seiner Brüder auch schon persönlich begegnet, nämlich in meiner eigenen Kloschüssel. Das längste Exemplar war um die 70 Zentimeter lang und ist mir nachhaltig im Gedächtnis geblieben. Die Würmer kamen im Zuge einer Darmreinigung heraus, bei der ich auch ein wenig mit MMS experimentiert hatte, einer Substanz, auf die ich im folgenden Kapitel noch näher eingehen werde. Viele Mitglieder meiner Austauschgruppen in den sozialen Medien berichten von ähnlichen Erlebnissen, sogar nach ganz gewöhnlichen Wassereinläufen, und erstaunlicherweise ergibt die Einsendung in ein Labor immer die Diagnose: »Darmschleim«. Die Riesenwürmer gibt es offiziell also gar nicht. Wer jemals einem solchen Wurm Auge in Auge gegenübersteht, wird jedoch recht deutlich erkennen, dass er es hier mit einem Lebewesen zu tun hat. Tatsächlich ist es ja auch sehr unwahrscheinlich, dass sich über 70 Zentimeter absolut gleichförmig Darmschleim ablöst und dann auch noch auf der ganzen Strecke so schön gleichmäßig einrollt, so dass ein wurmförmiges Gebilde entsteht. Möglich, dass die Labors aus irgendeinem Grund absichtlich die falsche Diagnose verkünden oder dass die gängigen Methoden das genetische Material dieser Spezies nicht erkennen. Andreas Kalcker, der Biophysiker, der in seinen Werken von der Heilung von Kindern mit Autismus durch MMS-Einläufe berichtet, behauptet, die Seilwürmer hätten die DNA einer Insektenart, und er geht davon aus, dass der Großteil der Bevölkerung damit infiziert ist. Doch wie es sich auch immer verhält, bei Parasitenbefall ist keine Panik angebracht, vor allem dann nicht, wenn keine Beschwerden vorhanden sind.

Gibt es jedoch chronische Symptome, lohnt es sich aus meiner Sicht ebenso wenig zu eruieren, ob man vielleicht irgendeinen Wurm dafür verantwortlich machen könnte, denn es steht ohnehin fest, dass dann das Mikrobiom entgleist ist und korrigiert werden sollte. Ist der Darm wieder saniert, wird zwischen den ihn bewohnenden Lebewesen wieder ein harmonisches Gleichgewicht herrschen und der Gesamtorganismus wird sich erholen können. Eine chemische Entwurmung kann dagegen manchmal auch nach hinten losgehen. Ähnlich wie bei der Antibiotikabehandlung kann man nicht genau vorhersehen, wie es ausgeht. Manche vertragen es ganz gut und für andere beginnen die Probleme danach erst so richtig. Eine chemische Keule in einem ohnehin schon entgleisten Milieu erleichtert die Erholung der Lage nicht gerade. Je mehr Parasiten vorhanden sind, desto mehr liegen sie anschließend als Leichen im Darm herum und verfaulen dort. Bei ihrer Zersetzung können auch die Schwermetalle, die sie zuvor aufgenommen hatten, in großen Mengen freigesetzt werden und diverse Symptome verursachen.

Darüber hinaus wird bei unseren Haustieren deutlich, dass eine Entwurmung umso öfter notwendig ist, je häufiger sie durchgeführt wird. Und selbstverständlich können sich auch Resistenzen ausbilden.

NATÜRLICHE ANTIPARASITIKA

Im Zuge unserer Darmsanierung wählen wir eine andere Herangehensweise. Denn es gibt viele natürliche Substanzen, die den Parasiten ihr Leben in unserem Verdauungskanal verdammt unbequem machen. Dazu gehören alle stark aromatischen Lebensmittel, die ich im vorigen Kapitel schon erwähnt habe – also Kräuter, Knoblauch und Co., eben alles, was generell dabei hilft, das Milieu und die Flora im Darm stabil zu halten. Ganz besondere Wirksamkeit gegen Parasiten haben beispielsweise Gewürznelken. Im Internet finden sich etliche Videos, in denen Parasitenkuren mit einer Mischung aus gemahlenen Nelken zusammen mit Leinsamen empfohlen werden. Ich selbst habe das nie ausprobiert, kaue oder lutsche aber zwischendurch gerne einzelne Nelken.

Für eine Kur gibt es aus meiner Sicht noch effektivere Mittel. Papayakerne verfügen über das Enzym Papain, das dazu in der Lage ist, den Eiweißfilm aufzubrechen, mit dem sich Würmer, aber auch diverse Pilze und Bakterien unangreifbar gegen jegliche Einflüsse machen. Man spricht hier von Biofilmen, die oft für Schleimhautfetzen gehalten werden, wenn sie als undefinierbare, glitschige Gebilde im Zuge von Darmsanierungen in der Kloschüssel landen. Bisweilen können sie auch blutig sein, was völlig unproblematisch ist. Die Papayakerne sind also gegen alle Arten von unerwünschten Darmbewohnern wirksam, unterstützen dabei auch noch die Funktion der Leber und stimulieren das Immunsystem. Nur wenn Sie ein Mann sind und gerade einen Kinderwunsch haben, sollten Sie von einer Einnahme absehen, denn Papayakerne gelten auch als natürliches Verhütungsmittel, das vor allem in Naturvölkern gerne eingesetzt wird. Die tägliche Einnahme führt nach spätestens drei Monaten zur vorübergehenden Unfruchtbarkeit des Mannes, wohingegen zuverlässig einige Wochen nach dem Absetzen wieder eine Zeugung möglich ist.

Auch Oreganoöl ist ein echter Geheimtipp. Ohne die Keime der gesunden Darmflora anzugreifen und den pH-Wert im Darm zu verändern, vertreibt es zuverlässig Pilze, Parasiten und sogar resistente Keime. Es soll das stärkste natürliche Antibiotikum überhaupt sein, und das ganz ohne Risiken und Nebenwirkungen. Lediglich bei der Einnahme muss man vorsichtig sein, denn es ist sehr scharf. Entweder man besorgt sich eine Kapselabfüllmaschine und Leerkapseln oder aber man nimmt es gemeinsam mit Kokosöl ein. Beginnen Sie bitte immer mit nur einem Tropfen am Tag, den Sie einem gut gefüllten Teelöffel mit flüssigem Kokosöl zufügen. Wenn Sie das gut vertragen, können Sie die Dosis auf zweimal und schließlich auf dreimal täglich steigern. Erhöhen Sie diese Dosis dann jedoch nicht weiter und nehmen Sie auch nicht zwei Tropfen auf einmal.

Auch das Kokosöl hat übrigens antiparasitäre Wirkung, ich würde es allerdings bei einer gründlichen Sanierung durch Oreganoöl oder Papayakerne ergänzen. Nehmen Sie es, genauso wie Kokosflocken, jedoch unbedingt regelmäßig zur Vorbeugung ein. Es ist ja auch in vielerlei anderer Hinsicht gesundheitsfördernd und schmeckt dabei noch lecker. Bitte achten Sie bei allem, was Sie zu sich nehmen, auf das Bio-Siegel.

Auch wenn die natürlichen Mittel niemals so viele Würmer auf einmal töten werden wie die chemischen Mittel und deshalb ja auch über einen gewissen Zeitraum eingenommen werden müssen, würde ich grundsätzlich jede Kur mit Darmspülungen begleiten. Die Gefahr, dass die toten Tierchen irgendwo liegen bleiben, besteht dann gar nicht. Weil aber in der Regel nur einmal am Tag gespült wird und es während der Reinigung zu jeder Zeit zum Absterben von Würmern und Pilzen kommt, rate ich auch zur Einnahme von Substanzen, die die eventuell freigesetzten Schwermetalle binden und deren Ausscheidung unterstützen können. Am besten eignen sich hier Mikroalgen, die dem Körper sogar noch zusätzlich wertvolle Nährstoffe zuführen. Abgesehen davon gehört eine Schwermetallausleitung ohnehin zu einer gründlichen Sanierung dazu. Solange sich Schadstoffe jeder Art im Darm tummeln, braucht es auch Lebewesen, die diese binden oder zersetzen können. In der Regel sind das solche, die ebenso wenig in unseren Körper gehören wie die schädlichen Substanzen selbst.

Wie findet man nun heraus, ob man eine Wurmkur durchführen sollte oder nicht? Hier gibt es in der Tat keine zuverlässige Diagnostik. Zwar lassen sich diverse Vermehrungsstadien der Würmer, vor allem Eier, bisweilen mit speziellen Verfahren im Kot nachweisen, jedoch bedeutet ein negativer Befund noch lange nicht, dass kein Befall vorhanden ist, sondern lediglich, dass in der untersuchten Stuhlprobe keine Anzeichen dafür vorliegen. Man kann aus dem Kot ja noch nicht einmal zuverlässige Aussagen über die Darmflora ableiten, weil die Besiedelung im Kotbrei eine ganz andere ist als die direkt auf der Schleimhaut. Nicht einmal die den Darminhalt bevölkernden Keime sind völlig gleichmäßig im Stuhl verteilt und in jeder Probe problemlos nachweisbar. Parasiten besiedeln unseren Darm in wesentlich geringerer Zahl als die Keime, weshalb ihr Nachweis noch einen größeren Glücksfall darstellt. Noch dazu wird der bereits angesprochene und offensichtlich sehr verbreitete Seilwurm grundsätzlich nie nachgewiesen, nicht einmal, wenn man das Tierchen ganz persönlich ins Labor schickt. Doch das ist kein Grund zur Verunsicherung. Im Grunde genommen können Sie mit ziemlicher Sicherheit davon ausgehen, dass in Ihrem Verdauungskanal der eine oder andere Wurm wohnt, und das ist auch völlig in Ordnung, solange die Flora nicht komplett entgleist ist und die Tierchen sich unverhältnismäßig vermehren.

Die einzig zielführende Herangehensweise – auch im Sinne einer friedlichen Haltung dem Leben und all seinen Erscheinungsformen gegenüber – ist es, durch eine gesunde Lebensweise darauf zu achten, dass das Darmmilieu in Ordnung ist. Sie sind in jedem Fall auf der sicheren Seite, wenn Sie den einen oder anderen Vorschlag dieses Buches zur Ernährungsoptimierung aufgreifen und ein- bis zweimal im Jahr eine Darmreinigung durchführen. In unserem Programm widmen wir uns im Mittelteil den Parasiten. Sie werden sehen, dass Sie gar keine professionelle Diagnostik brauchen, weil Sie mit bloßem Auge feststellen können, ob bei Ihnen ein Befall vorliegt. Für den Fall, dass Sie sich sehr leicht ekeln, rate ich Ihnen allerdings, dem Prozess einfach zu vertrauen. Greifen Sie nach dem Gang zur Toilette hinter sich und betätigen Sie die Spülung, ohne einen Blick in die Kloschüssel zu werfen.

WELCHE SUBSTANZEN KÖNNEN DIE DARMREINIGUNG UNTERSTÜTZEN?

Selbstverständlich gibt es etliche wunderbare Substanzen, mit denen Sie die Darmreinigung unterstützen können, so dass der Prozess beschleunigt wird und Sie noch bessere Ergebnisse erzielen. Im Folgenden werde ich Ihnen die wichtigsten davon vorstellen und Sie über Details informieren, die Sie beachten sollten. Einige davon werden Sie auch im nächsten Kapitel wiederfinden, weil Sie fixer Bestandteil unseres gemeinsamen Sanierungsprogramms sind.

Ich werde aber auch auf einige Mittel eingehen, die ich persönlich nicht anwenden würde, über die aber viel gesprochen wird.

FLOHSAMENSCHALEN

Bei Flohsamenschalen handelt es sich um die Schalen des Samens einer Wegerichart, die rein zu Heilzwecken angebaut wird, und zwar bevorzugt in Indien und Pakistan. Der Name rührt wahrscheinlich daher, weil die Samen in ihrem Aussehen ein wenig an die kleinen Lästlinge erinnern. Flohsamenschalen sind DAS Darmmittel schlechthin. Sie können Durchfall gleichermaßen lindern wie Verstopfung und werden sowohl bei akuten Infekten als auch bei chronischen Beschwerden eingesetzt. Sie liefern dem Körper keine Energie, weil sie lediglich unfermentierbare Ballast- und Schleimstoffe enthalten. Letztere legen sich schützend auf die Schleimhaut, während die Ballaststoffe von den gesundheitsfördernden Bakterien in kurzkettige Fettsäuren zerlegt werden und sowohl deren Vermehrung fördern als auch die Versorgung und den dichten Verschluss des Epithels sichern.

Besonders außergewöhnlich ist die Fähigkeit der Flohsamen, Wasser zu binden. Im Verdauungssystem quellen sie bis auf das 50-Fache ihres ursprünglichen Volumens auf, wodurch Sättigungsreize gesetzt werden und

Druck auf die Darmwand ausgeübt wird, was wiederum die Peristaltik anregt. Außerdem wird verhindert, dass sich der Darminhalt durch die Wasserrückresorption im Dickdarm zu stark komprimieren kann. Die positive Wirkung bei Durchfall erklärt sich ebenfalls durch die Wasserbindekräfte. Die großen Flüssigkeitsmengen, die aufgrund von Entzündungsreaktionen aus dem Gewebe in den Darm übertreten können, können gebunden werden, und zudem beruhigen die Schleimstoffe das gereizte Epithel.

An anderer Stelle wurde bereits ganz kurz angesprochen, dass die Einnahme isolierter Ballaststoffe immer von großen Flüssigkeitsmengen begleitet werden sollte. Für die Flohsamenschalen gilt das ganz besonders, weil das enorme Aufquellen ansonsten mit Hilfe von Wasser passiert, das den Zellen entzogen wird. Es versteht sich von selbst, dass das nicht gesund ist. Immer wieder erzählt mir jemand, dass Flohsamenschalen bei ihm überhaupt nicht wirken, er habe sie monatelang seinem Müsli beigefügt und immer noch einen trägen Darm gehabt. In einem solchen Fall muss man sogar von Glück reden, wenn die Verstopfung nicht noch extremere Ausmaße angenommen hat.

Die sachgemäße Einnahme sieht dagegen immer so aus, dass man die Samen in einem großen Glas Wasser etwa fünf Minuten vorquellen lässt, dann mitsamt dem Wasser trinkt und noch ein weiteres großes Glas Wasser unmittelbar hinterhertrinkt. Zusammen mit einen Teelöffel Flohsamenschalen sollten Sie einen guten halben Liter Wasser trinken. Doch Vorsicht: Wenn Sie sie zu lange vorquellen lassen, bekommen Sie die Mischung nicht mehr hinunter, weil sie zu dickflüssig wird. Außerdem sollten Sie stets etwa zwei Stunden Abstand zur vorherigen oder nächsten Mahlzeit einhalten, damit sich die erwünschte Wirkung voll entfalten kann. Es empfiehlt sich daher, unmittelbar nach dem Aufstehen einen Teelöffel mit Wasser zu sich zu nehmen und dann erst zwei Stunden später zu frühstücken. Wenn Sie sich an die morgendliche Einnahme gewöhnt haben, können Sie am Abend unmittelbar vor dem Schlafengehen noch einen zweiten Teelöffel mit Wasser schlucken. Steigern Sie sich bitte wie bei allem anderen, was ihr Darm bisher noch nicht kennt, ganz langsam und starten Sie immer mit maximal einem Teelöffel; wenn Sie gewohnheitsmäßig empfindlich reagieren, beginnen Sie mit einem halben. Nehmen Sie die Flohsamen immer nur mit Wasser und ohne Kombination mit anderen

Substanzen ein. Sie lassen sich lediglich gut mit einer der beiden Substanzen kombinieren, die ich im nächsten Punkt beschreibe.

ZEOLITH UND BENTONIT

Zeolith ist ein fein gemahlenes Vulkangestein und ein wahrer Entgiftungsmeister. Das zur Einnahme bestimmte Zeolith wird unter der Bezeichnung »Klinoptilolith« vertrieben. Beim Kauf gibt es diverse Qualitätsparameter: So sollte zum Beispiel der Klinoptilolithgehalt bei mindestens 75 Prozent und die Körnungsgröße im Mikrometerbereich liegen, keinesfalls im Nanometerbereich.

Wie ein Schwamm zieht das Wundermittel unterschiedlichste Giftstoffe an und bindet sie, so dass sie problemlos mit dem Stuhl ausgeschieden werden können. Dazu zählen die Toxine von Pilzen und Bakterien genauso wie Schmermetalle, Arzneimittelrückstände und diverse Säuren. Im Grunde genommen kann man sagen, Zeolith leitet alles aus, was nicht in den Körper gehört. Im Gegenzug gibt es auch noch wertvolle Mineralien und Spurenelemente ab. Da es nicht wasserlöslich ist, wird absolut nichts davon in den Organismus aufgenommen.

Ganz ähnlich funktioniert das Bentonit, das sich jedoch in seiner Struktur vom Zeolith unterscheidet. Während das Vulkangestein aus Kristallgittern aufgebaut ist, ist das Tonmineral Bentonit geschichtet. Kommt es mit Wasser in Berührung, bildet es einen Schleimfilm, was beim Klinoptilolith nicht der Fall ist. Im Zuge einer Darmsanierung können beide Pulver gleichermaßen eingenommen werden, und zwar kombiniert mit Flohsamenschalen, die dann in jedem Fall für die epithelschützende Schleimschicht sorgen. Auch zur bloßen Entgiftung kann man je nach Gefühl frei zwischen den beiden wählen. Liegt jedoch eine Darmerkrankung vor und ist aus irgendeinem Grund die Einnahme von Flohsamen nicht erwünscht, ist dem Bentonit der Vorzug zu geben. In diesem Buch schlage ich im Sanierungsprogramm das Bentonit vor, sollten Sie jedoch Zeolith zu Hause haben, verwenden Sie ruhig das, und zwar genauso wie auch für das Bentonit angegeben.

Beide Mittel sollten immer unabhängig von einer Mahlzeit und unbedingt auch mit mindestens zweistündigem Abstand zu diversen Medikamenten eingenommen werden, da sonst die Wirkstoffe ausgeleitet werden könnten. Genau wie bei den Flohsamenschalen empfiehlt sich besonders der frühe Morgen für die Einnahme und dann wieder der Abend vor dem Zubettgehen. Für die Reinigung wird in der ersten Woche morgens ein Teelöffel Zeolith oder Bentonit mit einem Teelöffel Flohsamen und ausreichend Wasser vermischt, dann kurz gewartet und die Mischung getrunken, bevor noch einmal reichlich Wasser nachgetrunken wird. Sofern das gut vertragen wird, erfolgt ab der zweiten Woche die Einnahme morgens und abends. Ganz wichtig ist, dass die beiden Heilerdepulver niemals mit Metall in Berührung kommen sollten, weil sich sonst die Bindekräfte verändern. Sowohl die Entnahme als auch das Verrühren müssen also immer mit einem Plastiklöffel erfolgen.

Bleibt nur noch zu sagen, dass die entgiftende Wirkung auch für andere Anwendungen als nur für die Einnahme genutzt werden kann. Sowohl aus dem Zeolith als auch aus dem Bentonit kann man sich auch Gesichtsmasken oder Umschläge bei Gelenksbeschwerden machen.

BITTERSTOFFE

Bitterstoffe sind extrem gesund und waren stets ein wichtiger Bestandteil in der Ernährung unserer Vorfahren. Weil ihr Geschmack nicht beliebt ist, wurden sie in den letzten Jahrzehnten wie so viele andere wertvolle Substanzen aus vielen Gemüsesorten herausgezüchtet, so dass sie nahezu gänzlich aus unseren Mahlzeiten verschwunden sind. Das ist einer der zahlreichen Gründe, warum unser Verdauungssystem in einem ziemlich schlechten Zustand ist, denn die Bitterstoffe unterstützen es in vielerlei Hinsicht. Ein altes Sprichwort besagt: »Bitter im Mund, im Magen gesund«, doch es profitiert bei Weitem nicht nur der Magen.

Die Bitterstoffe fördern die Produktion sämtlicher Verdauungssäfte, vom Speichel über die Magensäure bis zur Gallenflüssigkeit und den Sekreten der Bauchspeicheldrüse. Dadurch werden der Aufschluss, die Aufnahme und der Weitertransport der Nahrungsbestandteile gefördert. Zu Fäulnisbildung und Blähungen, weil unverdaute Partikel von Bakterien aufgeschlossen werden müssen, kommt es dann erst gar nicht und auch nicht dazu, dass sich die Keime, die dafür benötigt werden, unverhältnismäßig vermehren müssen. Die Gefahr von Gallensteinen wird eklatant vermindert – ein großer Vorteil, wenn man bedenkt, dass nahezu jeder

Mitteleuropäer auch dann von dieser Problematik betroffen ist, wenn der Arzt das noch nicht im Ultraschall erkennen kann. Lange bevor sich die Steine in der Gallenblase sammeln, verstopfen sie die Gänge zwischen den Leberzellen und verhindern die Anlieferung angemessener Mengen von Gallenflüssigkeit in den Dünndarm.

Zu alledem beseitigt die regelmäßige Aufnahme bitterer Lebensmittel innerhalb kürzester Zeit den Heißhunger auf Süßigkeiten und unterstützt so die Gewichtsabnahme. Außerdem wird Pilzen im Verdauungskanal das Leben extrem schwer gemacht – nicht nur, dass ihnen Bitteres überhaupt nicht schmeckt, sie bekommen nun auch noch weniger Zucker angeliefert. Besonders entlastend wirken die wertvollen Stoffe auch auf die Leber, da sie die Bildung sämtlicher Enzyme fördern, die für den Abbau diverser Schadstoffe benötigt werden. Vor allem Menschen mit Darmproblemen sollten also unbedingt regelmäßig Bitterstoffe zu sich nehmen, und zwar am besten täglich und nicht nur im Zusammenhang mit einer Reinigungskur.

Doch wie kommt es, dass etwas so gesund für uns ist, was uns so gar nicht schmeckt? Zunächst einmal ist zu sagen, dass unser Geschmackssystem schon sehr früh durch viel zu viel Zucker fehlgeprägt wurde. Ein weiterer wichtiger Grund ist der, dass die Bitterstoffe zu den Substanzen gehören, die von den Pflanzen gebildet werden, um sich vor Sonne und Krankheitserregern, aber auch vor Fressfeinden wirkungsvoll zu schützen. So helfen sie auch uns bei der Abwehr schädlicher Einflüsse.

Leider kostet die Aufnahme die meisten Menschen etwas Überwindung. Etwas größerer Beliebtheit erfreuen sich zwar die diversen Kräuterliköre, von deren Konsum ich Ihnen aber abraten würde, gerade wenn Ihr Verdauungssystem schon angegriffen ist. Es gibt auch ganz wenige Präparate ohne Alkohol, von denen ich Ihnen eines auf der Leserseite verlinke. Im Anhang des Buches erfahren Sie, wie Sie auf die Leserseite zu diesem Buch kommen, wo ich Ihnen die gesammelten Links zu den Bezugsquellen empfehlenswerter Produkte auf einen Blick zur Verfügung stelle. Kapseln sind übrigens nicht ganz so wirksam, wie wenn die Mundschleimhaut bereits mit den Stoffen in Berührung kommt und der Effekt sich von Anfang an entfalten kann. Auch im Mund können sich ja bereits Keime oder Pilze angesiedelt haben, die dort nicht hingehören.

Am allerbesten ist es natürlich, wenn Sie ganz direkt zu den Darreichungsformen der Natur greifen. Zu den ganz wenigen Gemüsesorten, die auch heute noch ein wenig bitter schmecken, gehören der Chicorée oder der Radicchio. Sehr viel mehr Bitterstoffe finden sich in Wildkräutern wie Löwenzahn, Beifuß, Wegwarte, Spitzwegerich oder Schafgarbe, aber auch im Rosmarin, im Majoran und im Kurkuma sind sie enthalten. Die Kräuter können Sie dem Salat beifügen, entsaften oder in den Hochleistungsmixer werfen und am besten vor jeder Mahlzeit einen kräftigen Schluck davon trinken.

ALGEN

Verschiedene Algenarten führen dem Organismus nicht nur wertvolle Nährstoffe zu, sie haben zudem auch die Eigenschaft, Schwermetalle zu binden und auszuleiten. Sie haben schon gehört, dass durch das Absterben von Pilzen und Parasiten die Möglichkeit besteht, dass größere Mengen davon freigesetzt werden und zu einer unverhältnismäßigen Belastung des Körpers führen könnten. Die häufigsten Algenarten, die zur Unterstützung diverser Entgiftungsprozesse gerne eingesetzt werden, sind Chlorella, Spirulina und diverse Braunalgen, zum Beispiel Kelp. Chlorella ist übrigens eine Grünalge und Spirulina eine Blaualge. Alle drei sind uralte Organismen, die den Planeten schon seit Urzeiten bevölkern und den Menschen immer schon als Nahrungs- und Heilmittel gedient haben. In unserem Körper erfüllen sie dieselbe Aufgabe, die sie auch in diversen Gewässern übernehmen: Sie machen Schadstoffe unschädlich. Nicht umsonst vermehren sich Algen überall dort, wo die Gewässerqualität nicht mehr stimmt, und die Herangehensweise in privaten Teichen, dann den Wasserpflanzen zu Leibe zu rücken, erinnert Sie mittlerweile schon an irgendetwas, oder?

In unserem Programm habe ich mich für Chlorella entschieden, da sie mir persönlich am sympathischsten ist, die besten Bindekräfte aufweist und am besten vertragen wird.

Sehr vorsichtig muss man in diesen Zeiten beim Kauf der Algen sein. Nachdem die Meere bisweilen stark verschmutzt sind – der Pazifik rund um Japan ist sogar radioaktiv verseucht –, ist von Meeresalgen eher abzuraten. Der Link zu dem von mir auf der Leserseite empfohlenen Produkt führt sie zu einer Firma, die die Algen in Deutschland unter optimalen Bedingungen und ständiger Kontrolle in speziell entwickelten Röhrensystemen züchtet.

An dieser Stelle möchte ich kurz erwähnen, dass ich für meine Empfehlungen keinerlei Provisionierungen der entsprechenden Firmen erhalte und ausschließlich weitergebe, womit ich am eigenen Körper und in der Begleitung unzähliger Klienten in den letzten 15 Jahren die besten Ergebnisse erzielt habe. Wenn Sie über eigene Erfahrungen verfügen und andere Vorlieben entwickelt haben, nehmen Sie stets das, wobei Sie das beste Gefühl haben.

ZUSÄTZLICHE NÄHRSTOFFE

Wenn Sie Ihren Darm sanieren, unterstützen Sie Ihren Körper sehr nachhaltig und auch langfristig. Sie werden sich fühlen wie neugeboren und überrascht feststellen, dass viele »Altlasten« verschwunden sind. Damit meine ich körperliche Reaktionen oder Empfindungen, an die Sie sich schon gewöhnt hatten. Jedoch darf auch nicht verschwiegen werden, dass Sie den Darm kurzfristig auch ein Stück weit belasten. Es bedeutet viel Arbeit für den Organismus, im Gewebe abgelagerte Stoffe wieder zu mobilisieren und auszuscheiden. Bis die Ausscheidung abgeschlossen ist, ist ein Teil der Substanzen im Blut gelöst und das kann auch Nebenwirkungen verursachen. Wahrscheinlich haben Sie schon einmal die Erfahrung gemacht, dass es alleine schon zu Kopfschmerzen oder Schwindel führen kann, wenn man über einige Stunden nichts essen kann oder zu wenig getrunken hat. Auch in diesem Fall werden Schlackenstoffe in Umlauf gebracht, weil der Körper Reserven mobilisieren möchte. Im Fall der Entgiftung wird das ja konkret angestrebt, und es werden Maßnahmen ergriffen, die ein schnelles Ausschleusen ermöglichen. Und dennoch kann es manchmal zu leichten Nebenwirkungen kommen, vor allem dann, wenn die Ernährung in dieser Zeit nicht ganz optimal ist oder wenn die Freisetzung der abgelagerten Stoffe aus dem Gewebe besonders gut funktioniert.

Bei den mobilisierten Substanzen handelt es sich um Säuren, die mit Mineralien neutralisiert wurden, bevor mangels Ausscheidungsmöglichkeiten eine Speicherung erfolgte. Wenn sie bei der Entgiftung wieder herausgelöst werden, werden sie von den Mineralien getrennt und sind wieder als Säuren im Blut unterwegs. Negative Auswirkungen für den Organismus können verhindert werden, wenn ausreichend Mineralstoffe aufgenommen werden, die diese Säuren ein zweites Mal neutralisieren können, und damit es zu keiner weiteren Einlagerung kommt, muss die Ausscheidung forciert werden.

Das sind die beiden häufigsten Fehler, die vor allem bei eigenständigen Abnehmversuchen gemacht werden: Erstens werden zu wenige Nährstoffe zugeführt und zweitens kann das, was mobilisiert wurde, den Körper gar nicht verlassen, weil der Darm verstopft ist und vielleicht sogar zu wenig getrunken wird. Das Ergebnis kann dann höchst unbefriedigend aussehen, nämlich so, dass man tatsächlich nur von Beschwerden geplagt ist und die Schlacken, nachdem sie ein wenig zirkuliert sind, doch wieder gespeichert werden müssen. Mit den Nebenwirkungen ist übrigens nicht zu spaßen, es gibt etliche Fälle, bei denen es zu Herzinfarkten oder Schlaganfällen gekommen ist, weil ohne irgendwelche zusätzlichen Maßnahmen mit dem Fasten oder mit einem unverhältnismäßigen Bewegungsprogramm gestartet wurde.

Mit unserer Sanierung beugen wir hier gründlich vor. Erstens werden zuerst die Ausscheidungswege geöffnet, und die Freisetzung von Schlackenstoffen wird dadurch erst initiiert. So bestimmt der Organismus selbst das Tempo und kann sich nicht übernehmen. Außerdem werden diverse Stoffe wie zum Beispiel das Zeolith zugeführt, die die Schadstoffe binden und ausleiten können. Wenn Sie ganz auf Nummer sicher gehen wollen, sollten Sie auf eine wirklich üppige Nährstoffzufuhr achten. Wenn das in Ihrem Alltag nicht leicht zu bewerkstelligen ist, können Sie sich den Prozess vereinfachen, indem Sie auf ein Präparat zurückgreifen, das große Mengen wertvoller Substanzen enthält. Wesentlich besser als Kapseln, in denen die Stoffe aus dem natürlichen Wirkgefüge herausgelöst wurden, ist meiner Erfahrung nach ein Granulat aus Kräutern und Gemüse, das aus der Gesamtheit der enthaltenen Pflanzenteile hergestellt wurde. Sie finden das Produkt in der Linkliste auf der Leserseite.

Ganz bewusst habe ich die Einnahme jedoch nicht in das konkrete Programm integriert, weil Sie eigentlich mit der Kombination aus allen anderen Maßnahmen sehr gut versorgt sind. Auch die Smoothies, die Algen und die Bitterstoffe enthalten ja sehr viele Mineralien, Vitamine und sekundäre Pflanzenstoffe. Für weitere Nährstoffe sollte Ihr optimierter Speiseplan sorgen. Wenn Sie jedoch das Bedürfnis haben, sich zusätzlich noch etwas Gutes zu tun, wäre das etwas, woran Sie denken könnten.

MMS/CDS

MMS ist die Substanz, mit der Andreas Kalcker den autistischen Kindern helfen konnte. Ihre wunderbare Wirkung überhaupt erst entdeckt hat ein anderer Mann, nämlich Jim Humble. Er befand sich auf einer Expedition im Dschungel von Guyana, als einige seiner Kollegen an Malaria erkrankten. Humble hatte nichts, womit er ihnen hätte helfen können, außer das Desinfektionsmittel zur Trinkwasseraufbereitung, das er mitgenommen hatte. In seiner Hilflosigkeit verabreichte er den Männern jeweils ein paar Tropfen davon und wurde Zeuge, wie sie sich erstaunlich schnell erholten. Es stellte sich heraus, dass er eines der wirksamsten Mittel überhaupt gefunden hatte, das bisher stets nur zur Nutzbarmachung von Wasser in Gegenden mit bedenklichen hygienischen Bedingungen verwendet worden war. Die chemische Bezeichnung des Stoffes ist Chlordioxid, und es darf nicht mit Chlor oder Hypochlorit verwechselt werden. Im Gegensatz zu letzteren beiden hat Chlordioxid nämlich überhaupt keine negativen Auswirkungen auf die menschliche Zelle. Auch für Tiere ist es völlig ungefährlich, man kann es sogar zur Aufbereitung von Aquariumwasser verwenden, ohne dass die sensiblen Fische Schaden nehmen. Wenn man es in geringer Dosis einsetzt, ist es nicht nur hoch wirksam gegen jede Form von Infektionskrankheiten, sondern beschleunigt die Heilung auch bei Entzündungen und Vergiftungen, im Endeffekt also bei allen akuten Geschehen im Körper. Und selbst bei chronischen Beschwerden wirkt es, kurweise eingenommen, entgiftend und lindernd.

Ich persönlich greife sehr gerne zu Chlordioxid, wenn ich mir eine Grippe oder Durchfall eingefangen habe, und verabreiche es auch gerne meinen Tieren. Gute Erfolge hatte ich zum Beispiel bei den akuten Schüben der chronischen Huflederhautentzündung meines Pferdes. Wie bereits weiter oben kurz erwähnt, habe ich es auch einmal über einen Zeitraum von mehreren Wochen zur Entgiftung eingenommen und daraufhin bei einer meiner Darmspülungen die langen Seilwürmer ausgeschieden.

Im Internet wird das Mittel extrem kontrovers diskutiert. Die Pharmaindustrie und somit auch die meisten Ärzte verteufeln es als hochtoxisch, oft wird die Einnahme sogar mit dem Trinken von Chlorbleiche verglichen. Vielleicht hängt das auch damit zusammen, dass das Mittel sehr billig und einfach herzustellen und somit schwer patentierbar ist. Als Therapeut

macht man sich jedenfalls strafbar, wenn man es seinen Klienten empfiehlt. Ich persönlich bin durch den Tierarzt Dirk Schrader darauf aufmerksam geworden, der es früher sehr erfolgreich in seiner Tierklinik eingesetzt hat, bis man ihn mit schweren Strafen bedrohte. Verstehen Sie
mich nicht falsch: Ich möchte Ihnen das Mittel keinesfalls ans Herz legen.
Jeder muss selbst entscheiden, was er einnimmt, und die Entscheidung
wird wohl unter anderem von der Höhe des Leidensdrucks abhängen, dem
man ausgesetzt ist. Mir ist nur wichtig, dass Sie wissen, worum es sich
handelt, wenn Sie davon hören.

Erwirbt man das Mittel unter dem Namen MMS, kauft man noch kein
Chlordioxid, sondern Natriumchlorit. Dieses muss erst durch das Vermischen mit einer Säure, zum Beispiel mit Zitronensäure oder einer vier-
bis fünfprozentigen Salzsäure, aktiviert werden. Man mischt immer im
Verhältnis eins zu eins und beginnt immer mit je einem Tropfen. Also
würde man einen Tropfen MMS zum Beispiel in ein kleines Schnapsglas
geben und einen Tropfen Salzsäure so dazugeben, dass die beiden Tropfen
sich auch treffen. Dass dies gelungen ist, merkt man sofort an der ein-
setzenden Umfärbung der kleinen Flüssigkeitsmenge und am frei-
werdenden Gas, das sehr unangenehm riecht. Man wartet eine Minute
und unterbricht dann die Aktivierungsreaktion, indem man Wasser drauf-
gießt. Je mehr Wasser man nimmt, umso weniger unangenehm schmeckt
die wirksame Mischung. Jedenfalls würde ich mindestens das Schnapsglas
auffüllen. Wenn man die jeweilige Dosis gut verträgt, kann man am nächsten Tag auf je zwei Tropfen erhöhen, mehr als fünf Tropfen wären jedoch
absolut unnötig. Steigern Sie also auch dann nicht weiter, wenn Sie gut mit
den fünf Tropfen klarkommen.

Wesentlich einfacher und angenehmer ist die bereits aktivierte Form,
die unter dem Namen CDS oder auch CDL ganz problemlos im Internet er-
hältlich ist. Die Aktivierung fällt weg, der Geschmack ist neutraler, einzig
die Haltbarkeit ist bei dieser Variante geringer. Ein Milliliter CDS entspricht einem Tropfen aktiviertem MMS.

Beide Mittel können nicht nur geschluckt, sondern auch äußerlich an-
gewandt werden, zum Beispiel zur Wundpflege, oder aber dem Wasser für
die Darmspülungen beigemengt werden. Die Wirkung gegen krank-
machende Erreger im Darm kann sich dann sehr direkt entfalten. Verwenden Sie für den Einlauf keinesfalls eine höhere Dosis, als Sie auch ein-

nehmen würden, und steigern Sie sich ebenso langsam. Auch wenn der Großteil der Flüssigkeit nach kurzer Zeit wieder ausgeschieden wird, kann es dennoch zur Resorption über die Darmschleimhaut kommen. In hoher Dosis ist das zwar nicht giftig, aber es entgiftet unverhältnismäßig stark, so dass es zu den typischen Nebenwirkungen einer Entschlackung kommen kann.

Wenn Sie sich dazu entschließen sollten, das Mittel in die Sanierungskur einzubeziehen, zum Beispiel weil Sie es bereits kennen und gute Erfahrungen damit gemacht haben, würde ich eine Beigabe zu den Darmspülungen während der zweiten Woche bei der kurzen Variante und in Woche drei und vier beim ausführlichen Programm empfehlen. Selbstverständlich ist die Kur aber auch ohne MMS oder CDS vollständig und wirksam.

EFFEKTIVE MIKROORGANISMEN

Unter Effektiven Mikroorganismen (internationale Abkürzung: EM) versteht man eine Mischung von gesundheitsfördernden Keimen, die sich in einer Nährlösung natürlich vermehren durften. Bevor sie eingenommen werden, sollten sie zunächst einmal die Gelegenheit bekommen, sich in Ihrem Wohnumfeld zu etablieren. Man kann die wertvollen Lebewesen zum Beispiel zum Putzen verwenden, mit ihnen die Blumen gießen, sie überall dort auftragen, wo Schimmel oder Fäulnis herrschen, und auch unangenehme Gerüche damit beseitigen. Auch äußerlich auf die Haut aufgetragen oder dem Badewasser beigefügt unterstützen sie Heilungsprozesse und helfen bei der Ansiedelung einer gesunden Keimflora. Wenn man sich durch den Einsatz im Umfeld ein wenig kennengelernt und ein gutes Gefühl damit hat, kann man damit beginnen, einzelne Tropfen davon dem Trinkwasser zuzufügen, und die Dosis dann sukzessive ganz nach Gefühl steigern. EM sind aus meiner Sicht die bei Weitem wirksamste und natürlichste Art, das Mikrobiom zu korrigieren, zudem sind sie auch noch günstig. Deshalb können Sie ruhig auch schon mit der Anwendung beginnen, während Sie noch die Darmspülungen durchführen. Auf die genauen Unterschiede zu herkömmlichen probiotischen Präparaten gehe ich noch ausführlicher ein, wenn es um den Wiederaufbau der Darmflora geht.

ANORGANISCHER SCHWEFEL

Der Naturheilkundler und Physiker Dr. Karl Probst empfiehlt eine Darmsanierungskur mit anorganischem Schwefel. Das äußerst preiswerte gelbe Pulver hat die Fähigkeit, als Elektronengeber zu fungieren, und kann dadurch sämtliche freie Radikale unschädlich machen. Was bedeutet das genau? Sicher haben Sie schon einmal das Schlagwort »oxidativer Stress« gehört. Im Stoffwechsel entstehen nämlich ganz automatisch ständig sogenannte »freie Radikale«, und zwar bei der Energiegewinnung in der Zelle durch die Mitochondrien. Es handelt sich um Verbindungen, denen ein Elektron fehlt, wodurch sie sehr reaktionsfreudig sind und dazu tendieren, anderen Molekülen das Elektron einfach zu entreißen. Das kann auf die Dauer negative Auswirkungen haben, zum Beispiel weil die Zellwände sehr sensibel auf Angriffe von freien Radikalen reagieren und ihre Funktionen dann nicht mehr in vollem Ausmaß erfüllen können. Oxidativer Stress entsteht dann, wenn die Elektronenräuber nicht unschädlich gemacht werden können, weil es an Radikalfängern und an Elektronenquellen mangelt. Als Radikalfänger fungieren verschiedene sekundäre Pflanzenstoffe und Vitamine. Die Elektronen selbst kann der Organismus über möglichst direkten Kontakt zu Erde und Natur bekommen. Wenn Sie zum Beispiel barfuß laufen oder sich in die Wiese legen, werden Sie richtiggehend mit Elektronen aufgeladen, auch ein Waldspaziergang ist eine gute Quelle oder das Verzehren von frischer Rohkost.

Wie eigentlich jedes andere Problem in unserem Körper entsteht also auch der oxidative Stress, der nichts anderes ist als ein Mangel an negativ geladenen Teilchen, durch eine unnatürliche und ungesunde Lebensweise. Hier kann der Schwefel helfen, weil er ein so guter Elektronengeber ist wie kaum eine andere Substanz. Ein Elektronendonator wird in der Chemie auch als Reduktionsmittel bezeichnet. Die Moleküle, die ein Elektron von ihm bekommen, werden dabei reduziert und das Reduktionsmittel selbst, also in diesem Fall der Schwefel, wird dabei oxidiert.

Eine Darmsanierungskur nach Dr. Probst sieht so aus, dass vor jeder Mahlzeit ein Teelöffel Schwefel geschluckt wird, der dann im Verdauungskanal alles unschädlich macht, was das Milieu stört. Dazu gehören auch einzellige Lebewesen wie unerwünschte Bakterien oder Pilze. Der Teelöffel, der dreimal am Tag genommen wird, ist die Zielration, das heißt, man beginnt mit jeweils einer Messerspitze und überprüft, wie gut man es aushalten kann. Bisweilen kommt es nämlich zu unangenehmen Blähungen, manchmal sogar zu krampfartigen Schmerzen des Verdauungstraktes und zu Übelkeit. Die Nebenwirkungen sind umso heftiger, je stärker das Milieu im Darm und das Mikrobiom entgleist sind. Ein weiterer Effekt betrifft jedoch nicht nur die Person, die entgiften will, selbst, sondern auch ihr komplettes Umfeld. Es kommt zu unangenehmen Ausdünstungen, die bisweilen nahezu unaushaltbar sein können. Nicht nur der ausgeschiedene Stuhl und die abgehenden Darmwinde stinken bestialisch, es kann so weit gehen, dass man aus jeder Körperöffnung und sogar aus jeder Pore nach faulen Eiern riecht. Dazu kommt noch, dass die Einnahme so lange fortgesetzt werden soll, bis der unangenehme Geruch verschwunden ist, und man kann leider sehr schwer abschätzen, wie lange das beim Einzelnen sein wird. Bei manchen ist es schon nach wenigen Tagen soweit, es kann aber auch wochen- oder sogar monatelang dauern. Ich komme ja viel in Kontakt mit Menschen, die schon sehr viel probiert haben, um gesund zu werden, und ich höre immer wieder, dass die Schwefelkur abgebrochen werden musste, weil sie sich mit dem Alltag nicht vereinbaren ließ. Auch ich habe vor einiger Zeit einen Versuch unternommen, mich dann aber auch wieder für meine bewährte Form der Darmreinigung entschieden, weil diese einfach gesellschaftsfähiger ist.

Dennoch bin ich fest von der Wirksamkeit der Schwefelkur nach Probst überzeugt. Schwefel ist ein uraltes Heilmittel, mit dem auch schon Paracelsus im 16. Jahrhundert wunderbare Erfolge erzielen konnte und deshalb von Berufskollegen und Apothekern immer wieder angefeindet wurde. Gerade weil das gelbe Pulver durch die Bücher von Dr. Probst in der letzten Zeit wieder in aller Munde ist, hört man sogar häufig die Behauptung, Schwefel sei hochgiftig, gefährlich ist er aber maximal für die Pharmaindustrie und nicht für Sie. Sofern Sie es sich erlauben können, sich eine gewisse Zeit von anderen Menschen fernzuhalten, ist die Schwefelkur absolut empfehlenswert. Auch eine Kombination mit der von mir empfohlenen Methode ist selbstverständlich möglich. Wenn Sie das ausprobieren wollen, rate ich Ihnen, zunächst einmal das Programm, das im nächsten Kapitel detailliert beschrieben ist, zwei Wochen lang entsprechend der Woche eins und zwei der »Sanierung für Gründliche« durchzuführen und anschließend noch durch den Schwefel zu ergänzen. Sie haben dann mit Sicherheit schon einiges an Gestank verursachendem Material ausgeleitet und riechen nicht mehr so schlimm. Auch die weiteren Darmspülungen reduzieren natürlich die negativen Auswirkungen der Schwefelkur und verstärken die positiven.

GLAUBERSALZ UND ANDERE ABFÜHRENDE MITTEL

Ein Abführmittel ist oft das Erste, woran man denkt, wenn der Darm träge geworden ist. Ein altbewährtes Mittel ist das Glaubersalz. Die Wirkung wird über Osmose erzielt, worunter man eine chemische Anziehungskraft versteht. Das Glaubersalz bindet das Wasser im Darm an sich und verhindert, dass es rückresorbiert werden kann. Dadurch kommt es zu einer relativ raschen durchfallartigen Entleerung.

Wie so oft, wenn sich eine erwünschte Wirkung ganz schnell und unkompliziert einstellt, ist irgendwo ein Haken, und tatsächlich drehen sich eigentlich alle sehr schnell erzielten Wirkungen längerfristig um. So wie bei der Kopfschmerztablette, die sofort Erleichterung bringt und gleichzeitig dafür sorgt, dass die Schmerzen immer öfter kommen, verhält es sich auch bei vielen anderen Mitteln und eben leider auch beim Glaubersalz. Die meisten Körper sind ohnehin dehydriert, weswegen die Verstopfung unter anderem ja erst entstanden ist. Da ist es sehr kurzfristig gedacht, dem Körper noch mehr Wasser zu entziehen. Dazu kommt noch, dass das Salz stark reizend auf die Schleimhaut wirkt, die womöglich ohnehin entzündet ist. Man streut sich quasi selbst Salz in die Wunden der Schleimhaut, und das ist alles andere als förderlich für eine nachhaltige Heilung. Bei wirklich starken Verstopfungen kann es bei der Anwendung auch zu sehr heftigen, krampfartigen Schmerzen kommen, was logisch ist, wenn sich ein Teil des Darminhalts sehr schnell entleeren will, ein anderer Teil aber quasi noch zugestöpselt ist. Ein positiver Reiz auf die Darmflora oder den pH-Wert im Darm wird überhaupt nicht gesetzt.

Ganz anders verhält es sich mit den Darmspülungen, die auf sanfte Art Verstopfungen beseitigen. Die Schleimhaut wird nicht gereizt, das Milieu wird ausgeglichen und das Wasser, mit dem gespült wird, wird nicht dem Körper entzogen. Ganz im Gegenteil, wenn er in Not ist, kann er sogar noch etwas von der zugeführten Flüssigkeit behalten. Meine Klienten

wundern sich oft, wenn bei Weitem nicht das ganze Wasser wieder zurück-
kommt, das sie eingefüllt haben. Dann haben sie schlicht und einfach über
den Darm getrunken und eine Einladung dazu erhalten, das künftig auch
häufiger über den Mund zu tun.

Bei den Einläufen gibt es übrigens auch keinen Gewöhnungseffekt, da
dem Darm ja keine Arbeit abgenommen wird. Er wird nur gereinigt und
kann sich anschließend umso besser wieder von selbst bewegen. Allerdings gilt das nur, wenn tatsächlich auch der ganze Darm gereinigt wurde.
Nach nur wenigen Spülungen ist die volle Beweglichkeit noch nicht wiederhergestellt, und es dauert dann eben ein paar Tage, bis es auch spontan
wieder zum Stuhlgang kommt. Das liegt dann aber nicht am Einlauf, sondern daran, dass das System darauf eingestellt ist, sich erst zu entleeren,
wenn es bis zum Rand angefüllt ist, was nach der Darmspülung ja erst einmal nicht der Fall ist. Herkömmliche Abführmittel wirken dagegen über
eine Stimulation der Darmnerven, und es kommt nach mehrmaliger Anwendung sehr schnell zu einer Abhängigkeit, so dass die Entleerung ohne
das Mittel gar nicht mehr erfolgen kann. Einen ähnlichen Effekt kennen
manche Kaffeetrinker, die morgens nur dann aufs Klo gehen können,
wenn sie ihre Tasse Kaffee genossen haben.

Sowohl die abführenden Medikamente als auch der Kaffee wirken sich
insgesamt negativ auf das Darmmilieu aus, wobei allerdings ein gradueller
Unterschied besteht. Sie sollten also unbedingt die Finger von Abführ-
mitteln lassen und auch vom Glaubersalz. Über den Kaffee kann man dis-
kutieren, wenn der Genussfaktor sehr hoch ist, der ja auch wichtig ist. Sollten Sie jedoch merken, dass Sie in Bezug auf Ihren Stuhlgang von ihm
abhängig sind, ist das ein deutliches Zeichen dafür, dass Sie mit der Idee
einer Darmsanierung auf einem guten Weg sind.

DIE DARMREINIGUNG: DAS KONKRETE SCHRITT-FÜR-SCHRITT-PROGRAMM

Nun ist es endlich soweit! Sie haben genügend Informationen erhalten, um in die praktische Umsetzung der Darmreinigung starten zu können. In diesem Kapitel bekommen Sie die konkrete Anleitung dazu.

Ich habe mich dazu entschlossen, Ihnen zwei Varianten anzubieten: die »Darmsanierung für Eilige« über die Dauer von drei Wochen und die »Darmsanierung für Gründliche«, die über sechs Wochen geht. Anregungen dazu, welche von beiden für Sie die Richtige ist, haben Sie im Test »Wie geht es Ihrem Darm?« (siehe Seite 42) erhalten. Beide Varianten sind durchaus wirkungsvoll. Das heißt, es ist nicht so, dass Sie nicht auch von der dreiwöchigen Kur profitieren, obwohl die längere besser für Sie gewesen wäre. Es ist in jedem Fall besser, Sie machen die kurze, als dass Sie die lange ewig aufschieben, weil Sie sich jetzt nicht dazu entschließen können, sich für sechs Wochen zu verpflichten.

Und dennoch: Eigentlich ist die kürzere Sanierung für Menschen gedacht, die keine größeren gesundheitlichen Probleme haben. Wenn Sie unter chronischen Beschwerden leiden, die vielleicht sogar direkt den Darm betreffen, wie zum Beispiel Nahrungsmittelunverträglichkeiten oder manifeste Entzündungen, braucht eine Regenerierung einfach ihre Zeit. Dies hier ist eine seriöse Anleitung zur Selbsthilfe und kein »Kein-Problem-egal-was-Sie-haben-in-10-Tagen-sind-Sie-wieder-ganz-gesund-Programm«. Auch drei Wochen sind lang, wenn Sie nachher nicht mit dem Ergebnis zufrieden sind. Sie können aber sicher sein, dass Sie nach diesem Zeitraum bereits eine solche Routine entwickelt haben, dass es Ihnen nicht schwerfallen wird weiterzumachen. Natürlich bedarf es eines gewissen Engagements, der Aufbau ist jedoch bewusst so gewählt, dass auch Berufstätige die Sanierung problemlos durchführen können. Außerdem gibt es einen Extra-Abschnitt »Tipps für persönliche Anpassungen«, in dem ich, nachdem ich Ihnen einen Gesamtüberblick über den Ablauf gegeben habe, genau erkläre, welche Teile Sie abändern können und mit welchen Abänderungen wichtige Effekte verloren gehen könnten. Sämtliche Maßnahmen, die mit einfließen, sind auch für sich alleine wirksam. Selbst wenn Sie sich also nur ein paar wenige Kleinigkeiten für eine Anwendung herauspicken, werden Sie Erfolge verzeichnen können. Mit Hilfe der Gesamtkomposition sind Sie dagegen fast wieder wie neu – nach drei Wochen, wenn Sie mit guten Ausgangsvoraussetzungen starten, nach sechs Wochen, wenn die aufgelaufenen Schäden schon etwas umfangreicher sind. Wenn Ihre Ernährungsgewohnheiten derzeit sehr ungesund sind, Sie zum Beispiel täglich große Mengen an Zucker und anderen schnell verdaulichen Kohlenhydraten, viel tierisches Eiweiß, Fertiggerichte und womöglich sogar Genussgifte zu sich nehmen und gleichzeitig größere Mengen an Gemüse oder sogar Rohkost noch völlig neu für Ihren Darm sind, rate ich Ihnen, nicht direkt in die Sanierungskur zu starten, sondern sich zunächst ein wenig vorzubereiten. Damit verhindern Sie, dass Ihre Bemühungen durch demotivierende Nebenwirkungen erschwert werden. Bereiten Sie sich lieber über den Zeitraum von vier Wochen mit einer sanften Umstellung Ihrer Gewohnheiten ein wenig vor. Reduzieren Sie schrittweise die Genussgifte genauso wie den Zucker und finden Sie ein Vollkornbrot für sich, das Ihnen schmeckt. Gewöhnen Sie Ihren Körper langsam an Rohkost, indem Sie Ihre Mahlzeiten mit einem Salat begleiten, greifen Sie öfter mal zu frischem Obst oder Nüssen anstatt zu Süßigkeiten und Knabbergebäck. Lassen Sie Fastfood und Fertiggerichte weg und steigern Sie Ihre Trinkwassermenge.

Sie merken schon, dass ich dazu neige, die diversen Zeiträume eher großzügig zu bemessen. Ich hätte auch sagen können, dass Sie sich über zehn Tage vorbereiten sollen, und auch die Kuren hätte man auf zwei und vier Wochen verkürzen können. Ich sehe das Ganze jedoch als einen ganzheitlichen Prozess, in dem es unter anderem darum geht, destruktive Gewohnheiten durch konstruktive zu ersetzen. Die in unseren Zeiten übliche Haltung »Ich will alles, und zwar sofort« hat uns ja gerade in die Schwierigkeiten gebracht, in denen wir stecken, und es wäre ziemlich unsinnig, sie in ein Projekt zu integrieren, das der Heilung dient. Im Zuge dieser Reinigung dürfen ruhig auch geistige Muster überdacht werden, die sich im Laufe der Jahrzehnte automatisiert haben. Denn dass etwas kurzfristig so läuft, wie ich es mir vorgestellt habe, heißt noch lange nicht, dass das auch längerfristig der beste Weg ist.

Und noch ein weiteres Muster gilt es zu durchbrechen: Jeder von uns hat seinem Körper in der gesamten Lebensspanne schon ziemlich viel zugemutet, und es ist eine wunderschöne Idee, ihm zum Ausgleich einmal etwas Gutes tun zu wollen. Ehrlich gesagt erwägen das die meisten ohnehin nur dann, wenn ein ordentlicher Leidensdruck sie dazu zwingt. Wäre es da nicht eine schöne Sache, eine liebevolle, geduldige Herangehensweise zu wählen, anstatt eine lieblose Ruckzuck-Aktion zu starten, um nachher ganz schnell wieder zu den alten Mustern zurückzukehren?

Meine Einladung an Sie ist die: Lassen Sie sich auf den Prozess ein und geben Sie ihm Zeit. Führen Sie die Maßnahmen durch, ohne ständig die Reaktionen Ihres Körpers peinlich genau zu beobachten. Wenn es zwischendurch einmal zwickt und zwackt, freuen Sie sich, dass Ihr Organismus arbeitet und auf Ihre Bemühungen anspricht. Sie wollen ja schließlich etwas erreichen, oder? Dann wundern Sie sich bitte auch nicht, wenn Sie von den Prozessen, die da ablaufen, auch etwas mitbekommen. Wenn etwas einmal nicht klappt, probieren Sie es einfach nochmal. Wenn Sie glauben, dass Sie eines der Mittel nicht vertragen, reduzieren Sie die Dosis und steigern Sie es ganz langsam. Hören Sie NICHT sofort wieder damit auf, wenn Ihnen irgendetwas unangenehm erscheint, sondern erinnern Sie sich daran, dass nachhaltige Heilungen oft mit Erstverschlimmerungen beginnen. Machen Sie sich bewusst, dass wir den Kontakt zu unserem Körper zum Teil verloren haben und das, was er tut, oft völlig fehlinterpretieren. Erst heute habe ich zum Beispiel ein Schreiben von einer Dame bekommen, in dem Sie mir mitteilt, dass Sie die Einläufe jetzt wieder bleiben lässt, weil von dem ganzen Wasser fast nichts mehr herauskommt. Sie wissen schon, was mit der Dame los ist: Ihr Körper ist einfach dehydriert und braucht die Einläufe dringend.

Doch auch wenn ich mich wirklich bemüht habe, Sie umfassend zu informieren, kann es trotzdem sein, dass Sie etwas völlig falsch deuten und an einer Stelle aufhören, an der Sie vielleicht ganz kurz vor einem wichtigen Durchbruch gestanden wären. Vertrauen Sie dem Programm, es enthält keinerlei Elemente, mit denen Sie sich irgendeinen Schaden zufügen könnten. Und dennoch weiß ich, dass im Zuge der Durchführung auch Zweifel und Ängste aufkommen können, gerade wenn der Betroffene ohnehin ein wenig dazu neigt. Ich habe deswegen dem Thema »Darm und Seele« und speziell den Ängsten noch ein eigenes Kapitel gewidmet. Eine Regel in Bezug auf sämtliche mögliche Erstverschlimmerungen lautet:

Alles, was im Zuge eines Prozesses auftaucht, wird durch den Prozess gelindert, vielleicht sogar vollständig geheilt.

Das gilt auch für seelische Themen. Wenn Sie die Darmsanierung also mit Ihren Ängsten konfrontiert, werden Sie mit hoher Wahrscheinlichkeit danach sehr viel weniger mit Ängsten zu tun haben, sofern Sie an dieser Stelle nicht sofort umdrehen.

Was ich Ihnen einfach sagen will, ist: Ziehen Sie Ihr Programm durch – nicht nur auch, sondern sogar erst recht, wenn es an manchen Stellen ein wenig unangenehm ist. Denn eines ist klar: Je mehr Ihr Organismus reagiert, desto dringender braucht er diese Art der Hilfe. Jemand, der ohnehin keine Probleme hat, wird von der Sanierung nicht viel merken. Doch verstehen Sie mich jetzt nicht falsch. Zwar möchte ich Sie optimal auf alle möglichen Eventualitäten vorbereiten und mein Bestes geben, dass Sie auch wirklich bei der Stange bleiben, Sie brauchen sich jedoch keinesfalls auf eine unangenehme Zeit einstellen, ganz im Gegenteil. Sie werden es genießen, sich auf so wirkungsvolle Weise selbst helfen zu können und zu spüren, wie sich Ihr Organismus Schritt für Schritt erholt. Ich habe mit dieser Methode in den letzten 15 Jahren so viele Menschen begleitet, dass ich das mit gutem Gewissen sagen kann. Die einhellige Meinung im Nachhinein war immer die: Hätte ich doch früher gewusst, wie einfach das ist. Und am meisten haben oft sogar die profitiert, die mit starken inneren Widerständen zu kämpfen hatten.

DIE AUSRÜSTUNG

Um loslegen zu können, benötigen Sie einige Utensilien. Auf der Leserseite zu diesem Buch, die Sie auf meiner Webseite (https://alexandrastross. com/leserseite-natuerliche-darmsanierung/) finden, sind sämtliche Links zu Bezugsquellen im Internet aufgelistet.

Natürlich können Sie sich auch anderswo vergleichbare Produkte besorgen, mit denen Sie ein gutes Gefühl haben.

Für die Durchführung der Darmsanierungsprogramme in diesem Buch benötigen Sie:

- Zeolith oder Bentonit
- Flohsamenschalen
- Chlorellapulver
- Bitterstoffe
- Papayakerne, getrocknet
- Irrigatorgerät
- Effektive Mikroorganismen
- Käsepappeltee beziehungsweise Tee der wilden Malve

Das Irrigatorgerät brauchen Sie für die Durchführungen der Darmspülungen. Klistiere reichen nicht, da man damit nur den Mastdarm, also den allerletzten Darmabschnitt vor dem After, reinigen kann. Für unsere Zwecke reicht das nicht, es soll der komplette Dickdarm gespült werden. Ich gehe gleich noch ganz genau auf die praktische Durchführung ein. Es gibt Irrigatorgeräte, die als Behältnis für die Flüssigkeit einen Becher dabeihaben, der mindestens einen Liter fassen sollte. Es gibt aber auch diverse Reisesets. Ein Utensil, das Sie unbedingt brauchen, ist ein 30 bis 40 Zentimeter langes sogenanntes Darmrohr, das – ganz anders als der Name vermuten lässt – ein durchsichtiger weicher Silikonschlauch ist, den Sie sehr bequem so weit einführen können, dass das Wasser direkt in den Dickdarm fließen kann. So können Sie es länger halten und der Einlauf wird effektiver. Da die diversen im Internet erhältlichen Darmrohre leider nicht auf jedes Irrigatorgerät passen, empfiehlt es sich, sich gleich ein solches auszusuchen, bei dem das Darmrohr dabei ist. Am leichtesten wird man hier im Internet fündig werden, die in der Apotheke erhältlichen Geräte bekommt man nur ohne das Darmrohr und oft auch noch mit dem wohlmeinenden Hinweis, dass Einläufe sehr gefährlich seien, was sie für die Apotheke ja tatsächlich sind.

Effektive Mikroorganismen gibt es unter den Bezeichnungen EM, EM1 und EMa zu kaufen, wobei EM und EM1 etwa das Fünffache von EMa kosten. Das liegt daran, dass mit den ersten beiden die Stammlösung bezeichnet wird, während die EMa durch Zufuhr weiterer Nährmedien oder Wärme bereits künstlich weitervermehrt wurden, um den Ertrag zu steigern. Der Unterschied muss nicht groß sein, es wäre aber möglich, dass sich bei schlechten hygienischen Bedingungen bei der Vermehrung Keime zu der natürlich gewachsenen Gesellschaft hinzugesellen konnten, die man dort eigentlich gar nicht haben will. Welche Variante Sie in Ihrem Wohnumfeld verwenden, spielt keine große Rolle. Jedoch sollten Sie für die Einnahme bei Mensch und Tier schon bereit sein, in die Stammlösung zu investieren. Auch diese kostet keine Unsummen, einen Liter bekommen Sie für etwa 30 Euro, und damit kommen Sie wirklich lange aus. Die Einnahme erfolgt ja tröpfchenweise.

Und noch ein Tipp: Kaufen Sie die Mikroorganismen am besten in einer Plastikflasche. Da die Bakterien, die wir für ein gesundes Mikrobiom brauchen, alle anaerob, also ohne Sauerstoff, am besten gedeihen, tut es ihnen nicht gut, wenn Sie etwas aus der Flasche entnehmen und ein Luftraum über dem Flüssigkeitsspiegel stehen bleibt. Bei einer Plastikflasche haben Sie die Möglichkeit, sie nach jeder Entnahme so weit zusammenzudrücken, bis die Nährflüssigkeit mit den Keimen wieder bis unmittelbar unter den Verschluss reicht. So ist das Ganze wesentlich länger haltbar.

Bitte erschrecken Sie nicht, wenn bisweilen das Wort »Bodenhilfsstoff« auf den Flaschen zu lesen ist oder wenn Sie entdecken, dass es EM-Präparate auch im Blumenladen zu kaufen gibt. Schon oft habe ich nach einer ausgesprochenen Empfehlung eine E-Mail bekommen, in der in etwa zu lesen stand: »Auf dem einzigen Produkt, das ich bekommen hätte, stand ›Bodenhilfsstoff‹ drauf. Ich habe mich nicht getraut, es zu kaufen, ich kann doch kein Düngemittel schlucken.« EM sind kein Düngemittel, so wie wir uns das vorstellen, sondern lediglich ein Mittel, das in jeder Umgebung die Lebensbedingungen optimiert. Und natürlich ist der Erdboden genau der Ort, an dem all die in der Lösung enthaltenen Keime eigentlich von Natur aus vorhanden sein sollten und von wo aus natürlicherweise die mikrobielle Versorgung aller Lebewesen erfolgt.

Die praktische Anwendung ist denkbar unkompliziert, weil es sich nämlich um ein unglaublich gesundes Produkt handelt, das man eigentlich gar nicht oft genug einsetzen kann. Darüber hinaus sollte dabei die Intuition eine große Rolle spielen. Das ist natürlich zunächst einmal ungewohnt, weil wir es ja – gerade, wenn es um unsere Gesundheit geht – so kennen, dass uns der Arzt genaue Anleitungen für die Einnahme diverser Mittel zur Verfügung stellt. Doch bedenken Sie bitte, dass die Keime ja Lebewesen sind und sich je nach Umgebung komplett unterschiedlich verhalten. Eine Gesellschaft von Bakterien ist immer selbst organisierend.

Bringt man eine lebendige Mischung in ein Milieu, weiß man nie, welche Spezies sich tatsächlich niederlassen und vermehren. Tatsächlich kann auch noch viel mehr passieren. Zum Beispiel können Vermehrungsreize für andere erteilt oder unterdrückt werden und es können sogar Arten auftauchen, die weder in der Mischung noch im Milieu vor dem Einbringen der Mischung vorhanden waren.

Es wird Ihnen also niemand sagen können: »Bei Ihren Beschwerden brauchen Sie genau die und die Dosis über zwei Monate.« Sie können sich nur ausprobieren und Ihre eigenen Rückschlüsse anhand der Reaktionen Ihres Körpers ziehen. Doch wie gesagt: Sorgen Sie sich nicht, Sie können sich nicht schaden. Die Keime sind sehr viel gesundheitsfördernder als jedes Medikament, das Sie jemals geschluckt haben.

Eine gute Standarddosis für Ihre Orientierung ist für das Blumengießen und jede andere Anwendung im Haushalt 20 Milliliter EM-Lösung auf einen Liter Wasser.

Bei der Einnahme beginnen Sie mit einem Tropfen täglich, einem Glas mit Trinkwasser beigefügt, und steigern Sie sich ganz langsam. Vielleicht haben Sie aber auch das Gefühl, dass Ihnen der eine Tropfen reicht und Sie stattdessen lieber öfter einmal ein Bad mit den Mikroorganismen machen. Dann ist das für Sie genau das Richtige. Hören Sie auf Ihr Gefühl.

Der Käsepappeltee heißt nur in Bayern und Österreich so, anderswo im deutschen Sprachraum werden Sie fündig, wenn Sie nach dem Tee der wilden Malve suchen. Wir verwenden ihn für die Spülungen im letzten Drittel der Sanierungsphase, weil er nicht nur ausgleichend auf die Darmflora wirkt, sondern das Abheilen von eventuell vorhandenen Entzündungsreaktionen beschleunigt. Natürlich kann er auch gerne ungezuckert getrunken werden, so profitieren Magen und Dünndarm. Die Dickdarmschleimhaut kommt jedoch nur über die Einläufe in den vollen Genuss seiner genialen Wirkung. Vorsicht bei der Zubereitung: Am besten helfen kann das Kraut, wenn es nicht gekocht oder heiß überbrüht, sondern in kaltem Wasser über mehrere Stunden angesetzt und dann mäßig erwärmt wird. Übrigens eignet sich dieser Sud auch fantastisch zur Spülung von Wunden.

Auch folgende Anschaffungen könnten dauerhaft sehr hilfreich für Sie sein:

- Hochleistungsmixer für Smoothies und Suppen,
- basisches Badesalz,
- Oreganoöl,
- Keimgläser und verschiedene Sprossen zum Sprossenziehen.

Der Kauf eines Hochleistungsmixers zahlt sich wirklich aus, weil es kaum eine andere Art gibt, sich so leicht, so schnell und so schmackhaft mit so vielen Nährstoffen zu versorgen. Mein Mixer hat definitiv mein Leben verändert und ich nutze ihn mehrmals täglich. Vernünftige Geräte bekommen Sie bereits ab 130 Euro.

Ein Voll- oder Fußbad mit basischem Salz kann Ihnen wertvolle Hilfe leisten, wenn Sie zum Beispiel einmal unter den Nebenwirkungen der Entgiftung zu leiden haben. Indem Sie das Salz in Wasser lösen und sich selbst oder auch nur diverse Körperteile dort hineinbegeben, entsteht ein osmotischer Zug. Das ist eine chemische Anziehungskraft, die bewirkt, dass Säuren aus dem Gewebe in das Badewasser abgeleitet werden. Ihr Körper kann dann in der Phase der Reinigung nicht nur verstärkt den Darm zur Ausscheidung nutzen, sondern zudem noch die Haut. Neben den Bädern können Sie mit dem in Wasser aufgelösten Salz auch Wickel machen, zum Beispiel auf der Leber, wozu ich Sie in der dritten Phase der Sanierung einladen werde. Die genaue Anleitung bekommen Sie dann weiter hinten im Rahmen des Programms. Auch basische Mundspülungen sind sehr gesund. Wie auch beim Ölziehen können mit dem Basenwasser im Mund hervorragend Schadstoffe über die Schleimhaut ausgeleitet und anschließend ausgespuckt werden. Die Zähne freuen sich besonders über das basische Milieu und über die Mineralstoffe, die im Salz enthalten sind.

Über die Vorzüge des Sprossenziehens habe ich im Ernährungskapitel schon viel gesagt. Ich kann Ihnen nur raten, es auszuprobieren, denn Sie werden sehr viel mehr dabei für sich herausholen können als nur die vielen Nährstoffe. Es macht einfach etwas mit der menschlichen Seele, wenn wir uns um andere Lebewesen kümmern und ihnen beim Heranwachsen zusehen. Ebenso heilsam ist es, einen persönlichen Bezug zu dem aufzubauen, was man isst. Beides sind Aspekte, die bei der durchschnittlichen Lebensweise viel zu kurz kommen.

DIE DARMSPÜLUNGEN

Die Darmspülungen sind ein ganz zentraler Faktor bei der von mir vorgeschlagenen Sanierung. Bei beiden Programmen sind über die gesamte Zeitspanne tägliche Einläufe vorgesehen. Das heißt, wenn ich von einer Darmspülung spreche, meine ich einen Einlauf, den jeder selbst zu Hause durchführen kann, und nicht die Colon-Hydro-Therapie oder sonstige Anwendungen, die eines Therapeuten bedürfen. Für die meisten Menschen ist es nicht gerade eine verlockende Vorstellung, sich selbst den Darm zu spülen, und dazu hört man dann vielleicht noch allerhand Negatives darüber. Das wohl häufigste Gerücht, das im Umlauf ist, ist wohl das, dass man sich damit die Darmflora ruiniert, gefolgt von dem, dass man dann gar nicht mehr spontan auf die Toilette gehen kann. Beides könnte falscher nicht sein. Selbst Dr. Anne Katharina Zschocke, deren Bücher über das Mikrobiom ich über alles schätze, rät von Spülungen ab. Ich kann mir das nur so erklären, dass sie es weder selbst probiert hat noch je Patienten bei solchen Reinigungen begleitet hat.

Ich durfte in den Jahren meiner Tätigkeit Zeugin so vieler unglaublicher Genesungen werden, dass ich gar nicht anders kann, als diese einfache Maßnahme weiterzuempfehlen. Nicht zuletzt wurde ich selbst durch genau diese Herangehensweise von einer 13-jährigen chronischen Erkrankung an Herz und Darm geheilt. Im Gegenzug dazu hat in 15 Jahren nie jemand Schaden genommen, wenn man von den vorübergehenden, bereits erläuterten Erstverschlimmerungen absieht, die üblicher Bestandteil jedes nachhaltigen Heilungsverlaufs sein können.

Doch zurück zu den Gerüchten: Warum sich der Darm nicht spontan entleeren kann, wenn man nur einige wenige Einläufe gemacht hat, habe ich bereits erklärt. Die volle Beweglichkeit kehrt erst dann zurück, wenn eine komplette Entleerung bis in die Tiefe der Falten erreicht wurde. Das ist bei Menschen, die nicht unter Beschwerden leiden, im Schnitt nach drei Wochen der Fall, eben genau dem Zeitraum, den ich für die kürzere Version meines Sanierungsprogramms anberaumt habe. Solange Teile des Dickdarms mit jahrealtem Schleim verklebt und überdehnt sind, wird der Stuhlgang – wie in den Jahren oder vielleicht sogar Jahrzehnten davor – eben erst ausgelöst, wenn der komplette Dickdarm angefüllt ist. Es mag also sein, dass jemand sich bisher über täglichen Stuhlgang gefreut hat (was, wie wir ja wissen, ohnehin viel zu wenig ist), weil alles komplett angefüllt war, jeden Tag die letzten 10 Zentimeter der Kotschlange rauspurzeln konnten und es der Darm mit Hängen und Würgen trotz der totalen Überdehnung geschafft hat, den Rest der Schlange wieder um die gewonnen zehn Zentimeter weiterzuschieben. Wurden dann jedoch zwei oder drei Einläufe durchgeführt, sind auf einmal 30 Zentimeter Freiraum entstanden. Der Dickdarm ist aber jedoch etwa einen Meter lang, was bedeutet, dass die restlichen 70 Zentimeter weiterhin verstopft sind und weiterhin nur die 10 Zentimeter Weitertransport bewerkstelligen können. Also erlebt der entsetzte und leider völlig uninformierte Darmbesitzer ganze drei Tage, in denen er sich einreden kann, dass er sich mit seinen drei Einläufen nun seinen gesamten wunderbaren Stuhlgang ruiniert hat. Das muss er gleich seinen Bekannten erzählen, damit die nicht auch noch auf blöde Ideen kommen. Am vierten Tag merkt er dann zwar, dass gerade nochmal alles gutgegangen ist und er jetzt doch wieder täglich auf die Toilette gehen kann, von der Idee der Darmreinigung ist er jedoch erst einmal geheilt.

Dazu muss man übrigens auch sagen, dass es der Verstand über alles liebt, nach Argumenten zu suchen, um einer nachhaltigen Veränderung zwar vielleicht unbequemer, aber dennoch ja bekannter Umstände vorzubeugen. Da beeinflusst der Geist dann auch gerne einmal den Körper.

Erst kürzlich habe ich diesbezüglich ein schönes Beispiel bekommen. Eine Leserin meines Buches *Natürliches Entgiften – Freiheit für Körper, Geist und Seele* schrieb mir, sie hätte nun schon zwei Wochen Einläufe gemacht und könnte immer noch nicht spontan zur Toilette gehen. Ich antwortete ihr, dass das vorkommen könne und sie einfach weitermachen solle. Weitere zwei Wochen später meldete sie sich noch einmal. Tatsächlich hatte sie weitergemacht, doch die Situation war unverändert. Nun wollte sie von mir wissen, was den möglicherweise bei ihr nicht in Ordnung sei. Ich antwortete ihr, dass ich mir vorstellen könne, dass sie sich zu viele Sorgen mache. Ich riet ihr loszulassen, ihrem Körper zu vertrauen und ihn einfach machen zu lassen. Am nächsten Morgen erreichte mich eine E-Mail mit folgendem Text. »Es ist unglaublich, ich hatte sogar gestern Nachmittag noch Stuhlgang, obwohl ich erst am Vormittag den letzten Einlauf gemacht hatte. Es war wohl wirklich ein Problem in meinem Kopf.«

Ja, das ist gar nicht so selten, weil man ja jahrelang diesen ganzen Unsinn gehört hat, der überall kursiert.

Doch wie schaut es aus mit der Gefahr, durch die Spülungen die Darmflora zu ruinieren?

Ängste sind auch in diesem Zusammenhang völlig unbegründet. Zunächst einmal gibt es in der Regel gar nicht viel zu ruinieren, weil in den allermeisten Därmen alles andere als eine gesunde Flora zu Hause ist. Stattdessen ist es für die Etablierung einer gesunden Besiedelung von Vorteil, zunächst einmal die Unmengen an Hefen, unerwünschten Keimen und Parasiten auszuspülen und das chemische Milieu auszugleichen. Im Gegensatz zur Colon-Hydro-Therapie wird bei einzelnen Einläufen auch niemals der komplette Darm entleert. Es bleiben immer Keime zurück, die die verbesserten Bedingungen sofort für sich nutzen können. Die Spülungen sind sehr sanft, sie reißen nicht rücksichtslos alles mit sich, ganz im Gegenteil beschweren sich meine Klienten am Anfang manchmal darüber, dass viel zu wenig ausgeschieden wird. Ja, es ist eine Maßnahme, mit der man nicht einfach über die Bedürfnisse des Körpers hinweggehen kann. Was er noch nicht loslassen will, behält er noch, und wir dürfen dabei lernen, ihm die Zeit zu geben. Auch das Gefühl darf immer einbezogen werden. Nachdem Sie sich an die täglichen Spülungen gewöhnt haben, werden Sie sie schätzen und sich darauf freuen. Wenn dazwischen aber Tage kommen sollten, an denen Sie wissen, dass Sie heute eine Pause benötigen, dann gönnen Sie sich die.

Dann hört man noch bisweilen das Argument, es sei unnatürlich, den Darm auf diese Art und Weise zu entleeren, die Natur habe das so nie vorgesehen. Nun, ich halte es in etwa für so unnatürlich wie sich täglich warm zu duschen. Jedenfalls gibt es weltweit sehr viele Naturvölker, die Einläufe im Fall von Krankheiten anwenden. Und es gibt eigentlich in allen ursprünglichen Gesellschaften regelmäßige Rituale für eine innere Reinigung des Körpers, zum Beispiel werden Pflanzensäfte eingenommen, die den Verdauungskanal so richtig durchputzen. Und man muss eines ganz klar sagen: Wenn man sich in der kompletten Lebensweise, insbesondere in der Ernährung, so weit von dem entfernt, was unserer Art entspricht, wie wir das getan haben, kann man nicht mehr erwarten, dass der Organismus das irgendwie von alleine ausgleichen kann. Einläufe zu machen ist im Vergleich zum Schlucken von diversen Medikamenten hier eher ein Schritt zurück zur Natur.

Grundsätzlich werden Sie immer jemandem begegnen, der Ihre Herangehensweise in Frage stellt, sobald Sie sich von dem Pfad entfernt haben, den alle anderen gehen. Auch das ist ein wichtiger Lernprozess im Sinne einer ganzheitlichen Heilung, trotzdem auf das eigene Gefühl zu hören. Es ist schon verblüffend, dass wir gerade in einem so wichtigen Bereich wie unserer Gesundheit völlig verlernt haben, selbst Entscheidungen zu treffen. Man hat uns lange suggeriert, dass wir nicht verstehen können, was in unserem Körper passiert, und dass wir uns lieber sagen lassen sollen, was wir brauchen. Bedenkenlos schlucken wir Mittel, von denen wir nicht im Entferntesten wissen, was sie enthalten und wie sie sich auswirken. Wenn es uns daraufhin nicht gutgeht, sind das eben Nebenwirkungen, das kennt man ja. Doch wenn wir eigenverantwortliche Maßnahmen ergreifen, passiert das mit sehr viel Unsicherheit, und sobald der erste Zweifler auftaucht oder der Körper irgendwo kurz zwickt oder zwackt, lassen wir es lieber wieder bleiben. Es ist an der Zeit, wieder mehr Verantwortung für das eigene Leben zu übernehmen, sich umfassend aus verschiedenen Quellen zu informieren und wirklich wieder klarer zu unterscheiden, was natürlich ist und was nicht.

Schauen wir uns nun die ganz praktische Durchführung an:

Zu Ihrer Orientierung hier eine Übersicht über Ihren Darmtrakt.

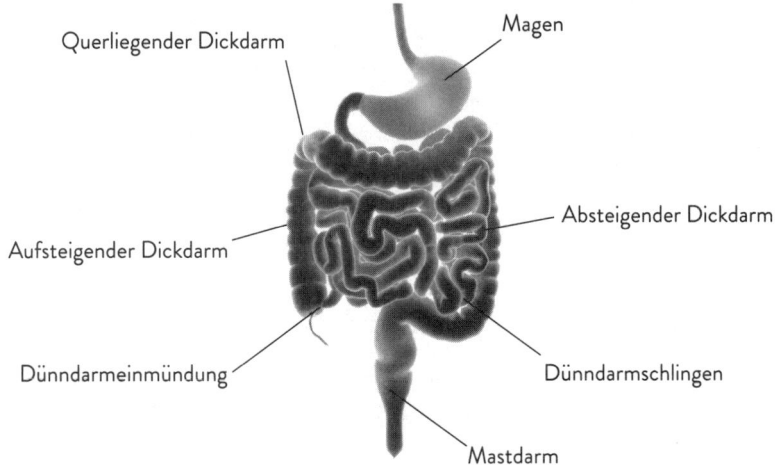

Querliegender Dickdarm

Magen

Absteigender Dickdarm

Aufsteigender Dickdarm

Dünndarmeinmündung

Dünndarmschlingen

Mastdarm

Die Dünndarmschlingen in der Mitte des Bildes werden nicht gespült, gereinigt wird nur der Dickdarm, der vom rechten Unterbauch ganz breit bis unter den Rippenbogen aufsteigt, auf dieser Höhe dann den ganzen Bauchraum quert und sich auf der linken Seite schließlich wieder nach unten wendet. Vor dem Mastdarm, das letzte Stück Darm vor dem Popo, gibt es eine fast rechtwinklige Kurve, die auf dem Bild von Dünndarmschlingen verdeckt wird. Diese Kurve gilt es, mit dem Silikondarmrohr, das bei Ihrem Irrigator dabei sein sollte, zu überwinden, damit sich das eingeleitete Wasser im gesamten Dickdarm verteilen kann.

Zunächst einmal müssen Sie Ihr Zubehör vorbereiten. Sofern Ihr Bewegungsapparat das erlaubt, ist es am praktischsten, die Spülung auf dem Badezimmerboden liegend durchzuführen. Um das ein wenig bequemer zu gestalten, kann man sich auf einen Teppich, eine Yogamatte oder ähnliches legen. Die Unterlage sollte man zusätzlich noch mit einem Handtuch abdecken, auch wenn grundsätzlich nicht damit zu rechnen ist, dass es zu Verschmutzungen kommt. In der Nähe Ihres Liegeplatzes sollte es eine Möglichkeit geben, den Irrigator aufzuhängen, weil Sie ein Gefälle brauchen, damit das Wasser laufen kann. Hierzu eignen sich zum Beispiel Türklinken oder diverse Badarmaturen. Möglicherweise benötigen Sie dazu noch einen Bindfaden, den Sie sicher irgendwo an Ihrem Gerät anbringen können. Bereiten Sie außerdem ein kleines Gefäß mit etwas Olivenöl oder einem anderen naturbelassenen Öl vor und stellen Sie es neben Ihre Unterlage. Setzen Sie dann alle Teile nach Anleitung zusammen und füllen Sie handwarmes Wasser in den dafür vorgesehenen Behälter, natürlich bei geschlossenem Hahn. Lösen Sie nun ganz kurz den Hahn, so dass die Flüssigkeit bis zur Spitze des Darmschlauches nach vorne fließen kann und sich keine Luft mehr im Schlauch befindet. Dann hängen Sie den Irrigator auf und legen Sie sich auf Ihr vorbereitetes Plätzchen, am besten mit angezogenen Beinen auf den Rücken. Einige wenige Menschen bevorzugen auch die Krabbelstellung, also auf beide Knie und die Arme aufgestützt. Mir erscheint diese Haltung wenig geeignet, weil es doch großer Beweglichkeit bedarf, die Hände noch für das Öffnen und Schließen des Hahnes einsetzen zu können. Wie Sie sich auch immer platzieren, es ist jedenfalls von Vorteil, wenn Ihr Oberkörper sich in horizontaler Lage befindet. Aus diesem Grund ist übrigens die Badewanne für eine Durchführung denkbar ungeeignet. Sie ist nicht nur sehr eng, man liegt darin auch automatisch immer erhöht, was das Einlaufenlassen und die Verteilung des Wassers extrem erschwert. Meist muss man dann auch sehr schnell auf die Toilette. Ich bevorzuge ganz klar die Rückenlage. Sie ist bequem, man hat die Arme frei und kann ganz leicht durch etwas Turnen unterstützen, dass die Flüssigkeit bis in den aufsteigenden Dickdarm auf der rechten Bauchseite fließen kann.

Bevor es richtig losgeht, nehmen Sie etwas von dem vorbereiteten Pflanzenöl und reiben Sie damit das vordere Ende des Darmrohres und eventuell auch Ihren After ein wenig ein und führen Sie den Silikonschlauch dann ziemlich vollständig ein. Der Mastdarm ist in etwa so lang wie der Zippverschluss an Ihrer Hose und soll ja als Ganzes durchquert werden. Falls Sie beim Einführen Schwierigkeiten haben, stochern Sie ruhig beherzt ein wenig herum, ziehen Sie vor und zurück oder drehen Sie vielleicht auch ganz kurz das Wasser auf, um den Kot ein wenig aufzuweichen, der offensichtlich den Weg verbaut. Sie können sich keinesfalls verletzen, weil ja sowohl das Silikon als auch Ihre Darmwand weich und beweglich sind. Der Wasserhahn, der das Darmrohr mit dem meist orangenen Schlauch, der zum Gerät hinführt, verbindet, befindet sich nun ganz nah an Ihrem Popo und sollte gut für Sie erreichbar sein.

Drehen Sie jetzt das Wasser einmal auf und lassen Sie die erste Portion hineinlaufen. Überprüfen Sie bitte mit regelmäßigen Blicken zum Gerät, ob das Wasser auch läuft und wie viel schon eingelaufen ist. Nach etwa einem Viertelliter sollten Sie kurz abdrehen, um den Prozess zu verlangsamen. Das Darmrohr können Sie einfach dort belassen, wo es ist, und dann bewegen Sie sich ein wenig. Drehen Sie sich nach rechts, heben Sie das Becken an, fahren Sie in der Luft ein bisschen Rad oder machen Sie eine Kerze, sofern Ihnen das möglich ist. Drehen Sie den Flüssigkeitszulauf vor allem dann ab, wenn Sie einen Dehnungsschmerz verspüren. Nicht nur ganz am Anfang, auch später im Reinigungszyklus kann es immer wieder Tage geben, an denen Sie nur ganz wenig Wasser hineinbekommen. Das macht überhaupt nichts. Lassen Sie Ihren Körper nur machen und versuchen Sie auch nicht, jede seiner Reaktionen zu analysieren. Wenn Sie zur Toilette müssen, ziehen Sie den Darmschlauch heraus und gehen Sie. Wenn Ihnen das Ergebnis Ihrer Bemühungen unbefriedigend erscheint, können Sie problemlos noch einmal von vorne beginnen.

In vielen Fällen ist es jedoch nach etwas Bewegung problemlos möglich, weiteres Wasser zuzuführen, also kann der nächste Viertelliter hinein, bevor man wieder innehält und die Verteilung unterstützt. Wenn der Irrigatorbehälter komplett geleert und der Druck auf Ihren Schließmuskel noch nicht allzu groß ist, bleiben Sie ruhig noch liegen und massieren Sie sich den Bauch. So erreichen Sie eine gute Vermischung der Flüssigkeit mit dem Darminhalt. Wenn man sich hierzu die Hände ein wenig mit dem Öl einreibt, ist es wesentlich angenehmer und man pflegt zudem noch die Haut. Streichen Sie immer im Uhrzeigersinn, also entlang des Dickdarmverlaufes Richtung After.

Wann es Zeit ist, sich zu entleeren, wird Ihnen Ihr Körper das ganz deutlich sagen. Es versteht sich von selbst, dass Sie vorher das Darmrohr herausziehen müssen. Dann setzen Sie sich auf die Toilette und fahren fort, in Richtung Ausgang zu massieren. Lassen Sie sich Zeit, meist folgt nun ein größerer Flüssigkeitsschwall, dann eine Pause und erst nach einigen Minuten Wartezeit noch einmal Wasser mit Darminhalt vermischt.

Grundsätzlich können Sie überhaupt nichts falsch machen. Wenn Sie zu schnell vorgehen, kann es passieren, dass Sie zu einem späteren Zeitpunkt noch einmal zur Toilette gehen müssen, was ja nicht weiter tragisch ist. Abgesehen von den 20 bis 30 Minuten, die Sie für die Spülung inklusive der Vorbereitung benötigen, können Sie ganz normal Ihren Tag planen. Keinesfalls brauchen Sie für den Rest des Tages stets eine Toilette in Ihrer Nähe, Sie sind ja nicht krank. Selbst wenn noch etwas Wasser in Ihrem Darm verblieben ist, wird es nicht einfach unkontrolliert herauskommen, wie das manchmal bei schwerem Durchfall passiert. Um ganz auf Nummer sicher zu gehen und jeglichen Sorgen von vornherein vorzubeugen, ist es aber sicher besser, Sie starten Ihre Reinigung am Wochenende, dann wissen Sie bis zum Montag schon, mit welchen Körperreaktionen Sie zu rechnen haben und welche Tageszeit für Sie die beste zum Spülen ist. Manche Menschen bevorzugen den Morgen, andere den Abend, wieder andere sind vormittags allein zu Hause und haben dann die meiste Ruhe.

Wichtig ist nur, dass Sie sich damit wohlfühlen, für die Wirkung spielt die Tageszeit keine große Rolle. Ich rate Ihnen lediglich, die Einläufe eher vor als nach einem üppigen Essen durchzuführen. Wenn Sie gegessen haben, kann es sehr unangenehm sein, sich noch einen Liter Wasser zusätzlich einzuverleiben, und auch die Turnübungen werden dann wenig Freude machen.

Ansonsten brauchen Sie nichts zu beachten.

Manchmal werde ich gefragt, ob ein bestimmter Abstand zu den Mahlzeiten oder zur Einnahme von Medikamenten eingehalten werden muss. Doch das ist nicht notwendig, weil die Resorption von Nährstoffen und Pharmazeutika im Dünndarm erfolgt, der ja nicht gespült wird. Alles, was Sie zu sich nehmen, braucht etliche Stunden, bis es den Dickdarm erreicht. Das ist auch der Grund, warum Sie völlig sorglos auch über einen längeren Zeitraum sogar mehrere Einläufe täglich machen können, ohne befürchten zu müssen, einen Mangel zu erleiden.

Es gibt schlichtweg überhaupt keine Möglichkeit, wie Sie sich mit den Spülungen schaden können. Die einzigen Problemchen, mit denen meine Leser manchmal zu kämpfen haben und mit denen sie sich dann im Leserforum meiner Website oder in der Facebook-Gruppe melden, haben damit zu tun, dass irgendetwas nicht so läuft, wie sie es sich vorgestellt hatten. Viele machen sich Sorgen, weil sie nur so wenig Wasser einlaufen lassen können, andere beschäftigt es, dass es sofort wieder herauswill, wo ich doch dazu rate, längstmöglich liegen zu bleiben und den Bauch zu massieren. Diese individuellen Unterschiede sind ganz normal, es können sich sogar eklatante Unterschiede bei ein und derselben Person von einem Tag auf den anderen ergeben. Manchmal stellt sich auch heraus, so wie bei der Dame, von der ich Ihnen erzählt habe, dass es im Kopf einen Knoten gibt. Es kommt vor, dass man ein bestimmtes Ergebnis partout nicht erreicht, wenn man es eine Spur zu verbissen erreichen will. Und natürlich kann es sein, dass man nach der Spülung mal ein bisschen Bauchdrücken oder Blähungen hat, weil sich ja alles umorganisiert. Gerade wenn der Darm noch nicht vollständig geleert ist, also noch viel alter Dreck in den Tiefen der Falten steckt, aber auch schon viel freier Platz vorhanden ist, können mehr Gase entstehen, als man es gewohnt ist. Das lässt dann wieder nach, wenn alles entfernt worden ist, was schon mehrere Jahre da drinnen vor sich hinfault. Der beste Rat, den ich Ihnen in allen Fällen geben kann, ist: Vertrauen Sie Ihrem Körper und dem Prozess und machen Sie einfach weiter.

Weiter hinten im Buch gehe ich auch noch speziell auf diverse Hindernisse ein, die im Laufe eines derart gründlichen Reinigungsprozesses manchmal auftreten können, und zwar in der Regel als körperliche Spiegelung einer inneren Angst vor echter Veränderung. Sie wissen ja bereits, dass der Darm ganz eng mit seelischen Prozessen zusammenhängt.

Ganz selten bekomme ich die Anfrage, ob es möglich ist, dass das Wasser einfach wieder aus dem Körper herausrinnt, also ohne dass ein Drang zur Stuhlentleerung vorhanden ist. Das kann wirklich nur dann vorkommen, wenn der Schließmuskel nicht mehr funktionsfähig ist, was die Betroffenen aber dann bereits lange vor der Darmsanierung bemerkt haben. Es stellt sich in solchen Fällen eigentlich immer heraus, dass irgendwelche Teile nicht ordentlich zusammengesteckt wurden und die Flüssigkeit nicht aus dem Hintern herausrinnt, sondern irgendwo aus dem Schlauch austreten kann.

Das hört sich jetzt vielleicht alles kompliziert an, doch es ist absolut einfach. Wenn Sie es einmal ausprobiert haben, werden Sie merken, dass ein Einlauf weder schwer durchzuführen noch in irgendeiner Art unangenehm ist.

DIE ERNÄHRUNG WÄHREND DER SANIERUNGSPHASE

Es liegt mir fern, Ihnen zur Ernährung konkrete Vorschriften zu machen, da es für mich zum Prozess dazugehört, dass Sie im Laufe der Reinigung zunehmend wieder lernen, Ihrem Appetit zu vertrauen. Am Anfang wird das jedoch vielleicht noch nicht so gut klappen, darum habe ich Ihnen im Ernährungskapitel bereits eine Orientierungshilfe gegeben. Natürlich ist es in Ihrem eigenen Sinne vernünftig, sich in dieser Zeit gesund zu ernähren, denn was würde es für einen Sinn machen, oben den Dreck reinzustopfen und ihn unten wieder rauszuholen – wenn man auch sagen muss, dass das immer noch ein Fortschritt im Vergleich dazu wäre, Zweiteres wegzulassen, so wie das eben die meisten Leute das ganze Jahr über machen.

Die Sanierung ist für Sie am schonendsten, wenn Sie schnell verfügbare Kohlenhydrate und tierisches Eiweiß stark reduzieren und möglichst viel frische, nährstoffreiche Kost genießen, also frisches Gemüse, Kräuter und Sprossen, gerne auch etwas Obst und Nüsse.

Es steigert die Wirksamkeit ungemein, wenn Sie sich an die vorgegebenen Rhythmen halten. Zwischen Ihrem Abendessen und Ihrem Frühstück sollten mindestens zwölf Stunden ohne die Aufnahme von fester Nahrung liegen und noch besser wäre es, wenn die erste richtige Mahlzeit erst um zehn Uhr vormittags erfolgen würde. Die Aufnahme von flüssiger Nahrung, auch in Form von Smoothies, ist bereits vorher erlaubt.

Um Nebenwirkungen zu vermeiden und den Effekt nicht zu gefährden, sollten Sie Folgendes vollständig meiden:

- Genussgifte wie Alkohol und Zigaretten; Kaffee kann in Maßen genossen werden, jedoch vorzugsweise schwarz,
- Fertiggerichte und Fastfood,
- Zucker und Zuckerersatzprodukte.

Für manch einen mag sich das jetzt erschreckend anhören, doch ich will ganz ehrlich zu Ihnen sein: Wenn Sie dazu nicht bereit sind, lohnt sich die ganze Mühe nicht. Die erwähnten Dinge belasten Ihren Körper so sehr, dass es nicht möglich sein wird, das Milieu so zu korrigieren, dass sich an Ihrem Wohlbefinden auch maßgeblich etwas ändert. Die Sanierung wäre dann keine positive Erfahrung für Sie, weil Sie sich am Ende viel Mühe gemacht hätten und ziemlich sicher dennoch nicht zufrieden mit dem Ergebnis wären.

Es ist keine Schande, die komplette Reinigung dann noch zu verschieben und sich vorerst vorzubereiten. Wenn es dem Körper insgesamt besser geht, kann man ganz automatisch leichter auf belastende Stoffe verzichten. Die seelische oder körperliche Abhängigkeit von Substanzen, die der Organismus nicht braucht, ist ein Anzeichen dafür, dass der Kontakt zwischen Körper und Seele ein Stück weit verloren gegangen ist. Man spürt sich nicht mehr richtig und kann sich vom eigenen Gefühl nicht mehr leiten lassen.

Wie ich es am Anfang dieses Kapitels für all diejenigen vorgeschlagen habe, die aus sehr ungesunden Lebensgewohnheiten heraus starten, kann in einer mehrwöchigen Vorbereitungsphase eine schrittweise Reduktion der belastenden Lebens- und Genussmittel erfolgen und gleichzeitig ganz langsam die Menge an Trinkwasser und frischen Nahrungsmitteln gesteigert werden. So kann auch die Darmflora schon beginnen, sich anzupassen und wird mit wertvollen Substanzen wie Bitterstoffen und Algen auch etwas anzufangen wissen.

Auch denjenigen, die mit gutem Willen starten, kann es in den ersten Tagen natürlich etwas schwerfallen, den Zucker ersatzlos zu streichen. Doch ich kann Sie insofern trösten, als die komplette Kur Ihnen die Sache erleichtern wird. Sehr viel schwerer ist eine solche Umstellung, wenn der Verzicht auf Süßes den einzigen Schritt darstellt. Sie erinnern sich ja sicher daran, dass es vor allem die Hefen sind, die sich im Darm, vielleicht sogar bereits im ganzen Körper stark vermehren konnten und die danach verlangen. In der Kur beginnen Sie sofort damit, auch mit den anderen Maßnahmen auf das Milieu einzuwirken. So werden die Unmengen an kleinen Pilzen nicht nur ganz langsam ausgehungert, sondern recht gründlich vertrieben.

Auch Ihre Einstellung spielt natürlich eine maßgebliche Rolle. Ich selbst habe in meinem Leben zweimal für längere Zeit auf Zucker verzichtet. Das erste Mal sah ich mich von meinen Symptomen gezwungen und war einfach verzweifelt. Niemals wäre ich auf die Idee gekommen, wenn mir nicht ein Arzt meines Vertrauens gesagt hätte, das wäre meine einzige Chance, meine Herzprobleme wirklich in den Griff zu bekommen. Es fiel mir unglaublich schwer und ich träumte sogar von Vanilleeis. An jedem einzelnen Tag tat ich mir selbst unglaublich leid, nur weil ich nicht naschen und keine Fertigprodukte essen durfte – so sehr, dass ich es gar nicht geschafft habe, mich nach echten Alternativen umzusehen. Natürlich rutschte ich irgendwann komplett zurück in meine alten Gewohnheiten. Beim zweiten Mal, etwa 18 Jahre später, hatte ich keine Beschwerden mehr, aber ich wusste so viel über Ernährung, dass ich für mich zu dem Ergebnis kam, diesen ganzen Wahnsinn nicht mehr mitmachen zu wollen. Es passte auch nicht mehr wirklich zu mir, dass ich – gerade in Phasen von beruflichem Stress – an meinem Schreibtisch so manch wertlosen Mist in mich hineinstopfte und es mit der vielen Arbeit entschuldigte. Doch ich hatte das Gefühl, es zu brauchen, ständig fühlte ich mich unbefriedigt. Irgendwann reichte es mir und ich beschloss, erst einmal damit aufzuhören. Ich startete mit dem Gedanken: »Ich probier' es einfach und schau, wie lange ich es durchhalte.« Also ganz ohne Stress, und ich entschied mich dazu, auch gleich die weißen Mehle komplett wegzulassen. Es war Frühling, überall sprießten die Kräuter und ich kaufte mir meinen Mixer. Von da an bereitete ich mir täglich frische Smoothies zu, hatte enormen Spaß am Sammeln der Kräuter und am Experimentieren mit den diversen Zusammenstellungen und ich vermisste nicht das Geringste, noch nicht einmal in den ersten Tagen. Das ist jetzt fast drei Jahre her und ich habe überhaupt nicht das Gefühl, auf irgendetwas zu verzichten. Ganz im Gegenteil: Bei jeder Mahlzeit kann ich es kaum fassen, wie gut Dinge schmecken können und wie großartig es sich anfühlt, wenn man sich so richtig genährt fühlt und trotzdem nach dem Essen nicht völlig schlapp ist, sondern leistungsfähiger als vorher. So, wie es eigentlich auch sein sollte, wenn man seinem Körper Energie zuführt. Man soll ja niemals nie sagen, aber ich kann mir wirklich nicht vorstellen, dass ich noch einmal größere Mengen an Schokolade, Kuchen oder Eis in mich hineinschaufeln möchte. Ich probiere ja immer mal wieder bei Einladungen oder bei meinem Mann davon, aber ich habe schon nach winzigen Mengen genug.

Auch für andere Lebensbereiche gilt: Je klarer Sie in Bezug auf ein Vorhaben sind, umso problemloser werden Sie es auch umsetzen können. Zögern und zaudern Sie ständig und bedauern Sie, worauf Sie verzichten müssen, kann es Ihnen nur schwerfallen. Also machen Sie das, was Sie tun, aus Überzeugung, schließlich haben Sie sich ja aus freien Stücken dazu entschieden.

Und dennoch kann ich Ihnen auch noch ein paar wirksame Tipps gegen den Heißhunger auf Süßes mitgeben:

- Der Verzicht auf Zucker fällt erstaunlicherweise dann am leichtesten, wenn man auch gleich die weißen Mehle und den weißen Reis weglässt. Mit diesen Lebensmitteln hält man nur die Hefen in großer Zahl am Leben und zieht die Umstellung unnötig in die Länge.
- Verzichten Sie keineswegs vollständig auf Kohlenhydrate, ganz im Gegenteil. Greifen Sie ruhig gerade in der ersten Zeit verstärkt zu den wertvollen Vertretern davon. Suchen Sie sich ein leckeres Brot aus Vollkornsauerteig oder sogar gekeimtem Getreide, lassen Sie selbst Weizen, Buchweizen oder andere Getreidesorten keimen und machen Sie sich wertvolle Müslis daraus, und essen Sie gerne auch Vollkornnudeln zum Gemüse.
- Der beste Tipp gegen Heißhunger ist es, mit warmen Kohlenhydraten in den Tag zu starten, zum Beispiel mit einem Müsli aus Vollkornflocken, Banane, Leinsamen und gekeimtem Buchweizen, mit etwas heißem Wasser übergossen.

- Geben Sie gerne auch reichlich Kokosöl oder Leinöl in das Müsli. Wertvolle Fette sind ein viel besserer und längerfristiger Energielieferant für den Körper als schnell verdauliche Kohlenhydrate. Sparen Sie generell nie mit Fetten, berücksichtigen Sie aber das, was Sie im Ernährungskapitel darüber gehört haben. Margarine und raffinierte Pflanzenöle sollten nicht Bestandteil Ihrer Ernährung sein.
- Freunden Sie sich mit anderen Geschmacksrichtungen an, zum Beispiel mit sauer oder bitter. Die Bitterstoffe aus Kräutern oder manchen Gemüsesorten beseitigen sehr rasch Gelüste nach Süßem und man gewöhnt sich erstaunlich schnell an den Geschmack, wenn man nicht ohnehin schon ein Freund davon ist.
- Auch sauer ist eine gute Alternative. Smoothies mit Zitrone oder sauren Beeren schmecken genauso lecker und viel erfrischender als solche mit süßem Obst.
- Übertreiben Sie es nicht mit sehr süßen tropischen Früchten und lassen Sie ganz die Finger von getrockneten Früchten, die einen extrem hohen Zuckergehalt haben.
- Damit es wirklich keine Missverständnisse gibt: Sämtliche Ersatzprodukte sind tabu, egal welcher Art. Es gibt in der Zeit der Darmsanierung keinen Honig, keinen Agavendicksaft oder sonstige Sirups, keinen Birkenzucker, keinen Kokosblütenzucker, keinen sonstig gearteten Zucker, kein Stevia und natürlich sowieso keinen Süßstoff. Ändern Sie neugierig Ihre Gewohnheiten und hören Sie auf, händeringend nach Ersatz zu suchen. Ihr Körper braucht dieses Zeug nicht.

DIE KONKRETEN MASSNAHMEN IM ÜBERBLICK

Nun gebe ich Ihnen einen Gesamtüberblick über sämtliche Maßnahmen, die Sie in den folgenden Wochen bitte in Ihren Tagesplan integrieren.

Beide Sanierungsprogramme, also das dreiwöchige und das sechswöchige, sind in drei Abschnitte gegliedert. In der »Darmsanierung für Gründliche« wird jede der einzelnen Phasen einfach doppelt so lange durchgeführt. Sollten Sie sich also bereits für die Durchführung der ausführlichen Variante entschieden haben, lesen Sie sich bitte auch die Beschreibung der »Darmsanierung für Eilige« durch, weil ich nicht alle Details und Tipps bei beiden Programmen wiederhole.

Wie gesagt ist die »Darmsanierung für Eilige« für diejenigen gedacht, die keine oder nur leichte Beschwerden haben. Die »Darmsanierung für Gründliche« empfehle ich, wenn bereits ein stärkerer Leidensdruck vorhanden ist, die Beschwerden also massiver sind und auch schon längere Zeit bestehen. An dieser Stelle muss auch noch einmal gesagt werden, dass die Kur nach bestem Wissen und Gewissen als Resultat langjähriger Erfahrung in diesem Bereich zusammengestellt wurde, Sie sie aber trotzdem nur auf eigene Verantwortung durchführen können. Wie auch ganz am Anfang des Buches betone ich noch einmal: Was Sie hier lesen, ist keine Handlungsaufforderung, sondern ein mitgeteilter Erfahrungsschatz. Es ist auch kein Heilversprechen, denn heilen kann Sie kein Mensch und auch keine Methode, Sie können nur aus sich selbst heraus genesen. Die Kur ist einer von vielen möglichen Wegen, über den Sie den Zugang zu Ihrer Heilung finden können, und ein Werkzeug, das Sie so oder in abgewandelter Weise auch zukünftig immer wieder heranziehen können, um sich selbst zu helfen.

Einige der empfohlenen Maßnahmen werden über die komplette Zeitspanne unverändert durchgeführt, nämlich die Einnahme der Kombination aus Zeolith beziehungsweise Bentonit und Flohsamen, der Bitterstoffe und des Chlorellapulvers. Außerdem werden über die ganze Dauer täglich Einläufe durchgeführt, allerdings zunächst nur mit Wasser und gegen Ende dann mit dem Käsepappeltee. Für die gesamte Dauer gilt: Sollten Sie das Bedürfnis haben, mehr als einen Einlauf durchzuführen, können Sie bedenkenlos auch zwei oder drei Spülungen hintereinander machen. Aber hören Sie auf Ihr Gefühl und entwickeln Sie keinen falschen Ehrgeiz.

Die erste Phase ist die Eingewöhnungsphase, die zweite widmet sich speziell den Parasiten. Hier werden zusätzlich Substanzen verwendet, die antiparasitäre Wirkung haben. Der Abschlussteil ist speziell dazu gedacht, bei bereits gut geleertem Darm die wahrscheinlich entzündete Schleimhaut beim Abheilen zu unterstützen.

Um den Aufbau einer gesunden Flora kümmern wir uns während der gesamten Kur – einerseits, indem wir täglich an der Optimierung des Milieus arbeiten, und andererseits, indem wir Effektive Mikroorganismen einsetzen, wobei die Art des Einsatzes je nach Kurphase variiert.

DARMSANIERUNG FÜR EILIGE ÜBER DIE DAUER VON DREI WOCHEN

Woche 1

- Morgens unmittelbar nach dem Aufstehen: Eine Mischung aus Zeolith oder Bentonit gemeinsam mit der gleichen Menge Flohsamenschalen in einem Viertelliter Wasser verrühren, kurz quellen lassen und anschließend trinken. Unmittelbar einen weiteren Viertelliter Wasser nachtrinken. Bis zum Ende der Woche sollten Sie die Dosis von je einem Teelöffel der beiden Substanzen erreicht haben.
- Zwei Stunden später kann ein Smoothie oder ein Gemüsesaft getrunken werden. Die Einnahme des Chlorellapulvers kann am einfachsten durch die Beigabe zu diesen Getränken erfolgen. Das Algenpulver schmeckt wie Gras und ist sehr fein, so dass man sich leicht verschluckt, wenn man es ohne Flüssigkeit im Mund hat. Es so zu schlucken oder auch eine Beigabe zum Salat kann deshalb schwierig sein.
  Wenn Sie wollen, können Sie es jedoch auch einfach in Wasser verrühren oder zu einem Kapselpräparat greifen, sofern Sie sichergehen können, dass keine zusätzlichen Inhaltsstoffe beigemengt wurden. Bitte sehen Sie jedoch von Presslingen, also von Tabletten, ab. Allein damit die Tabletten zusammenhalten, muss etwas beigemengt werden, und meistens sind das Substanzen, die der Gesundheit eher abträglich sind. Der Nachteil der Kapseln ist, dass man weniger leicht die Dosis variieren kann, weshalb ich persönlich das reine Pulver in der Dose bevorzuge. Steigern Sie sich langsam auf die Tagesdosis von einem Teelöffel des reinen Pulvers, wenn möglich bis zum Ende der ersten Woche.
  Bei den Kapseln variieren die Größe und die Füllmenge je nach Präparat, so dass Sie sich entweder auf Ihr Schätzvermögen verlassen oder zur Sicherheit anfangs ein paar Kapseln öffnen müssen, um herauszufinden, wie viele davon dieser Dosis entsprechen.
- Von den Bitterstoffen nehmen Sie ab jetzt vor jeder Mahlzeit eine kleine Menge zu sich. Steigern Sie immer dann, wenn Sie die aktuelle Dosis gut vertragen. Beginnen Sie mit etwa einer Messerspitze und

belassen Sie es bei einem gestrichenen Teelöffel dreimal täglich. Sie können die diversen Kräutermischungen in Wasser auflösen und trinken. Das schmeckt bitter, aber das soll es ja auch.

Gerne können Sie die Bitterstoffe auch vor Smoothies nehmen, jedoch ist das nicht notwendig, wenn bittere Kräuter oder Gemüsesorten bereits Teil des Getränks sind.

- Einmal am Tag führen Sie eine Darmspülung mit Leitungswasser durch. Das kann zum Beispiel gleich frühmorgens nach der Einnahme der Flohsamenmischung erfolgen oder auch vor dem Abendessen. Auch jeder andere Zeitpunkt ist möglich, sofern es nicht unmittelbar nach einer umfangreicheren Mahlzeit ist.

- Füllen Sie sich für den Einsatz in Ihrem Wohnumfeld ein Fläschchen mit einer Mischung aus Effektiven Mikroorganismen und Wasser ab. Sie dürfen in der Dosierung nach Ihrem Gefühl gehen. Eine Standarddosierung für die Anwendung im Haushalt sind 20 Milliliter EM auf einen Liter Wasser. Verwenden Sie die Lösung nach Möglichkeit täglich zum Reinigen von Flächen (jedoch bitte Vorsicht auf sehr hellen, empfindlichen Flächen, da die Bakterienlösung ja auch in verdünnter Form noch leicht bräunlich ist), zum Versprühen in der Raumluft oder zum Blumengießen. Machen Sie sich einfach mit diesen Lebewesen vertraut und geben Sie ihnen die Möglichkeit, sich in Ihrem Zuhause anzusiedeln.

Das ist also bereits das gesamte Programm für die erste Woche. Vielleicht wird es notwendig sein, eine halbe oder eine Dreiviertelstunde früher aufzustehen, um den Darm zu spülen, die Flohsamenmischung einzunehmen sowie den Smoothie, ein gesundes Frühstück und eine kleine Menge Bitterstoffe zur Mitnahme vorzubereiten, sofern Sie den Tag außer Haus verbringen. Doch das ist es dann auch schon. Finden Sie heraus, ob Ihnen das so lieber ist oder ob es doch besser ist, die Spülungen in die Abendstunden zu verlegen. Seien Sie sicher, selbst wenn Sie für Ihr Programm auf ein bisschen Schlaf verzichten müssen, schon nach wenigen Tagen werden Sie trotzdem mehr Energie verspüren.

Woche 2

- Die Flohsamenmischung mit je einem Teelöffel Flohsamen sowie Bentonit oder Zeolith wird nun zweimal täglich eingenommen, nämlich zusätzlich auch unmittelbar vor dem Schlafengehen, wobei die letzte Mahlzeit mindestens eine Stunde, noch besser zwei Stunden zurückliegen sollte.

- Zusätzlich zu den Bitterstoffen, die Sie ja unmittelbar vor jeder Mahlzeit zu sich nehmen, nehmen Sie bitte in dieser Woche einmal am Tag, am besten vor dem Frühstück oder dem Mittagessen, einen Teelöffel der getrockneten Papayakerne. Schlucken Sie sie nicht einfach hinunter, sondern kauen Sie sie sorgfältig. Der Geschmack erinnert an Pfeffer und ist nicht allzu unangenehm. Unmittelbar anschließend können Sie die Bitterstoffe schlucken und essen.

- Genießen Sie bitte weiterhin möglichst viele frische, nährstoffreiche Lebensmittel, zum Beispiel in Form von Smoothies oder Gemüsesäften mit dem Chlorellapulver.

- Führen Sie weiterhin tägliche Darmspülungen durch, zu der Tageszeit, die sich für Sie bewährt hat. Sie können hierfür auch in dieser Woche ganz normales handwarmes Leitungswasser verwenden. Sollten Sie mit MMS bereits gute Erfahrungen gemacht haben, wäre in dieser Woche eine gute Gelegenheit, um den Spülungen einen aktivierten Tropfen davon beizufügen (siehe Seite 131). Wenn Sie das gut vertragen, können Sie sich mit jedem Tag auf bis zu fünf Tropfen steigern. Sie können das natürlich auch tun, wenn Sie bisher noch nicht mit der Substanz vertraut sind, sich jedoch von den Erklärungen auf Seite 130 angesprochen fühlen und mit allen bisherigen Maßnahmen der Sanierungskur gut zurechtkommen. Wenn Sie sich die Beschreibung im Moment nur durchlesen, brauchen Sie diese Entscheidung nicht zu treffen. Wenn Sie mitten in der Anwendung sind, werden Sie genau wissen, ob Sie Ihrer Kur noch etwas hinzufügen wollen oder nicht. Vielleicht ist es auch erst bei der zweiten oder dritten Durchführung in einigen Monaten oder Jahren eine Option für Sie.

- Wenden Sie in dieser Woche die Effektiven Mikroorganismen nicht nur im Haushalt an, sondern auch an Ihrem Körper, jedoch nur äußerlich. Bereiten Sie sich eine Mischung mit 100 Milliliter EM auf einen Liter Wasser und benetzen Sie einmal täglich diverse Körperstellen damit. Das muss nicht gleich eine Ganzkörperwaschung sein, es wäre aber schön, wenn Sie sich bis zum Ende der Woche eine einmalige Ganzkörperwaschung zutrauen. Bringen Sie bitte täglich Ihre Haut zumindest ein wenig mit den Bakterien in Kontakt. Hören Sie auf Ihr Gefühl und entscheiden Sie intuitiv, welchen Partien das guttun könnte. Vielleicht möchten Sie sich die Hände einreiben oder die Füße, vielleicht die Kopfhaut damit massieren oder den Bauch. Sie können nichts falsch machen, es geht nur um ein Kennenlernen, das schon ein Stück intensiver sein darf als in der ersten Woche. Benetzen Sie einfach die Haut und lassen Sie die Lösung einziehen. Wenn Sie wollen, können Sie auch ein Fußbad nehmen oder gegen Ende der Woche ein Vollbad, wobei die Badetemperatur nur 37 Grad betragen sollte, weil die Keime bei Hitze abgetötet werden.

Das ist also die Woche, in der wir es speziell den Parasiten unbequem machen, und es kann sein, dass Sie verschiedene davon ausscheiden werden. Das ist wie gesagt völlig normal und gerade, wenn es zu einer Ausscheidung kommt, ist das ja viel besser, als wenn die Tierchen drinnen bleiben.

Sollten Sie das Gefühl haben, dass ein starker Befall bei Ihnen vorliegt und Sie noch eine zusätzliche Maßnahme ergreifen wollen, können Sie das tun. Sie können täglich einen Tropfen Oreganoöl mit einem Teelöffel Kokosöl in flüssiger Form vermischen und das Ganze schlucken. Achtung, der Geschmack ist gewöhnungsbedürftig, und nehmen Sie das Oreganoöl niemals pur.

Wichtig: *Sowohl Papayakerne als auch Oreganoöl sollten immer nur zu Kurzwecken eingenommen werden, niemals dauerhaft. Nehmen Sie beides (auch einzeln) nicht länger als 14 Tage am Stück ein und machen Sie dann eine mindestens ebenso lange Pause, bevor Sie wieder mit der Einnahme fortfahren, sofern Sie Grund zu der Annahme haben, dass eine Infektion vorliegt. Grundlos beziehungsweise rein prophylaktisch reicht die Einnahme von einem der beiden Präparate über eine Woche lang, maximal viermal im Jahr. Es ist immer eine gute Idee, das Schlucken antiparasitärer Präparate mit Darmspülungen zu begleiten.*

Woche 3

- Die Flohsamenmischung wird wie zuvor morgens und abends eingenommen.
- Die Papayakerne werden wieder weggelassen und nur die Bitterstoffe vor den Mahlzeiten geschluckt. Falls Sie auch Oreganoöl genommen haben, hören Sie auch damit wieder auf.
- Behalten Sie die gesunden Ernährungsgewohnheiten bei und nehmen Sie auch weiterhin das Chlorellapulver.

Die täglichen Darmspülungen werden in dieser Woche mit Käsepappeltee (wilde Malve) durchgeführt. Optimal ist es, das Kraut bis zu acht Stunden in kaltem Wasser anzusetzen und dann mäßig zu erwärmen.

Wurde den Einläufen in der vergangenen Woche auch MMS zugesetzt, wird in Woche 3 wieder darauf verzichtet.

- Die Effektiven Mikroorganismen dürfen nun auch in das Innere des Körpers. Beginnen Sie nach Gefühl mit wenigen Tropfen dem Trinkwasser beigemengt, und zwar immer in Kombination mit einer Mahlzeit, und steigern Sie die Menge intuitiv. Auch nur ein Tropfen pro Tag ist vollkommen ok.
- Wenn Sie möchten, können Sie in dieser Woche auch Ihre Leber beim Entgiften unterstützen, und zwar mit basischen Leberwickeln. Hierzu benötigen Sie basisches Badesalz, von dem Sie etwa einen Teelöffel in einer Schüssel mit warmem Wasser auflösen. Dann nehmen Sie einen Waschlappen und feuchten Sie ihn ordentlich mit der Salzlösung an. Vorher benötigen Sie allerdings noch ein Handtuch und eine Wärmflasche. Nehmen Sie alle vorbereiteten Utensilien nun mit zu Ihrem Bett oder Ihrer Couch und legen Sie sich hin. Geben Sie jetzt den feuchten Lappen auf Ihre nackte Haut über Ihrer Leber, die sich geschützt von Ihrem Rippenbogen im rechten Oberbauch befindet, und decken Sie alles mit dem Handtuch ordentlich ab. Dann kommen noch die Wärmflasche drauf und eine Decke drüber – und jetzt gönnen Sie sich eine halbe Stunde Pause.

Die Wärme regt die Leber zum Entgiften an, und die mobilisierten Säuren können durch den osmotischen Zug in den basischen Wickel abgeleitet werden. Länger als eine halbe Stunde sollten Sie den Wickel nicht auf Ihrer Leber belassen, nach Ablauf dieser Zeit muss er zumindest frisch getränkt werden, damit er wieder aufnahmefähig ist. Für den Anfang ist die halbe Stunde aber auch für Sie auf jeden Fall ausreichend.

TIPPS FÜR PERSÖNLICHE ANPASSUNGEN DER KUR

Das Sanierungsprogramm stellt eine sorgfältig zusammengesetzte und vielfach erprobte Gesamtkomposition von Maßnahmen dar, die nur gemeinsam ihre volle Wirkung entfalten. Auch jede einzelne Maßnahme wird Ihre Gesundheit positiv beeinflussen, jedoch nicht in diesem Umfang.

Alleine die Einnahme der Flohsamen-Bentonit- beziehungsweise Zeolith-Mischung stellt für sich schon eine sanfte Form der Darmreinigung dar. Vor allem dann, wenn der Darm vor nicht allzu langer Zeit gründlich saniert wurde und die Ernährung stimmt, kann es vollkommen ausreichen, immer mal wieder für zwei oder drei Wochen nur mit dieser Mischung eine Kur zu machen. Wenn das Gefühl für den Körper erst wieder da ist, werden Sie spüren, was Sie gerade brauchen.

Mit der Kombination aus einer der beiden Heilerden und den winzigen Samen kann aber nur dann ein Fortschritt erzielt werden, wenn der Darm dadurch auch wirklich in Gang kommt. Sollten Sie sich nur zu dieser Maßnahme entscheiden und nicht spätestens am dritten Tag feststellen, dass Ihr Stuhlgang deutlich häufiger oder umfangreicher wird, sollten Sie unbedingt zusätzliche Einläufe machen. Es bringt nichts, wenn das Pulver die Gifte adsorbiert, wenn sie dann nicht zeitnah ausgeschieden werden können.

Die Mischung wegzulassen ist möglich, solange Sie Spülungen durchführen und das Chlorellapulver einnehmen. Wenn Sie dagegen zum Beispiel von heute auf morgen keinen Zucker mehr essen oder aber Präparate einnehmen, die zum Absterben von Pilzen oder Parasiten führen, wie zum Beispiel Papayakerne oder Oreganoöl, sollten Sie unbedingt dafür sorgen, dass freiwerdende Schwermetalle und Gifte gebunden und ausgeleitet werden können. Mit der Kombination aus Heilerde, Mikroalgen und den Spülungen gehen wir hier ganz auf Nummer sicher, selbst wenn jeder dieser Schritte im besten Fall schon ausreichen könnte.

Nur die Smoothies oder die Gemüsesäfte zu trinken ist ebenfalls besser als nichts, es besteht dann jedoch die Gefahr, dass es relativ lange dauert, bis sich Bakterienarten etablieren können, die diese wertvollen Lebensmittel auch aufschließen können. Wenn alles andere beibehalten wird, ist das sehr schwer, weil dann ja auch die weniger gesundheitsfördernden Mikroben weiter gebraucht werden und nicht einfach das Feld räumen können.

Auf die Nährstoffbomben zu verzichten, könnte – sofern Sie nicht große Mengen an Gemüse in anderer Form konsumieren – mit Nebenwirkungen verbunden sein und ist eigentlich keine gute Idee. Eventuell ist der Ersatz durch ein Pflanzengranulat möglich, so wie ich eines auf der Leserseite verlinkt habe, doch von anderen Nahrungsergänzungsmitteln rate ich ab. Es gibt im Grunde nichts, was nährstoffreiche Lebensmittel ersetzen kann.

Das Chlorellapulver dient ebenfalls als Nährstofflieferant und kann gleichzeitig die Schwermetalle ausleiten. Wenn Sie das Gefühl haben, es nicht zu vertragen, kann seine Wirkung zumindest zum Teil vom Bentonit/Zeolith aufgefangen werden, nehmen Sie also in jedem Fall eine der beiden Substanzen.

Für viele Menschen ist es eine große Überwindung, sich an die Darmspülungen heranzuwagen. Ist diese Schwelle jedoch erst einmal überschritten, hat man ein Werkzeug zur Hand, mit dem man sich in vielen Lebenslagen schnell und wirkungsvoll selbst helfen kann. Je größer Ihr innerer Widerstand ist, desto befreiender wird es sich hinterher anfühlen, das steht fest. Natürlich regeneriert sich das Milieu Ihres Darms auch ohne die Spülungen irgendwann vollständig, sofern Sie die anderen Maßnahmen konsequent durchführen und vor allem penibel auf Ihre Ernährung achten, jedoch keinesfalls innerhalb weniger Wochen. Mit den Einläufen beschleunigen Sie den Prozess um ein Vielfaches, Sie müssen nicht ganz so genau darauf achten, was Sie essen, und Sie werden auch auf der seelischen Ebene von der befreienden Wirkung profitieren. Die jahrelange Erfahrung zeigt, dass es effektiver ist, nur die Darmspülungen zu machen und alles andere gleich zu belassen, als umgekehrt. Auch die Dauer von drei Wochen ist absolut angemessen und sollte nicht verkürzt werden. Über den kompletten Zeitraum nur Wasser dafür zu nehmen, ist in Ordnung, ersetzen Sie den Käsepappeltee aber bitte nicht einfach durch irgendwelche anderen Aufgüsse. Gerade Kamillentee ist nicht halb so gut wie sein Ruf und trocknet die Schleimhaut völlig aus, was bei vorhandenen

Entzündungen nicht gerade heilsam ist. Auch viele andere Kräuter haben entwässernde Wirkung, weswegen ich Ihnen dazu rate, im letzten Abschnitt der Reinigung entweder den Käsepappeltee zu nehmen oder gar keinen.

Wie sieht es nun mit den Papayakernen aus, die manchen Leuten einfach nicht schmecken? Oregano als Alternative dazu ist leider auch nicht gerade lecker. Mein Lösungsvorschlag wäre der, eventuell auf ein Kapselpräparat auszuweichen, ansonsten könnten Parasiten in dem von ihnen gebildeten Mikrofilm absolut unbeschadet die komplette Darmsanierung überstehen.

Bleiben nur noch die Effektiven Mikroorganismen, die ich Ihnen wirklich sehr ans Herz legen möchte. Zumindest in einer ganz kleinen Dosis sollten Sie sie wirklich nehmen, ein Tropfen davon in einem großen Glas Wasser ist völlig geschmacksneutral und die Wirkung ist mit nichts anderem vergleichbar. Darauf verzichten sollten Sie wirklich nur, wenn Sie regelmäßig Zugang zu größeren Lebensmittelmengen haben, die direkt aus der Natur kommen und nicht behandelt wurden, zum Beispiel, wenn Sie selbst sehr viel anbauen. Bedenken Sie dabei bitte, dass die Bakterienvielfalt selbst dann gefährdet sein kann, wenn Ihr Nachbar seinen Garten mit Roundup pflegt oder ein Feld in der Nähe ist, das vom Bauern gespritzt und gedüngt wird.

Ein Ersatz der EM durch andere probiotische Präparate ist ebenfalls nur bedingt möglich, mehr zu diesem Thema werden Sie im Kapitel »Der Wiederaufbau der Darmflora« erfahren.

Mein genereller Rat an Sie lautet:

Es kann heilsam für Sie sein, dem Prozess zu vertrauen und sich bestmöglich an die Anleitung zu halten. Nachdem ich selbst ein sehr zielstrebiger Mensch bin – weniger wohlmeinend könnte man mich auch als stur bezeichnen –, habe ich in meiner Praxistätigkeit auch immer ebensolche Menschen als Klienten angezogen. Deshalb konnte ich oft beobachten, dass genau diejenigen, die alles hinterfragt haben und die Dinge immer auf ihre Art machen wollten, nie so gute Erfolge erzielt haben wie diejenigen, die sich einfach auf mein Urteil als Expertin verlassen und meine Angaben befolgt haben. Natürlich sollen Sie lernen, wieder ganz auf Ihr Körpergefühl zu hören, beurteilen Sie jedoch wirklich ehrlich, ob Sie sich zum derzeitigen Zeitpunkt bereits darauf verlassen können. Man erreicht ein Ziel oft, indem man zunächst in die gegenteilige Richtung geht, so wie man zuerst ein tiefes Loch graben muss, wenn man einen hohen Turm bauen will.

Wenn Sie eine der angegebenen Maßnahmen überhaupt nicht vertragen, reduzieren Sie zunächst die Dosis und fassen Sie den Vorsatz, sich ganz langsam damit anzufreunden, bevor Sie die Angelegenheit sofort für sich abhaken.

Das gilt auch für die Einläufe. Wenn Sie Schwierigkeiten damit haben, beginnen Sie damit, nur etwa einen Achtelliter Wasser einlaufen zu lassen, aber lassen Sie es nicht gleich wieder ganz bleiben.

Vergessen Sie nicht: Sie tun es für Ihre Gesundheit.

DARMSANIERUNG FÜR GRÜNDLICHE ÜBER DIE DAUER VON SECHS WOCHEN

Das ist die Reinigungskur für diejenigen, bei denen davon auszugehen ist, dass eine vollständige Korrektur des Darmmilieus etwas mehr Zeit in Anspruch nehmen wird, weil schon länger verschiedene Beschwerden vorhanden sind und/oder das Körpergewicht sehr stark vom Normgewicht abweicht. Die Herangehensweise ist dieselbe wie bei der »Darmsanierung für Eilige«, jedoch werden die Maßnahmen einer jeden Phase jeweils doppelt so lange durchgeführt. Das gibt Ihnen auch die Zeit, sich langsamer mit den einzelnen Substanzen vertraut zu machen und die Dosis gemächlicher zu steigern.

Woche 1 und Woche 2:

- Morgens unmittelbar nach dem Aufstehen: Eine Mischung aus Zeolith oder Bentonit gemeinsam mit der gleichen Menge Flohsamenschalen in einem Viertelliter Wasser verrühren, kurz quellen lassen und anschließend trinken. Unmittelbar einen weiteren Viertelliter Wasser nachtrinken. Bis zum Ende der ersten beiden Wochen sollten Sie die Dosis von je einem Teelöffel der beiden Substanzen erreicht haben.
- Etwa zwei Stunden später: Ein Smoothie oder ein Gemüsesaft mit etwas Chlorellapulver. Auch von den Algen sollten Sie – wenn möglich – bis zum Ende der zweiten Woche etwa einen Teelöffel einnehmen können, es ist aber auch kein Problem, wenn Sie mehr Zeit be-

nötigen. Selbst von den gesunden Getränken muss es nicht gleich ein großes Glas sein. Beginnen Sie mit einer kleinen Menge und finden Sie heraus, wie viel davon Sie gut vertragen, es sei denn, Sie sind bereits daran gewöhnt.

- Von den Bitterstoffen nehmen Sie ab jetzt vor jeder Mahlzeit des Tages eine kleine Menge zu sich. Steigern Sie die Menge immer dann, wenn Sie die aktuelle Dosis gut vertragen. Beginnen Sie mit einer Messerspitze und steigern Sie nicht mehr weiter, wenn Sie bei dreimal täglich einem gestrichenen Teelöffel angekommen sind.
- Einmal täglich ein Einlauf mit handwarmem Leitungswasser.
- Erste Kontaktaufnahme mit den Effektiven Mikroorganismen im Wohnumfeld mit einer Mischung von 20 Milliliter auf einen Liter Wasser.

Woche 3 und Woche 4

- Die Dosis der Flohsamenmischung wird langsam auf zweimal täglich einen Teelöffel gesteigert. Die zweite Einnahme erfolgt unmittelbar vor dem Schlafengehen, wobei die letzte Mahlzeit mindestens eine Stunde, noch besser zwei Stunden zurückliegen sollte.
- Zusätzlich zu den Bitterstoffen, die Sie ja unmittelbar vor jeder Mahlzeit zu sich nehmen, nehmen Sie bitte in diesen beiden Wochen einmal am Tag, am besten vor dem Frühstück, einen Teelöffel getrocknete Papayakerne. Die Dosis der Kerne langsam zu steigern macht keinen Sinn. Bitte nehmen Sie gleich den vollen Teelöffel.
- Genießen Sie bitte weiterhin möglichst viele frische, nährstoffreiche Lebensmittel, zum Beispiel in Form von Smoothies oder Gemüsesäften mit dem Chlorellapulver. Die Dosis von Chlorella wird nicht gesteigert, ein Teelöffel pro Tag ist ausreichend.
- Führen Sie weiterhin tägliche Darmspülungen durch, zu der Tageszeit, die sich für Sie bewährt hat. Verwenden Sie dafür weiterhin ganz normales Leitungswasser.
- Wenden Sie in dieser Woche die Effektiven Mikroorganismen nicht nur im Haushalt an, sondern auch an Ihrem Körper, jedoch nur äußerlich. Bereiten Sie sich eine Mischung mit 100 Milliliter EM auf einen Liter

Wasser und beginnen Sie damit, einmal täglich wechselnde Körperstellen damit zu betupfen. Entscheiden Sie intuitiv, welchen Partien das guttun könnte. In der zweiten Woche dieser Phase beziehungsweise der vierten Woche der gesamten Kur könnten Sie das eine oder andere Fußbad bei einer Maximaltemperatur von 37 Grad probieren, wenn Sie wollen auch ein Vollbad oder eine Ganzkörperwaschung.

Woche 5 und Woche 6

* Die Flohsamenmischung wird wie gehabt morgens und abends eingenommen.
* Die Papayakerne werden wieder weggelassen und nur die Bitterstoffe vor den Mahlzeiten geschluckt.
* Behalten Sie die gesunden Ernährungsgewohnheiten bei und nehmen Sie auch weiterhin das Chlorellapulver.
* Die täglichen Darmspülungen werden in dieser Phase mit Käsepappeltee (wilde Malve) durchgeführt.
* Die Effektiven Mikroorganismen können ab jetzt auch eingenommen werden. Beginnen Sie mit einem einzigen Tropfen pro Tag, den Sie Ihrem Trinkwasser beimengen, und trinken Sie das Wasser dann in Verbindung mit einer Mahlzeit. Steigern Sie die Dosis immer dann, wenn Sie ein gutes Gefühl damit haben. Wenden Sie die Bakterien unbedingt auch weiterhin äußerlich und in Ihrem Umfeld an.
* Wenn Sie möchten, können Sie nun auch Ihre Leber mit Leberwickeln beim Entgiften unterstützen, die genaue Anleitung finden Sie in der Woche 3 der »Darmsanierung für Eilige« auf Seite 163.

TIPPS FÜR PERSÖNLICHE ANPASSUNGEN DER KUR

Es gelten dieselben Grundsätze wie auf Seite 164 beschrieben. In Ihrem Fall halte ich die Spülungen für besonders wichtig, vor allem auch die mit Käsepappeltee in den letzten beiden Wochen. Keinesfalls sollte darauf verzichtet werden. Wenn die Darmschleimhaut entzündet ist, kann ein Abheilen nur dann erfolgen, wenn sie wirklich gründlich gespült und auch nicht gleich wieder verklebt wird, sondern länger frei bleiben kann – so, wie auch eine Wunde auf der äußeren Haut viel besser und schneller heilt, wenn sie sauber gehalten wird.

Sicher ist Ihnen aufgefallen, dass ich in der Beschreibung des zweiten Programms keine zusätzlichen Maßnahmen wie MMS-Einläufe oder Oreganoöl erwähnt habe. Tatsächlich sollten Sie – zumindest bei der allerersten Durchführung einer solchen Kur – auf derartige »Fleißaufgaben« verzichten. Bedenken Sie bitte: Auch wenn wir Ihrem Körper mehr Zeit geben, so muss er doch insgesamt sehr viel mehr Energie aufbringen, weil er nicht nur entgiften, sondern auch heilen muss. Helfen Sie ihm daher, wo Sie können, vor allem auch, indem Sie ihm gegenüber liebevoll eingestellt bleiben.

An dieser Stelle möchte ich Ihnen noch einmal ans Herz legen: Legen Sie nicht gleich ad acta, was nicht beim ersten Mal klappt oder sich erst einmal unangenehm anfühlt. Nicht einmal mit dem Rauchen aufzuhören ist zunächst angenehm, und dabei ist es eine wirklich wichtige Maßnahme, wenn ein Heilungsprozess stattfinden soll. Das System wehrt sich gegen alles Neue, deswegen haben Sie Geduld. Wenn Ihnen etwas nicht guttut, reduzieren Sie die Dosis und probieren Sie es noch einmal.

Gerade die Effektiven Mikroorganismen können schon in ganz niedriger Dosierung starke Erstverschlimmerungen auslösen, die zwar als positiv zu bewerten, trotzdem aber sehr unangenehm sind. Sie sollten sie deswegen umso vorsichtiger dosieren, umso schwerer Ihre Symptome sind. Und wenn Ihr Körper heftig reagiert, was nach der vierwöchigen Vorbereitungszeit mit der äußerlichen Anwendung eigentlich nicht zu erwarten ist, reduzieren Sie die Dosis soweit wie möglich, aber geben Sie nicht auf. Die gute Nachricht ist nämlich die, dass bereits winzigste Mengen enorme positive Auswirkungen auf die Gesundheit haben. Wenn Sie die zum ersten Mal spüren, werden Sie Vertrauen fassen und die EM gerne anwenden. Auch dauerhaft ist nur ein Tropfen am Tag wirksam, Sie können sich aber auch auf mehrere Tropfen mehrmals am Tag steigern, wenn sich das gut für Sie anfühlt. Bedenken Sie, dass Sie in einem intakten Umfeld von Unmengen dieser gesunden Keime umgeben wären und auch ständig welche aufnehmen würden. Anfängliche Abwehrreaktionen enthüllen nicht die Gefährlichkeit des Präparats, sondern den Grad unserer Degeneration.

DER WIEDERAUFBAU DES MIKROBIOMS

»Wie baut man denn nach einer Darmreinigung die Darmflora wieder auf?« Das werde ich oft gefragt, und was in der Frage mit drinsteckt, ist die Annahme, dass man durch eine Darmreinigung das Mikrobiom zerstört. Doch das ist so nicht richtig. Vielmehr ist das vornehmliche Ziel einer solchen Kur, es zu korrigieren. Die Besiedelung im Darm kommt nicht durch die Reinigung ins Ungleichgewicht, sondern sie ist lange vorher entgleist. Die dadurch entstandenen Symptome haben den dazugehörigen Menschen überhaupt erst veranlasst, in diese Richtung zu denken. Eine gesunde Flora kann nur dann wieder entstehen, wenn einerseits gesunde Bakterien zum Einsatz kommen und andererseits das Milieu korrigiert wird. Letzteres erfolgt über die Spülungen und über die Ernährungsumstellung. Die Einnahme diverser Substanzen wie Zeolith, Flohsamen, Papayakerne oder Chlorella bietet zusätzliche Unterstützung. Vom ersten Tag Ihres Darmsanierungsprogramms an haben Sie also begonnen, Ihr Mikrobiom wieder aufzubauen.

Das Wiedereinbringen gesundheitsfördernder Keime in das System erfolgt normalerweise über diverse probiotische Präparate. Vielleicht hat Ihnen Ihr Arzt schon einmal ein solches verordnet, zum Beispiel nach einer Antibiotikakur. Ein Probiotikum ist nach Definition eine Zubereitung aus lebendigen Mikroorganismen, die unsere Gesundheit fördern. Neben diversen Nahrungsergänzungsmitteln gibt es auch probiotische Lebensmittel, die mit Bakterien angereichert wurden und sehr gesund sein sollen. Vor allem diverse Joghurtmarken werben gerne mit ihrer wohltuenden Wirkung auf unseren Darm. Tatsächlich war Joghurt in seiner Ursprungsform einmal ähnlich unterstützend für die Verdauung wie Sauerkraut oder fermentierte Gemüsesäfte, doch die heutigen Herstellungsprozesse, bei denen zunächst durch Erhitzung alles Lebendige abgetötet und anschließend speziell ausgesuchte Spezies neben viel Zucker wieder zugesetzt werden, haben das einst so wertvolle Lebensmittel völlig wertlos gemacht. Selbst im öffentlich-rechtlichen Fernsehen werden Dokumentationen gezeigt, in denen man offen zugibt, dass der Konsument hier getäuscht wird und die propagierten Wirkungen tatsächlich nicht nachweisbar sind. Nicht ganz so offen wird das kommuniziert, wenn es um die Probiotika geht, die der Arzt verordnet, doch auch deren Effekt ist höchst fraglich, allein schon durch die übliche Form der Anwendung. Die Erfahrung in der Praxis zeigt: Sehr oft werden diese Produkte schlecht vertragen. Im besten Fall können leichte Verbesserungen während der Einnahme erzielt werden, spätestens nach dem Absetzen stellt sich der Ursprungszustand sehr schnell wieder ein – kein Wunder, wenn überhaupt keine Maßnahmen ergriffen werden, um das Milieu zu korrigieren.

Tatsächlich widerspricht es allem, was man heute über die Funktionsweise unseres Mikrobioms weiß, bei einer Fehlbesiedelung nur ein Probiotikum zu verordnen. Zunächst einmal ist bekannt, dass wir etwa zwei Kilogramm lebendiger Mikroorganismen in unserem Darm spazieren tragen. Wenn die Zusammensetzung derselben sich über eine längere Zeit in die falsche Richtung entwickeln konnte und Sie eine Kapsel mit gesundheitsfördernden Keimen schlucken, ist das in etwa, wie wenn sie zwei brave Schulmädchen auf eine Party von ein paar Tausend wütenden Hooligans schicken, um ihnen zu sagen, sie sollen sich ein bisschen benehmen. Selbst wenn Sie das über ein paar Wochen jeden Tag wieder tun, werden sich die Hooligans eben jeden Tag aufs Neue halbtot lachen. Da stimmen also schon einmal die Mengenverhältnisse hinten und vorne nicht. Doch noch viel wichtiger ist: Selbst in einem absolut leeren Darm könnten sich die Bakterien aus dem Probiotikum nicht fröhlich vermehren und zu einem gesunden Mikrobiom heranwachsen, solange die Ernährung nicht stimmt. Mit jedem Nahrungsmittel, das wir zu uns nehmen, setzen wir Vermehrungsimpulse, und wir können gesundheitsfördernde Keime sogar in großer Menge zu uns nehmen, ohne jemals eine gesunde Darmflora zu haben, wenn wir diese Gäste nicht angemessen versorgen. Solange wir Lebewesen brauchen, die Unmengen an Zucker verstoffwechseln, Schwermetalle binden, Giftstoffe zerlegen können und so weiter, solange werden diese immer wieder auf den Plan gerufen und vertreiben alle anderen – vor allem dann, wenn die nur vor sich hinvegetieren, weil für sie nicht einmal ein paar Ballaststoffe abfallen.

Darüber hinaus dürfen Sie sich das nicht so vorstellen, dass Keime, die in einen bestimmten Lebensraum eingebracht werden, sich dort einfach niederlassen und genau in dieser Zusammensetzung vermehren. Selbst wenn Sie zwei Samen an unterschiedlicher Stelle in die Erde einpflanzen, entwickeln sich die Pflanzen mit hoher Wahrscheinlichkeit völlig unterschiedlich. Doch Bakterien ticken völlig anders als Pflanzensamen. Sie scheinen die Fähigkeit zu haben, den Lebensraum, den sie bewohnen, richtiggehend zu organisieren. Sobald sie in Kontakt mit unserem Körper kommen, treten sie mit allem in Verbindung – mit den anderen Mikroorganismen, den Zellen, dem Immunsystem und auch mit dem Milieu, indem sie es aktiv beeinflussen. Erstaunlicherweise hat man beobachtet, dass nach der Einnahme von Effektiven Mikroorganismen auch wieder Keime im Darm nachweisbar waren, die vorher weder in der EM-Mischung noch im Darm selbst vorhanden waren, so als wären sie »herbeigerufen« worden.

Es ist wichtig zu verstehen, dass Bakterien nicht nach unserem Verständnis von Einzelorganismen agieren, sondern immer als Kollektiv. Der Austausch von Informationen reicht wahrscheinlich sogar weit über den jeweiligen Lebensraum hinaus, so dass die Bakterien in Ihrem Darm möglicherweise sogar darüber Bescheid wissen, wenn Ihr Nachbar ein Antibiotikum einnimmt. Bis jetzt verstehen wir nur ansatzweise, was das überhaupt bedeutet. Zwar begreifen wir das Mikrobiom, also die Gesamtheit der Bakterien in unserem Körper, schon als eigenes Organ, doch andererseits zeigt sich auch, dass es uns nicht gelingt, konsequent auf dieser Ebene zu denken. Solange wir einzelne Spezies für gefährlich halten und uns umgekehrt einbilden, bei diversen Symptomen bestimmte Keime in ein Milieu einbringen zu müssen, so wie das mit einem Probiotikum passiert, sind wir auf der völlig falschen Spur. Denn das ist der maßgebliche Unterschied zwischen probiotischen Präparaten und Effektiven Mikroorganismen: EM wurden nicht nach menschlichem Ermessen ausgewählt und zusammengebracht, sondern sind unter optimalen Bedingungen natürlich herangewachsen. Die genaue Zusammensetzung des Teams wurde von den Bakterien selbst bestimmt und nicht von Menschen, und die Erfahrungen in der Praxis zeigen, dass ein solches Team sehr viel effizienter ein Milieu zu regulieren vermag, als das ein künstliches Präparat jemals könnte. Tatsächlich ist sogar davon auszugehen, dass Probiotika das gar nicht können. Zwar handelt es sich gemäß Definition dabei ebenso um lebendige Mikroorganismen, doch entweder um eine einzelne Spezies oder um eine Kombination einiger weniger Arten, die man für geeignet hielt. Das Ergebnis dieser Produktion im wahrsten Sinne des Wortes ist kein funktionierendes Team, das sich auch nicht effizient in bereits bestehende Teams integrieren kann. Darüber hinaus muss auch noch erwähnt werden, dass den Bakterien im Probiotikum beim Herstellungsprozess zuerst das Körperwasser entzogen wird, damit sie anschließend gefriergetrocknet werden können. So lebendig, wie sie auf der Packung bezeichnet werden, fühlen sie sich vermutlich also gar nicht.

Sicher haben Sie schon gemerkt, dass ich eine große Freundin davon bin, stets den Heilungsweg zu beschreiten, der so natürlich ist wie nur irgend möglich. Die Natur kann vom Menschen nicht verbessert werden und sie muss es auch nicht. Wir dürfen offen eingestehen, dass der beste Wissenschaftler der Welt nicht die geringste Ahnung hat, welcher Keim bei bestimmten Symptomen eine Linderung bewirken kann, weil er das auch gar nicht wissen kann. Nicht umsonst halten sich die Forscher auch in Bezug auf Angaben zurück, wie ein perfektes Mikrobiom auszusehen hat. Man kann es nicht sagen, weil die individuellen Unterschiede viel zu groß sind. Auch die Theorie der drei verschiedenen Mikrobiomtypen hat sich als unhaltbar erwiesen. Ein und dieselbe Art kann sich in verschiedenen Lebensräumen sogar gegenteilig verhalten, und es kann nichts bringen, in ein völliges Chaos eine oder wenige einzelne Spezies einzubringen – genauso wenig, wie es zielführend ist, zum Beispiel nur die Mund- oder die Scheidenflora zu behandeln.

Eine Korrektur des Mikrobioms kann immer nur im Ganzen erfolgen und indem man den Kleinstlebewesen die Möglichkeit bietet, sich so gut als möglich selbst zu organisieren. Man optimiert also das Umgebungsmilieu, stellt den Kontakt zu einer natürlich gewachsenen Vielfalt von Keimen her und darf dann Zeuge werden, wie sich alles Weitere von allein ergibt. Diese unglaublichen Wesen machen einfach untereinander aus, wer von ihnen sich vermehren soll, wer besser verschwindet, bevor es richtig Ärger gibt, und wer unbedingt noch herbeigerufen werden muss.

In der Kürze noch einmal zusammengefasst: Ich halte die Einnahme von diversen probiotischen Präparaten für sinnlos. Stattdessen rate ich Ihnen zum großzügigen Einsatz von Effektiven Mikroorganismen, nicht nur zugunsten Ihrer eigenen Gesundheit. Es wäre wünschenswert, wenn es nach und nach gelingen könnte, auch in Luft, Wasser und Boden wieder eine gesunde Besiedelung zu etablieren. In diesem Sinne dürfen wir auch die Betrachtungsweise aufgeben, wir wären von unserer Umgebung getrennt. Das gesunde Funktionieren unseres Körpers und der Umwelt geht nur Hand in Hand, und es ist allerhöchste Zeit, dass wir das nicht nur begreifen, sondern auch entsprechend handeln. Es wäre also absolut empfehlenswert, dass Sie mit den EM dauerhaft Ihr Trinkwasser und Ihr Umfeld anreichern. Ihr Körper, Ihre Haustiere und Ihre Zimmerpflanzen werden es Ihnen danken. Wenn Sie einen Garten haben, können Sie sie natürlich auch dort einsetzen und damit die Bodenqualität sowie das Wachstum und die Erträge sämtlicher Pflanzen steigern.

Über die Optimierung der Milieubedingungen in Ihrem Körper haben Sie schon einiges gehört. Natürlich ist hier die Ernährung maßgeblich, die möglichst nährstoffreich, saisonal und frisch sein sollte – saisonal deswegen, weil alles Lebendige natürlichen Rhythmen unterliegt. Das gilt für uns genauso wie für die uns bewohnenden Kleinstlebewesen. Eigentlich ist es traurig, dass man sich überhaupt darüber unterhalten muss, welche Lebensmittel gesund für uns sind und welche nicht. Es versteht sich eigentlich von selbst, dass wir uns so ernähren sollten, wie das bis vor wenigen Jahrzehnten jedes Lebewesen auf dem gesamten Planeten gemacht hat. Man hat in der Hauptsache das gegessen, was am jeweiligen Lebensort zum jeweiligen Zeitpunkt von der Natur angeboten wurde, und dazu kleinere Menge von dem, was man sammeln und konservieren konnte.

In jedem Lebensraum herrscht ein bestimmtes Mikrobiom, das auf die saisonalen Schwankungen reagiert. Es durchzieht den Boden, die Luft, das Wasser und die Körper, die dort beheimatet sind, und unterstützt sämtliche ablaufende Prozesse. Es »kennt« die Pflanze, der es beim Wachsen geholfen hat, genauso wie den Menschen und die Tiere, deren Verdauung und Immunsystem es aufrechthält, und es vermittelt ständig zwischen ihnen allen.

Es war bereits alles gut, bevor der Mensch ganz neue Ideen entfaltet hat, doch ich glaube fest daran, dass es noch nicht zu spät ist, das Blatt noch einmal zu wenden. Es muss möglich sein, all das Wissen, das wir im Laufe der Evolution erworben haben, im Sinne eines friedlichen, glücklichen und gesunden Zusammenlebens einzusetzen.

Ich weiß, dass mich viele für eine hoffnungslose Romantikerin halten. Es erscheint ihnen naiv zu glauben, man könnte mit Einläufen und ein paar Bakterien schwere Krankheiten heilen, vielleicht sogar gleich noch die Welt retten.

Doch wie soll es sonst funktionieren? Mit noch mehr Chemie und Zerstörung?

Doch bevor ich zu sehr ins Philosophieren gerate, zurück zu Ihrer Ernährung. Natürlich können die gesunden Keime nur dauerhaft für sich selbst und Ihre Gesundheit sorgen, wenn Sie ihnen auch etwas zu essen geben. Sie wissen bereits, was sie dringend brauchen, nämlich Ballaststoffe. Während der Kur ist die optimale Versorgung damit durch die Flohsamen gewährleistet, die Sie gerne auch dauerhaft einnehmen können. Nur die Heilerde würde ich keinesfalls das ganze Jahr über nehmen, sondern immer nur kurweise. Auch Chia- und viele andere Samen sind wertvoll und generell sind Sie immer ausreichend mit Ballaststoffen versorgt, wenn Sie viel frisches Gemüse und heimisches Obst essen. Natürlich gibt es auch ganz spezielle präbiotische Präparate. Darunter versteht man spezielle Ballaststoffmischungen, die die Wirkung der Probiotika unterstützen sollen, indem sie den Mikroorganismen das Futter liefern, das sie brauchen. Interessanterweise wird beides gar nicht allzu oft gemeinsam verschrieben, vielleicht weil die Ärzte schon wissen, dass die Probiotika sowieso nichts bringen, egal wie gut man sie füttert.

Gegen Präbiotika gibt es im Grunde nichts einzuwenden, auch Flohsamen kann man durchaus als solche betrachten. Sie sollten jedoch nicht als Ersatz für eine gesunde Ernährung angesehen werden und aus natürlichen Zutaten bestehen. Wie bei Lebensmitteln gilt auch für Nahrungsergänzungsmittel: Lassen Sie lieber die Finger davon, wenn die Zutatenliste elendslange ist, und erst recht, wenn Sie die Stoffe, die drin sind, gar nicht kennen. Und genauso wenig wie man Bakterien einnehmen sollte, ohne ihnen dann Nahrung zur Verfügung zu stellen, sollte man Bakteriennahrung schlucken, ohne dass Bakterien da sind, die diese auch aufschließen können. Es kann dann zu scheußlichen Blähungen, Durchfall oder auch Verstopfung kommen. Optimal ist nur, wenn beides gleichzeitig zugeführt wird, so wie wir das bei der Sanierung machen.

Außer dass Sie für eine gesunde Ernährung sorgen, die reich an Nähr- und frei von Giftstoffen ist, können Sie auch sonst sehr viel dafür tun, dass sich die lebensfördernden Mikroorganismen bei Ihnen wohlfühlen. Es ist gar nicht kompliziert, es ihnen gemütlich zu machen. Sie mögen alles, was natürlich ist, und hassen das, was in der Natur überhaupt nicht vorkommt und vielleicht auch noch mit Toxinen belastet ist.

Nicht nur zum Wohl der Keime ist es absolut sinnvoll, zum Beispiel Ihre Kosmetikartikel auszusortieren. Wie bereits an anderer Stelle kurz erwähnt, gelangen über unsere Haut genauso leicht Schadstoffe in unseren Organismus wie über unser Verdauungssystem. Aus diesem Grund sollten Sie auch weitestgehend auf chemische Putz- und Waschmittel sowie auf das Tragen von Kleidung aus synthetischen Fasern verzichten. Auch in Ihrem Wohnumfeld sollten Naturfasern und natürliche Materialien dominieren. Besonders heikel in Bezug auf das Mikrobiom ist natürlich auch die Einnahme von diversen Medikamenten, auch von solchen, die gemeinhin als völlig harmlos betrachtet werden, wie zum Beispiel Nasensprays. Neben Schmerzmitteln sind das die am häufigsten verkauften Mittel überhaupt, und ihre abschwellende Wirkung rührt daher, dass die Durchblutung der Schleimhaut gedrosselt wird – natürlich nicht nur in der Nase, sondern in allen Schleimhäuten. Auch Schleimlöser lösen den Schleim in allen Organen, nicht nur in den Atemwegen, und es versteht sich von selbst, dass das die Bewohner dieser Oberflächen empfindlich stört.

Sie sehen schon: Nachhaltige Gesundheit erfordert ein echtes Umdenken. Im Zeitalter der Wissenschaft liegt der Fokus auf dem Detail, und der Blick für die Gesamtzusammenhänge ist nahezu vollständig verloren gegangen.

WIE GEHT ES NACH DER DARMSANIERUNG WEITER?

Soll ich ganz ehrlich zu Ihnen sein? Ich träume davon, dass Sie bei der Darmsanierung so richtig Blut lecken. Dass Sie von den positiven Auswirkungen und der Einfachheit der Maßnahmen so begeistert sind, dass Sie einen Teil davon fix in Ihren Alltag integrieren und den Rest immer mal wieder zwischendurch anwenden. Es wäre schön, wenn Sie sich danach schon so an die gesunde Lebensweise gewöhnt hätten, dass Sie sie gar nicht mehr hergeben wollen, und wenn Sie Ihren Körper und seine Signale wieder besser verstehen und ihnen mehr vertrauen könnten.

Es lohnt sich, sich im Nachhinein die Zeit zu nehmen, ein wenig Bilanz zu ziehen – aufzuschreiben, was sich genau verändert hat, welche Maßnahmen besonders hilfreich waren und welche anfangs vielleicht lästig waren und sich dann doch als große Geschenke entpuppt haben. Man vergisst diese Dinge so schnell, wenn man wieder im Alltag und in den alten Gewohnheiten versinkt, doch man kann auch verhindern, dass das passiert, indem man bewusst beschließt, dass es diesmal anders sein soll.

Machen Sie einen konkreten Plan, welche Schritte Sie weiterhin regelmäßig anwenden wollen und in welchen Abständen. Bleiben Sie in Kontakt mit Ihrem Körper und registrieren Sie, wie es ihm geht. Nehmen Sie zur Kenntnis, wenn sich die Verbesserungen, die Sie sich erarbeitet haben, wieder umzudrehen beginnen, und greifen Sie sofort ein. Nutzen Sie das neugewonnene Gefühl, das Sie jetzt für ihn haben.

Natürlich kenne ich viele Menschen, die zwar gelegentlich eine Darmreinigung machen, dazwischen aber wieder den Lebenswandel führen, der eben dem heutigen Zeitgeist entspricht. Und ja, sie tun damit mehr für ihre Gesundheit als 90 Prozent der Bevölkerung. Es wirkt sich selbst dann eklatant auf das Wohlbefinden aus, wenn man nur alle zwei Jahre eine solche Kur macht und den Mist, den man sich täglich hineinschaufelt, zumindest nicht über Jahrzehnte ablagern lässt und ebenso lang sämtliche Symptome ignoriert, die sich dadurch ergeben.

Doch wie wäre es, sich immer so zu fühlen wie kurz nach der Darmreinigung? Im stressigen Alltag stets fit und vital zu sein und die täglichen Herausforderungen entspannt zu bewältigen? Dem Appetit zu folgen, das Körpergewicht steuern zu können und nicht ständig von irgendwelchen Beschwerden geplagt zu sein, selbst wenn es nur Müdigkeit ist? Nicht immer ein schlechtes Gewissen haben zu müssen, weil man viel zu wenig auf sich achtet und dabei sogar noch etwas für die Umwelt zu tun?

Wenn das für Sie eine verlockende Vorstellung ist, empfehle ich Ihnen, zunächst mit dem Vorsatz zu starten: »Ich schaue mir an, wie lange ich Freude an dieser Lebensweise habe, denn das ungesunde Leben läuft mir nicht davon.«

Auch »sündigen« können Sie natürlich immer, ich rate Ihnen sogar dazu, das regelmäßig zu tun, weil das nicht nur Ihrem Geist guttut, sondern auch Ihr Mikrobiom flexibel hält. Es gibt nichts Schlimmeres als verbissene Menschen, die sich starr an irgendwelche Postulate halten und dabei nicht merken, dass ihnen sämtliche Lebensfreude verloren gegangen ist.

Ich hoffe aber auch, dass Sie mittlerweile schon ein Gefühl dafür bekommen haben, dass Genuss nicht zwingend ungesund sein muss. Nach einer gewissen Umgewöhnungszeit schmeckt ein Vollkornbrot mit frischen Keimsprossen nicht schlechter als ein Weißbrot mit Wurst und Mayonnaise, und wer sagt, dass ein fettiges Stück Torte leckerer ist als ein Smoothie oder eine Nusscreme mit frischen Früchten? Die durch die vielen Geschmacksverstärker völlig abgestumpften Nerven werden mit der Zeit wieder sensibler, und es gibt keine Horden von Mikroorganismen mehr, die einen dazu verleiten, etwas zu essen, was einem gar nicht guttut.

Sollten Sie sich auch weiterhin gesund ernähren wollen und noch das Gefühl haben, dabei auf etwas verzichten zu müssen, ist es eine gute Idee, auch Ihr Denken in den Prozess mit einzubeziehen. Formulieren Sie in diesem Zusammenhang häufig gedachte Sätze einfach um. Denken Sie nicht: »Ach, das darf ich ja nicht essen«, sondern »Wie schön, dass es so viele leckere Alternativen gibt«. Tun Sie sich nicht selbst leid, sondern freuen Sie sich darüber, dass Sie selbst wieder die Entscheidungen in Ihrem Leben treffen, anstatt irgendwelche Muster ablaufen zu lassen, die sich schon automatisiert haben. Seien Sie stolz auf die positiven Auswirkungen Ihrer Entscheidungen auf Ihren Körper und darüber, dass Sie anderen ein Vorbild sind. Sie können gar nicht ermessen, welche Kreise es womöglich zieht, wenn Sie Ihr Leben verändern, weil Sie ganz automatisch andere inspirieren werden – nicht, indem Sie durch die Gegend ziehen und predigen, sondern indem Sie es einfach vorleben und anderen zeigen, was ein Umdenken bewirken kann.

DOCH WELCHE MASSNAHMEN SOLL MAN ÜBERHAUPT LANGFRISTIG ANWENDEN?

Es wird keinesfalls notwendig sein, permanente Darmspülungen zu machen. Nach der gründlichen Sanierung sollte Ihr Darm wieder beweglich sein und sich selbsttätig ordentlich entleeren können. Der Stuhlgang sollte mehrmals täglich erfolgen und in der Konsistenz weich, feucht glänzend, aber geformt sein. Ich rate Ihnen, dann wieder zum Einlauf zu greifen, wenn Sie etwas gegessen haben, von dem Sie spüren, dass es Ihren Darm belastet, aber auch wenn Sie merken, dass er insgesamt wieder träger wird, alte Symptome zurückkehren oder wenn eine Infektion im Anmarsch ist. Wenn Sie Ihrem Körper die Möglichkeit geben, sich umfangreich zu reinigen, wenn er das mit Hilfe von Halsschmerzen, Husten, Schnupfen, Durchfall oder Ähnlichem sowieso geplant hat, können Sie sich ganz ohne unterdrückende Medikamente viel Leid ersparen.

Leider ist es schwer zu sagen, wie oft es für Sie künftig Sinn macht, eine komplette Sanierung zu wiederholen. Das ist individuell sehr stark unterschiedlich und hängt von der allgemeinen Veranlagung genauso ab wie von bereits vorhandenen Schäden und natürlich der Lebensweise. Ich bin jedoch sehr zuversichtlich, dass Sie es spüren werden, wenn es wieder soweit ist, dass Ihnen eine ausführlichere Kur guttäte. Und wenn Sie sich nicht sicher sind, gilt: Im Zweifel für den Einlauf. Sie wissen ja, dass Sie sich damit keinesfalls schaden können.

Die Flohsamen können Sie – wie bereits kurz erwähnt – gerne dauerhaft einnehmen oder auch mit Chiasamen, Kleie oder Ähnlichem abwechseln. Auch die Bitterstoffe verdienen es, einen festen Platz in Ihrem Alltag zu bekommen, wobei ich zugebe, dass das manchmal schon eine Überwindung ist. Einfach ist es dagegen wieder mit den Effektiven Mikroorganismen, und es gibt wirklich nicht den geringsten Grund, nicht bei der Dosis zu bleiben, an die Sie sich im Rahmen der Darmsanierung gewöhnt haben. Es ist fast schon magisch, wie diese Wunderdinger nicht nur die Zimmerpflanzen in neuem Glanz erstrahlen lassen, das Raumklima fühlbar beleben, jede Fäulnis und jeden Schimmelfleck genauso beseitigen wie unangenehme Gerüche und dann auch noch das Immunsystem stärken sowie die Heilung von nahezu allen Beschwerden erleichtern. Bitte denken Sie unbedingt daran, dass Sie die Lösung nicht nur einnehmen und versprühen, sondern auch in verdünnter Form auftragen oder in anderer Form in die Nähe des Geschehens bringen können. Zum Beispiel können Sie bei Halsschmerzen damit gurgeln oder bei einer Blasenentzündung den Bereich rund um die Genitalien damit einpinseln. Um noch mehr Anregungen und ein besseres Gefühl dafür zu bekommen, lege ich Ihnen ganz besonders die Bücher von Dr. Anne Katharina Zschocke ans Herz, sofern Sie sich nicht daran stoßen, dass die Autorin Darmspülungen verteufelt. Ich kann das zwar nicht nachvollziehen, weil meine Erfahrungen mir seit 15 Jahren in der Praxis etwas ganz anderes sagen, dennoch ist Zschockes Wissen über Bakterien unbezahlbar.

Falls Sie basische Leberwickel, Fuß- oder Vollbäder gemacht haben, können Sie auch das beibehalten; wenn es Ihre Zeit erlaubt, gerne auch täglich.

Heilerde – egal ob Zeolith oder Bentonit –, Chlorella und Papayakerne würde ich dagegen immer nur für einen begrenzten Zeitraum einnehmen. Für MMS und Oreganoöl gilt dasselbe, und sogar den Käsepappeltee und auch alle anderen Kräutertees würde ich nicht täglich trinken. Bei vielen Heilmitteln setzt nach einer gewissen Einnahmedauer ein Gewöhnungseffekt ein und die Wirkung lässt nach. Das ist auch bei Heilkräutern der Fall, ich würde sie daher nur nehmen, wenn ich sie brauche, also zum Beispiel bei Durchfall, Magenschmerzen oder anderen Beschwerden des Verdauungstraktes oder wie bei den Spülungen als Kur. Von dem Oreganoöl und den Papayakernen wissen Sie bereits, dass Sie sie nie länger als 14 Tage am Stück nehmen sollten und das etwa viermal im Jahr oder im Falle einer Infektion. Die Papayakerne helfen Ihnen in erster Linie gegen Darmparasiten, das Oreganoöl kann bei jeder Infektion zum Einsatz kommen. Steigern Sie sich bei jeder neuen Einnahme wieder von einem Tropfen bis auf höchstens dreimal drei Tropfen täglich, bis eine Besserung eingetreten ist oder die Maximaleinnahmedauer von zwei Wochen erreicht ist.

Zeolith und Bentonit können Sie immer dann nehmen, wenn Sie das Gefühl haben, Ihren Körper bei Entgiftungsprozessen unterstützen zu wollen. Das kann zum Beispiel in Phasen erhöhter Stressbelastung der Fall sein, nach einer Krankheit, der Einnahme von Medikamenten, im Zuge einer Zahnbehandlung oder wenn Sie auf andere Art Giften oder Schwermetallen ausgesetzt waren.

Wenn Ihr Körper mit den diversen Mitteln einmal vertraut ist, wird er Ihnen zu verstehen geben, wann er sie wieder braucht und wann er wieder genug davon hat. Nachdem die beiden Heilerden nicht in den Organismus aufgenommen werden und ihn somit auch in keinster Weise belasten, ist es nicht leicht möglich, zu viel davon zu nehmen. Es gibt auch Experten, die zu einer dauerhaften Einnahme raten, die ich jedoch nicht für notwendig halte. Wichtig ist, dass der Stuhlgang während der Einnahme wirklich gut funktioniert, denn wer zu Verstopfung neigt, könnte Nebenwirkungen bekommen, die nicht von der Heilerde selbst herrühren, sondern von den mobilisierten und gebundenen Giften, die nicht ausgeschieden werden können und dann rückresorbiert werden. Wenn Sie also beispielsweise mit Zeolith entgiften und auf Nummer sicher gehen wollen, kombinieren Sie es mit den Flohsamen oder machen Sie sich gelegentlich einen Einlauf.

In Bezug auf die diversen Algen scheiden sich die Geister. Manche raten zur dauerhaften Einnahme, andere sind der Meinung, dass man sie nur während einer Ausleitung schlucken sollte, und zwar unter Austestung der genauen Dosis. Ich tendiere auch hier dazu, dass individuelle Gespür miteinzubeziehen. Ich habe eigentlich das ganze Jahr über das Chlorellapulver neben meinem Mixer stehen und gebe gerne etwa einen halben Teelöffel in den Smoothie; wann ich es allerdings tue, entscheide ich ganz nach Gefühl. Darmreinigungskuren begleite ich mittlerweile immer damit, habe das aber ehrlich gesagt früher nicht getan und ich hatte trotzdem gute Erfolge. Es bleibt dabei: Es geht nichts über Ihre eigene Intuition. Um diese zu unterstützen, gibt es auch verschiedene Formen der Austestung, wie zum Beispiel mit Hilfe eines Pendels oder Biotensors oder aber auch kinesiologisch über Muskeltests.

WANN IST DIE DARMSANIERUNG ÜBERHAUPT ABGESCHLOSSEN UND IST SIE IMMER ERFOLGREICH?

»Wie kann ich überprüfen, ob mein Darm nach der vorgegebenen Zeitspanne auch wirklich gründlich gereinigt ist?« Wieder eine der häufig gestellten Fragen. Um ganz ehrlich zu sein, eine Garantie kann es nicht geben. Drei Wochen sind in der Regel eine ausreichende Zeitspanne, wenn keine größeren Beschwerden da sind. Bei der sechswöchigen Kur für Menschen mit chronischen Problemen ist es schon schwieriger, weil die Art und die Intensität der Symptomatik für den Heilungsverlauf genauso eine Rolle spielen wie die Zeitdauer, über die die Probleme schon bestehen.

Natürlich gibt es recht eindeutige Anzeichen dafür, dass Ihr Darm sich richtig wohlfühlt, die man in einem Satz so zusammenfassen kann: Sie bemerken ihn nicht wirklich. Zieht er hingegen mit diversen Geräuschen, Blähungen oder sonstigen Sperenzchen immer wieder Ihre Aufmerksamkeit auf sich, geht es ihm noch nicht wirklich gut.

Dann sollten Sie Folgendes tun: Entscheiden Sie nach Gefühl, ob Sie die Darmreinigung in der beschriebenen Weise noch eine Weile fortführen oder lieber erst einmal eine Pause einlegen und die Maßnahmen später wieder aufnehmen wollen. Beides ist völlig in Ordnung und Ihr Körper wird Ihnen sagen, was er braucht. Natürlich gibt es auch Zwischenlösungen, indem Sie einige Schritte beibehalten und andere aussetzen. Gerade wenn Sie zwar deutliche Verbesserungen bemerken, aber noch nicht ganz zufrieden sind, ist es sinnvoll, noch ein wenig durchzuhalten.

Ziehen Sie aber auch in Betracht, die geistig-seelische Ebene in Ihre Bemühungen miteinfließen zu lassen. Denn immer dann, wenn sich chronische Krankheiten als sehr hartnäckig erweisen, gibt es noch einen Konflikt, der gesehen werden will. Ich werde im Kapitel »Der Darm und die Seele« näher auf die Themenbereiche eingehen, die sich häufig über den Darm zeigen.

Die Sanierung ist immer erfolgreich in dem Sinne, dass sie sich in jedem Fall in vielerlei Hinsicht positiv auswirken wird. Viele Symptome können dadurch gelindert oder sogar vollständig geheilt werden, man fühlt sich wieder fitter, schläft besser, hat ein besseres Körpergefühl und sieht auch besser aus.

Doch natürlich gibt es chronische Prozesse im Körper, die nach der vorgegebenen Zeitspanne nicht vollständig ausgeheilt sein werden. Dazu können auch heftige Nahrungsmittelunverträglichkeiten gehören oder – besser gesagt – das ausgeprägte Leaky-Gut-Syndrom, das in solchen Fällen zugrunde liegt. Ich habe viele Betroffene kennengelernt, die bis zu einem Jahr immer wieder Darmspülungen durchführen mussten, bevor sich ihr Darm vollständig erholt hatte. Auch die daran anschließende Phase, in der versucht werden sollte, die Lebensmittel in kleinen Dosen langsam wieder zu sich zu nehmen, kann dann immer wieder zu kleineren Rückschlägen führen. Versuchen Sie wirklich erst dann, den Speiseplan wieder zu erweitern, wenn Sie richtig Lust dazu haben und sich insgesamt deutlich stabiler fühlen als vor der Reinigung. Trotzdem kann es immer passieren, dass Sie etwas anfangs nicht vertragen, und Sie wissen ja nun auch warum: weil einfach die zum Aufschluss notwendigen Bakterien noch nicht vorhanden sind. Denken Sie nicht, dass Sie nichts erreicht haben. Ihr Darm kann bereits vollständig abgeheilt sein und trotzdem mit Durchfall reagieren, wenn die Darmflora noch nicht auf ein Nahrungsmittel eingestellt ist. Bleiben Sie dran, sonst kann das auch künftig nicht passieren. Wenn Ihnen etwas nicht bekommt, lassen Sie dieses Nahrungsmittel erst einmal wieder ein paar Tage weg, spülen Sie Ihren Darm einige Male mit dem Käsepappeltee und versuchen Sie es dann noch einmal mit einer kleineren Portion. Bleiben Sie dabei möglichst locker und gehen Sie stets davon aus, dass Sie alles problemlos essen können, was sie wollen. Auch wenn Ihr Körper Ihnen bisher etwas anderes gezeigt hat, vergessen Sie nicht: Er kann nicht anders, als das auszudrücken, was Sie denken und fühlen. Wenn Sie übervorsichtig und panisch sind, ist es auch Ihr Darm. Es ist gerade im Fall von schweren Darmentzündungen sehr oft unerlässlich, dass auch auf der geistig-seelischen Ebene die vorhandenen Ängste bearbeitet werden.

Es gibt also immer wieder Menschen, die nach dem ersten Sanierungsdurchgang noch nicht vollständig mit dem Ergebnis zufrieden sind. Sie müssen dann eben entweder noch ein wenig durchhalten oder nach einer Pause ein weiteres Mal neu starten und nebenbei, wie erwähnt, die geistig-seelische Ebene einbeziehen. Es zeigt sich in der Praxis, dass genau diejenigen enttäuscht werden, die ganz genaue Vorstellungen vom genauen Ablauf und dem zu erreichenden Ziel haben und die während der Durchführung jede Körperreaktion genau beobachten. Zwar ist es sicher gut, klare Ziele zu haben, doch die Umsetzung sollte nicht verbissen erfolgen. Druck und Kontrolle wirken sich immer kontraproduktiv aus.

Um ganz offen zu sein, gibt es in Bezug auf die Darmsanierung große Unterschiede in der Herangehensweise von Männern und Frauen. Männer brauchen wesentlich länger, um Derartiges überhaupt in Erwägung zu ziehen. Neue Dinge auszuprobieren und auch dann etwas für den Körper zu tun, wenn es noch nicht um Leben und Tod geht, scheint tendenziell eher Frauensache zu sein, obwohl es natürlich auch Ausnahmen gibt. In 15 Jahren praktischer Tätigkeit hatte ich einen Anteil an männlichen Klienten von etwa fünf Prozent. Gleiches gilt für die Quote in diversen Vorträgen und Seminaren, und zwar auch für die, die ich besuche, nicht nur für die, die ich abhalte. Doch wenn die Herren sich dann einmal für eine bestimmte Vorgehensweise entschieden haben, ziehen sie sie oft völlig problemlos durch. Frauen dagegen sind zwar schnell zu begeistern, verfallen aber auf ihrem Weg immer wieder in Zweifel. Manche neigen dazu, bei jedem Zwicken im Bauch entweder die Methode an sich in Frage zu stellen, oder sie glauben, sie hätten etwas falsch gemacht. »Kann das sein, dass ich nach fünf Einläufen immer noch nicht von selbst aufs Klo gehen kann?«, »Was mache ich falsch, wenn ich bei der dritten Spülung immer noch nicht mehr als einen Viertelliter Wasser hineinbekomme?«, oder »Ich kann nur zehn Minuten mit dem Wasser im Bauch am Boden liegen, müssten es nicht zwanzig sein?«, solche Fragen kommen in meiner Lesergruppe immer nur von Frauen. Auch zu Gedanken der Art »Bei mir funktioniert das sowieso nicht« neigen ehrfahrungsgemäß eher meine weiblichen Leserinnen, und sie beziehen sich damit immer auf das, was sie am dringendsten erreichen wollen. Ganz viele positive Effekte werden bisweilen vollkommen übersehen, aber man hat zum Beispiel noch kein einziges Kilo abgenommen, dabei macht man es doch genau deswegen. Daran sieht man auch ganz deutlich, dass hier eine Sperre im Gehirn besteht, denn allein, wenn der Darminhalt entleert wird, muss die Waage schon etliche Kilos weniger anzeigen. So ein praller, verschlackter Darm wiegt schon was. Das ist ja auch genau das, was die Dünnen, die die Sanierung machen, anfangs beklagen. Sie wollen endlich zunehmen, was sie wenig später in der Regel schon problemlos können.

Ganz besonders in Erinnerung ist mir ein Mann geblieben, der wegen Herzrhythmusstörungen und Ängsten zu mir kam und ganz nebenbei auch einen zu hohen Blutdruck und ein wenig zu viel auf den Rippen hatte. Er war meinen Vorschlägen gegenüber zunächst sehr skeptisch, fragte immer wieder nach, warum ich bestimmte Maßnahmen für sinnvoll hielt, und ließ sich erklären, was dabei genau im Körper passiert. Schließlich schien er überzeugt zu sein und ich hörte einen Monat nichts von ihm, bevor er seinen nächsten Termin ausmachte. Als wir uns wieder sprachen, waren sechs Wochen vergangen, und ich war wirklich gespannt, was er berichten würde. Was er mir tatsächlich erzählte, überraschte mich aber dann doch sehr. Er hatte bereits zehn Kilo abgenommen, der Blutdruck hatte sich so normalisiert, dass er selbsttätig unter genauer Kontrolle seine Medikamente abgesetzt hatte, und die Herzrhythmusstörungen waren schon viel weniger geworden – und auch die Ängste, denn er wisse ja jetzt, was zu tun sei, meinte er. Immer noch machte er täglich die Einläufe, weil er meinte, er sei noch nicht ganz zufrieden, aber den Rest bekäme er auch noch hin. Ich war tief beeindruckt und fragte ihn, was er sich denn von dem heutigen Termin mit mir erwarte. Seine Antwort: »Gar nichts, ich wollte dir nur berichten, was ich geschafft habe, und dir danken.«

Auch viele andere Fälle haben mir immer wieder gezeigt, dass Menschen, die die Fähigkeit haben, sich für einen Weg zu entscheiden und ihn dann ohne Wenn und Aber einfach zu gehen, in allen Lebensbereichen erfolgreicher sind als die, die sich leicht verunsichern lassen. Gehört man zu Letzteren, kann man das natürlich nicht auf Knopfdruck abstellen, doch es bewirkt eine Menge, wenn man sich diese Tatsache zumindest bewusst macht und sich immer wieder selbst sagt: »Das habe ich so entschieden, das mache ich jetzt auch so.« Wenn Hindernisse auftauchen, kann das auch deswegen der Fall sein, weil irgendwelche Befürchtungen zur selbsterfüllenden Prophezeiung geworden sind. Dann ins Drama zu verfallen, ist nur eine Möglichkeit, damit umzugehen. Eine andere wäre, sich zu denken: »Ah, das ist nur wieder meine Unsicherheit, ich mach einfach weiter.«

Mehr über ganz typische Hindernisse – geistig-seelischer und körperlicher Art – bei der Durchführung der Darmsanierung gibt's im nächsten Kapitel.

TYPISCHE HINDERNISSE
BEI DER DARMSANIERUNG

Das Stichwort der Erstverschlimmerung ist in diesem Buch schon einige Male gefallen. Damit sind die anfänglichen Verschlechterungen bereits vorhandener Beschwerden gemeint. Egal ob Ihre Probleme direkt im Verdauungstrakt spürbar werden, Sie häufige Kopfschmerzen, eine Hautkrankheit oder Panikattacken haben – wann immer Sie Ihren Symptomen mit nachhaltigen Methoden zu Leibe rücken, können sie sich zunächst einmal verschlimmern. Auch im späteren Heilungsverlauf kann es zu Aufs und Abs kommen. Bei medikamentöser oder operativer Unterdrückung ist das nicht der Fall, hier tritt in der Regel sofort eine Verbesserung ein, doch es besteht die Möglichkeit, dass mit etwas zeitlichem Abstand an anderer Stelle Beschwerden auftauchen, die oft noch schlimmer sind als das Ursprungsproblem und die man zunächst gar nicht damit in Zusammenhang bringt. So wie zum Beispiel in den Jahren nach einer Mandeloperation manchmal eine Migräne erscheint oder nach mehrmaliger Antibiotikatherapie Allergien oder Asthma auftreten können.

Man könnte also sagen, dass eine Erstverschlimmerung als gutes Zeichen zu werten ist, denn die Erfahrung zeigt, dass im Zuge bestimmter Maßnahmen genau das verstärkt wird, was nachher gar nicht mehr auftauchen wird oder zumindest sehr viel seltener und in stark verminderter Form. Manchmal kehren bei einer Entgiftung sogar Symptome wieder, die man schon vergessen hatte, weil sie schon so lange zurückliegen. So sind bei mir nach einer Darmreinigung über mehrere Wochen starke Verschleimungen der Atemwege aufgetreten, ohne dass ich mich erkältet hatte. Ich konnte mich auch genau daran erinnern, dass ich vor etlichen Jahren monatelang gegen diesen vielen Schleim gekämpft hatte, der dann plötzlich wieder weg war. Ganz offensichtlich war ein Teil davon aber doch noch irgendwo im Gewebe abgelagert und wurde durch die Entgiftung mobilisiert. Als ich mit der Einnahme von Chlorella begann, waren für ein paar Tage meine alten Herzrhythmusstörungen wieder da. Früher hätten mich solche Reaktionen gestört, vielleicht sogar in Angst versetzt, doch mittlerweile hat sich meine Haltung geändert. Ich freue mich, wenn mein Organismus auf meine Schritte reagiert, und ich vertraue ihm, dass er wissen wird, was zu unser beider Wohl zu tun ist.

Wenn Sie sich also fragen, ob eine Symptomatik, die im Zuge eines Reinigungsprozesses auftritt, auch von diesem ausgelöst wurde, dann kann man das sehr zuverlässig mit Ja beantworten, sofern Ihnen bekannt vorkommt, was Sie da gerade erleben, egal, wie lange es zurückliegt. Je weniger Sie sich dagegen wehren, umso schneller ist der Spuk in der Regel auch wieder vorbei. Die meisten Erstverschlimmerungen dauern ohnehin nur wenige Tage und wenn es wirklich einmal länger dauert, ist das eben genau das, was der Körper jetzt braucht – und vielleicht sogar Seele und Geist, um einen konstruktiven Umgang damit zu üben.

Speziell ansprechen möchte ich das Thema Hämorrhoiden, weil das etwas ist, was sich im Zuge einer Darmsanierung eigentlich immer verschlimmert. Manchmal haben Betroffene sogar das Gefühl, dass die unangenehmen Knubbel am Hintern durch die Reinigung zum ersten Mal aufgetreten sind. Aus meiner Sicht ist es aber wahrscheinlicher, dass sie unbemerkt im Inneren des Darms auch schon vorher da waren und nun verstärkt hervortreten. Es handelt sich dabei ja um gestaute Darmgefäße, in denen das Blut nicht ordnungsgemäß abfließen kann, weil der Darm überladen ist und dadurch erstens der Druck in der Bauchhöhle unverhältnismäßig hoch wird und zweitens die Leber mit dem Entgiften nicht nachkommt, so dass das Blut aus den Verdauungsorganen nicht zeitgerecht in den Kreislauf weitergeleitet werden kann. Hämorrhoiden sind extrem schmerzhaft und manchmal können sie sogar gefährlich werden, nämlich dann, wenn sie platzen und man viel Blut verliert. Wenn sie sich durch eine Reinigungskur zunächst verschlimmern, ist das natürlich sehr unangenehm, und trotzdem gibt es aus meiner Sicht keinen anderen Weg, um sie dauerhaft wirklich loszuwerden. Der Rückstau kann nur beseitigt werden, indem der Darm komplett geleert wird, und die ängstliche Frage, die ich oft höre, »Kann ich denn sicher sein, dass die Dinger nachher wirklich weg sind«, kann ich guten Gewissens mit Ja beantworten. Wie sollen sich die Gefäße noch stauen, wenn der Darm gut geleert, der ganze Bauch wieder weich ist und nicht ständig Gifte resorbiert werden müssen, die die

Leber überfordern? Dagegen wird es nur kurzfristig helfen, die heraushängenden Knäuel einfach wegzuschneiden, zu veröden oder ein Stück weiter nach innen zu hängen. Der Stau bleibt ja weiterhin aufrecht und wird noch ganz andere Folgen nach sich ziehen.

Ich gebe jedoch zu, dass es nicht ganz leicht ist, regelmäßige Einläufe durchzuführen, wenn die Hämorrhoiden gerade in voller Blüte stehen. In ihrer Nähe herumzustochern ist dann selbst mit einem weichen Silikonrohr bisweilen die Hölle. Wenn es gar nicht auszuhalten ist, müssen Sie natürlich pausieren, doch je konsequenter Sie dranbleiben, umso schneller werden Sie nachhaltige Verbesserungen erzielen. Zudem helfen Sitzbäder mit Eichenrinde dabei, dass die Schwellung zurückgeht und der schlimmste Schmerz schnell gelindert wird.

Neben den Erstverschlimmerungen gibt es natürlich auch noch die Nebenwirkungen des Entgiftens – also die Symptome, die dadurch entstehen, dass abgelagerte Stoffe aus dem Gewebe gelöst werden und mit dem Blut durch den Körper transportiert werden, bevor sie ausgeschieden werden können. So kann es zum Beispiel zu Kopfschmerzen, Schwindel und Kreislaufproblemen kommen, zu verstärkten Ausscheidungsreaktionen wie starkem Schwitzen, Durchfall oder sogar Erbrechen, und auch die Nerven können sich melden, so dass man vielleicht gereizt ist oder mit wechselnden Emotionen zu kämpfen hat. Nachdem wir bei unserer Kur ja bei der Ausscheidung ansetzen, ist nicht mit größeren Problemen zu rechnen. Sollten sie wider Erwarten doch auftreten, können Sie lindernd eingreifen, indem Sie erstens ebenfalls sofort für verstärkte Ausleitung sorgen, wie zum Beispiel durch einen zusätzlichen Einlauf, ein basisches Fuß- oder Vollbad oder auch einfach nur durch das Trinken eines großes Glases Wassers. Zweitens können Sie die Dosis Ihrer Maßnahmen reduzieren, also einfach die Menge aller Substanzen, die Teil der Kur sind, verringern, die Spülungen mit weniger Wasser durchführen oder auch einmal einen Tag aussetzen.

Manchmal kann es jedoch noch heilsamer sein, trotz der Nebenwirkungen unverändert weiterzumachen. Seien Sie ehrlich zu sich selbst und wenn es recht wahrscheinlich ist, dass Ihr Problem gar nicht wirklich auf der körperlichen Ebene liegt, sondern mit Selbstsabotage zu tun hat, dann lassen Sie doch auch diese Gewohnheit gleich hinter sich.

Ja, auch abseits der körperlichen Ebene können sich Hindernisse zeigen, die uns davon abhalten, ruhig und gelassen unseren Zielen entgegen-

zugehen. Ganz vorne mit dabei ist da sicher die Ungeduld. Schon am Anfang trifft einen halb der Schlag, wenn man erfährt, dass man drei oder gar
sechs Wochen durchhalten soll, wie soll man denn das schaffen? Und auch
zwischendurch werden immer wieder Phasen kommen, in denen sich häufig Gedanken melden wie etwa: »Mir dauert das alles zu lange. Das ist so
ein Aufwand und ich bemerke noch immer keinen Erfolg ...« Man kann das
auch als Einladung interpretieren, bewusst Gedanken zu wählen, die einen
vorwärts bringen. Man vergisst ja oft, dass man es selbst ist, der da denkt,
und dass man das auch beeinflussen kann. Wenn Ihnen also gerade alles
viel zu langsam geht, finden Sie Sätze für sich, mit denen Sie sich gut bei
der Stange halten können. Zum Beispiel: »Es ist mir völlig egal, wie lange
das dauert, ich mach das jetzt einfach.« Oder »Nachhaltiger Erfolg braucht
seine Zeit und ich habe alle Zeit der Welt.« Sie finden sicher etwas, was
Ihnen ganz persönlich gut gefällt und Ihnen wieder Auftrieb geben kann.
Versuchen Sie aber bitte, sich nicht allzu lange selbst damit im Weg zu stehen, dass Sie sich immer wieder vorbeten, wie mühsam alles ist. Seien Sie
sicher, dass Sie umso mehr profitieren, je mehr Sie investieren, das gilt
natürlich auch im Zusammenhang mit dem Zeitfaktor. Kurzfristige Ergebnisse lassen sich schnell erzielen, doch langfristige Erfolge brauchen länger. Betrachten Sie Ihren Körper nicht als ein Instrument, das schnellst-
möglich wieder wunschgemäß funktionieren soll, sondern als Freund und
Partner, der Sie durch das Leben trägt und der nun ein wenig braucht, um
sich von dem zu erholen, was Sie ihm in den letzten Jahren und Jahrzehnten zugemutet haben. Unterstützen Sie ihn in einer liebevollen Haltung und setzen Sie ihn nicht unter Druck.

Wenn man so will, kann man jede Form von inneren und äußeren
Widerständen als Erstverschlimmerung bezeichnen, denn in einem ganzheitlichen Heilungsprozess kann alles hochkommen, was gesehen werden
will. Wer beim Entgiften ungeduldig wird, wird es auch in anderen Lebensbereichen sein, und dann ist das doch eine gute Gelegenheit, um zu üben,
dieses Muster einmal zu durchbrechen. Wäre es nicht wunderbar, wenn
die Darmsanierung nicht nur zu einer Verbesserung des Wohlbefindens,
sondern auch zu mehr Gelassenheit führen würde?

Nicht jedes Hindernis entsteht in Ihnen selbst. Sie können mit nahezu
hundertprozentiger Sicherheit davon ausgehen, dass irgendjemand me-
ckern wird, wenn Sie beschließen, gravierende Veränderungen in Ihrem

Leben einzuleiten. Wenn es nicht die inneren Stimmen sind, die sich immer wieder etwas Neues einfallen lassen, um im alten Fahrwasser bleiben zu können, dann sind es eben die lieben Mitmenschen. Lebenspartner, Kinder, Eltern und enge Freunde betrifft es natürlich auch, wenn Sie plötzlich von der Spur abweichen, auf der bisher alle einhellig unterwegs waren. Man fühlt sich auf den Schlips getreten, denn was soll denn bitte am Altbewährten plötzlich schlecht sein? Womöglich macht man sich Sorgen, dass Sie das Opfer einer umfangreichen Gehirnwäsche oder einer Sekte geworden sind, und wer weiß, was Ihnen als Nächstes einfällt. Scheinbar muss man bei Ihnen ja neuerdings mit allem rechnen. Wenn Sie dann auch noch der- oder diejenige sind, der oder die im Haushalt für das Kochen zuständig ist, muss man zudem befürchten, nun nie mehr etwas Vernünftiges von Ihnen zu essen zu bekommen.

Um den Familienfrieden bestmöglich zu wahren, empfehle ich, keinerlei Druck auf andere auszuüben, mit Ihnen mitzuziehen. Selbst wenn Sie noch so begeistert sind von Ihrem Vorhaben oder den bereits erzielten Erfolgen und wenn das, was Sie tun, natürlich auch für andere gesund wäre: Sie helfen Ihren Mitmenschen am meisten, wenn Sie Ihnen einfach vorleben, wie gut es Ihnen damit geht. Verzichten Sie gänzlich darauf, irgendetwas zu predigen, weil die natürliche Gegenreaktion dann die sein muss, den Weg, für den Sie sich entschieden haben, genauso vehement in Frage zu stellen, wie Sie das umgekehrt tun. Der Wunsch nach Veränderung muss und darf in jedem Menschen selbst entstehen. Sparen Sie sich Ihre Energien für Ihren eigenen Heilungsprozess und vergeuden Sie sie nicht damit, andere von etwas überzeugen zu wollen, und auch nicht damit, Ihr Tun zu verteidigen. Das müssen Sie nicht. Sie können tun, was Sie wollen, und die Menschen in Ihrem Umfeld dürfen selbstverständlich ihre Meinung und ihre Befürchtungen dazu äußern. Danken Sie ihnen für ihre Einschätzung und dafür, dass sie sich Sorgen um Sie machen, versprechen Sie ihnen, gut auf sich achtzugeben, und machen Sie einfach weiter.

Glauben Sie mir, ich weiß, wovon ich spreche. Nachdem ich mein ganzes Leben lang schon ein sehr niedriges Körpergewicht habe, war meine Familie jedes Mal in Alarmbereitschaft, wenn ich wieder eine neue Form für mich gefunden hatte, meinen Körper zu entgiften. Mittlerweile haben – ganz ohne Nachdruck – schon sehr viele meiner Herangehensweisen rege Verbreitung unter den Verwandten und Bekannten gefunden, schlicht und einfach dadurch, dass für jeden offensichtlich wurde, wie ich mich im Laufe der Jahre von einem kranken, unglücklichen Menschen in einen gesunden und glücklichen verwandelt habe.

Außerdem darf man sich natürlich eingestehen, dass die lieben Mitmenschen oft nur aussprechen, was man selbst insgeheim befürchtet. Der altbekannte Zustand mag viele Nachteile haben, doch man kennt ihn zur Genüge und hat sich ganz gut damit arrangiert. Doch wie wird es sein, wenn man nun liebgewonnene Gewohnheiten durch andere ersetzt? Auf einer Ebene unserer Persönlichkeit macht uns das Angst. Tatsächlich ist es so, dass man den Umfang der Auswirkungen im Vorfeld nicht abschätzen kann, denn ja, es kann sich eine Menge verändern. Seien Sie jedenfalls darauf gefasst, dass es Ihnen nach einer gründlichen Entgiftung nicht mehr problemlos gelingen wird, sich zu verbiegen und die eigenen Bedürfnisse zugunsten der Erwartungen anderer zurückzustellen. Es wird Ihnen eine Menge Kraft und Lebendigkeit verleihen, wieder in einer gesunden Symbiose mit einem riesigen Team an Lebewesen zu leben, die Ihre körperliche und geistige Gesundheit unterstützen. Über kurz oder lang wird sich das mit Sicherheit auch positiv in Ihren zwischenmenschlichen Beziehungen spiegeln, nur anfangs kann es ein wenig holpern. Erstverschlimmerung eben, Sie wissen ja.

In welcher Form die Hindernisse auch immer auftauchen, Sie sollten Folgendes wissen:

Es ist zu erwarten, dass es Widerstände geben wird, wenn Sie neue Wege gehen. Werten Sie sie keinesfalls als Zeichen, dass Sie etwas falsch gemacht haben oder vom rechten Kurs abgekommen sind und lieber umdrehen sollten. Sie sind vielmehr eine Einladung, immer wieder Ihren Entschluss zu bekräftigen und Ihren Kurs neugierig, stolz und freudvoll zu verfolgen.

Jeder innere und äußere Stolperstein, dem Sie begegnen, ist eine Spiegelung Ihrer Zweifel und Ängste. Je klarer Sie sind, dass Sie eine echte Veränderung wollen, umso weniger wird sich Ihnen entgegenstellen.

DER DARM UND DIE SEELE

Wie bereits an anderer Stelle erwähnt, ist der Darm meist das erste Organ, das auf Gefühlsregungen reagiert. Das liegt einerseits an der engen Verbindung zwischen unseren Emotionen und dem enteralen Nervensystem und andererseits daran, dass der Organismus bei Stress seine Leistungsfähigkeit erhöht, indem er die Durchblutung des Verdauungssystems drosselt. So wirkt sich kurzfristiger Stress unmittelbar im Bauch aus und anhaltender Druck führt zu chronischen Magen-Darm-Beschwerden. Mit anderen Worten: Jede Überforderung des Systems wird auch im Darm spürbar. Deshalb werden auch Konflikte, die sich durch Probleme in anderen Organsystemen zeigen, sehr schnell die Verdauung in Mitleidenschaft ziehen, so wie man eben alles, was einem im Leben passiert, »verdauen« muss.

Es gibt aber auch Konflikte, die in erster Linie über den Verdauungstrakt auf sich aufmerksam machen.

Für den gesamten Körper gilt: Symptome sind in der Regel körperlicher Ausdruck eines seelischen Konfliktes. Je chronischer ein Geschehen ist, umso höher ist der seelische Anteil seiner Ursache. Während man bei einer Erkältung nicht unbedingt nach dem dahinterliegenden Konflikt suchen muss, lohnt es sich absolut, das bei länger dauernden Beschwerden zu tun. Jedes Symptom hat eine Botschaft im Gepäck und will den Blick des Betroffenen in eine bestimmte Richtung lenken, ihn auf etwas aufmerksam machen, was er bisher nicht gesehen hat. Wie überall anders im Körper auch, weisen bestimmte Darmbeschwerden auf bestimmte Konflikte hin und können direkt gedeutet werden. Zudem wirken sich alle Konflikte, die in erster Linie anderswo im Körper sichtbar werden, immer auch auf den Darm aus, weil sich jeder Stress auf den Darm auswirkt. Herauszufinden, wo das Problem genau liegt, ist gar nicht so schwer. Man muss nur zuhören, wie jemand beschreibt, was mit ihm passiert. Sagt jemand zum Beispiel: »Ich habe solche Kopfschmerzen, ich kann gar nicht mehr denken«, ist das ein Hinweis darauf, dass er sich in der letzten Zeit entweder zu viele Gedanken gemacht hat und ihn der Körper jetzt dazu zwingt, damit aufzuhören, oder aber, dass er sich um einen bestimmten Bereich besser Gedanken machen sollte, der Schmerz also quasi die Mitteilung im Gepäck hat: »Hey, dein Denken ist blockiert, was ist da los?!?«. Man sollte also immer in beide Richtungen blicken. Manchmal kompensiert der Körper, manchmal erinnert er einfach nur. Sehr oft ist es auch eine Kombination aus beidem. Im Beispiel mit den Kopfschmerzen wäre nämlich denkbar, dass zwar generell zu viel gedacht, ein ganz bestimmter Bereich aber verdrängt wird. Jedenfalls geht es um ein Ungleichgewicht, das mit dem Denken zu tun hat.

Hat jemand stattdessen Schwierigkeiten beim Gehen und kommt nicht mehr vom Fleck, gilt es herauszufinden, ob er im übertragenen Sinn stagniert oder sich im Gegenteil ständig selbst überholt und vom Körper eingebremst wird. Auch hier kann natürlich wieder beides der Fall sein, denn man kann wunderbar in einem Bereich auf der Stelle treten und in einem anderen viel zu viel auf einmal wollen. Hier einen bewussten Ausgleich herzustellen, wird die Heilung unterstützen und beschleunigen. Der Auftrag, den die Beschwerden mitgebracht haben, ist dann erfüllt und sie können gehen.

Lassen Sie uns in dieser Art einmal auf die häufigsten Darmprobleme schauen.

AUF WELCHE KONFLIKTE WEISEN HÄUFIGE DARMPROBLEME HIN?

Um die Botschaft einer Symptomatik herauszufinden, sollte man, wie gesagt, einfach sehr genau hinhören, wie sie beschrieben wird. Ist man selbst betroffen, ist man eingeladen, zunächst einmal in einfachen Worten auszudrücken, was eigentlich passiert, ganz losgelöst von jeglichen Diagnosen und Fachbegriffen. Bei einer Nahrungsmittelunverträglichkeit wäre das zum Beispiel: »Ich vertrage nicht alles, was ich aufnehme.« Oder: »Mein Körper reagiert mit Abwehr auf harmlose Lebensmittel.« Vielleicht sogar: »Ausgerechnet das, was ich am liebsten esse, vertrage ich nicht.« Es ist wichtig, persönliche Einfärbungen nicht wegzulassen, sondern genau das auszudrücken, was einem als Erstes in den Sinn kommt. Am besten ist es, man schreibt das einmal auf, um es anschließend aus der Sicht eines neutralen Beobachters zu deuten und mit ein wenig zeitlichem Abstand noch einmal draufzuschauen.

Aus den Beispielsätzen kann man schon einiges herauslesen. Dass vieles nicht gut vertragen wird und gegen Harmloses eine Abwehr erfolgt, ist ein Hinweis darauf, dass das auch im übertragen Sinn der Fall ist. Der Körper kann sich nur intolerant zeigen, wenn diese Qualität auch auf einer anderen Ebene im System vorhanden ist, wobei die Unverträglichkeiten umso stärker sind, je weniger sich der Betroffene das eingesteht.

In den vergangenen Jahren hatte ich viele Klienten mit dieser Symptomatik, und es handelte sich dabei in der Regel um Menschen, die sich als sehr offen und tolerant bezeichnet hätten und zunächst erstaunt waren, als ich das Wort »Intoleranz« in den Raum warf. (Eigentlich war es ja nicht ich, sondern der Körper.) Bei genauerem Hinsehen fanden sich aber stets Bereiche, in denen es Schwierigkeiten gab, damit zurechtzukommen, wenn die Dinge anders liefen, als man sie sich vorgestellt hätte. Ich erinnere mich zum Beispiel an eine junge Mutter, die sehr bewusst, vielseitig interessiert und stets offen für Neues war. Sie war stolz darauf, ihrer Tochter auf Augenhöhe zu begegnen und sie sehr offen zu erziehen. Als ich sie fragte, ob es Bereiche gäbe, in denen sie sehr strikte Vorstellungen hätte, verneinte sie. Sie käme mit allen Meinungen gut zurecht, sagte sie. In der zweiten Sitzung ließ sie sich dann eine volle Viertelstunde darüber aus, wie weh es ihr tue, dass ihre Schwester ihrem Sohn gegenüber viel zu autoritär sei und ihn kaum in Entscheidungen miteinbezöge. Das Kind tue ihr leid, und wenn sie ganz ehrlich sei, hätte sie den Buben am liebsten selbst aufgezogen, denn es könne nicht richtig sein, ihn so zu behandeln. Zu allem Übel zeige sich die Schwester auch noch völlig beratungsresistent und wolle nicht einsehen, dass meine Klientin besser über Kindererziehung Bescheid wisse.

Da war der Fall klar: Genau dort konnte sie ansetzen, um ihre Unverträglichkeiten loszuwerden. Sie durfte lernen, konsequent das zu leben, was sie eigentlich von sich selbst erwartete, nämlich tolerant gegenüber anderen Herangehensweisen zu sein, und zwar erst recht, wo es ihre wichtigsten Prinzipien berührte.

Eine andere junge Dame, die sehr unter ihren Beschwerden litt, hatte ebenfalls schon sehr viel an sich gearbeitet. Sie war spirituell interessiert und legte so großen Wert auf einen liebevollen und wertschätzenden Umgang, dass es mir sofort auffiel. Was für ihre Mitmenschen sicher angenehm war, wurde für sie selbst zur Falle, denn sie konnte nicht damit umgehen, dass es in ihrem nahen Umfeld Personen gab, die ihren Vorstellungen nicht entsprechen wollten. Sowohl ihr Vater als auch ihr Partner neigten zu cholerischen Ausbrüchen, bei denen sie manchmal sogar beleidigend wurden. Für meine Klientin gab es nur eine Wahrheit: Das war so einfach nicht richtig, und sie musste tun, was sie konnte, um die beiden von der Wichtigkeit ihrer bevorzugten Kommunikationsform zu überzeugen. Sie war zunächst nicht begeistert von meinem Vorschlag, die Überzeugung aufzugeben, im Recht zu sein, und den anderen die freie Wahl für ihr Verhalten selbst zu überlassen. Doch sie merkte schnell, dass sich ihre Beschwerden dadurch besserten.

Um auch in die andere Richtung zu blicken, könnte auch gefordert sein, die eigene Meinung vehementer zu vertreten. Grundsätzlich kann jede Deutung immer nur eine Interpretation sein und nur der Betroffene selbst kann beurteilen, ob davon etwas auf ihn zutrifft, und wenn ja, was genau. Für die Beurteilung sollte er sich jedoch ein wenig Zeit einräumen, denn gerade was anfangs große Widerstände erweckt, kann sich nach und nach als wertvoller Hinweis entpuppen.

Wer ausgerechnet das nicht verträgt, was ihm am liebsten ist, könnte unausgewogen sein in Bezug auf das, was er sich gönnt. Möglich, dass er es mit dem Genuss übertreibt oder im Gegenteil Schwierigkeiten damit hat, sich selbst etwas zuzugestehen.

Doch jede Symptomatik hat mehrere Aspekte. Es lohnt sich, schriftlich auszuformulieren, was genau die größte Belastung darstellt. Hier gibt es individuell sehr große Unterschiede, weshalb eine tiefgehende Deutung nicht generalisiert werden kann. Den einen stört am meisten, dass er in Gesellschaft der Außenseiter ist, weil er nicht alles essen kann. Dann dreht sich sein Konflikt darum, sich auch in anderen Lebensbereichen entweder in die Gruppe zu integrieren oder aber ganz bewusst den eigenen Weg zu gehen. Einem anderen mit genau der gleichen Symptomatik mag das wieder ganz egal sein, ihn belastet nur, dass er seinen Stuhlgang nicht kontrollieren kann. Also wird er ein Kontrollthema haben. Wann immer der Körper in irgendeiner Form das Steuer an sich reißt, darf der dazugehörige Mensch das entweder auch tun, oder er sollte es freiwillig öfter aus der Hand geben – oder beides.

Der Themenkomplex rund um Kontrolle, Vertrauen und Hingabe spielt bei vielen Symptomatiken eine Rolle, vor allem im Zusammenhang mit der Verdauung. Egal ob Durchfall oder Verstopfung, es bringt uns in ein sehr unangenehmes Gefühl des Ausgeliefertseins, wenn wir gar nicht mehr beeinflussen können, ob und wann wir die Toilette aufsuchen. Zeit, sich Gedanken zu machen, inwiefern man sich in anderen Bereichen zu viel oder zu wenig einmischt.

Symptomdeutung ist nicht schwer, es bedarf nur etwas Ehrlichkeit zu sich selbst und die Bereitschaft, auch das zu sehen, was auf den ersten Blick vielleicht unangenehm ist, im Endeffekt aber doch sehr hilfreich. Bei genauem Hinsehen enthüllt jedes einzelne Symptom viele Konflikte.

Man kann mit der Deutung auch an der Basis beginnen, nämlich bei der grundlegenden Aufgabe eines Organs. Beim Dünndarm ist das das Aufschließen der Nahrungsbestandteile und deren Aufnahme. Dazu gehört aber auch, überhaupt erst die Entscheidung zu treffen, was für den Körper nützlich ist und was nicht. Laufen diese Vorgänge nicht reibungslos ab, sind sie auch auf einer anderen Ebene gestört. Der Betroffene wird im übertragenen Sinne Probleme haben, Dinge zu verdauen. Irgendetwas kann er nicht verarbeiten, vielleicht möchte er es auch gar nicht, weil er stattdessen lieber im Widerstand verharrt. Oder er hat Schwierigkeiten zu entscheiden, was gut für ihn ist. Möglicherweise kann er nicht Nein sagen und nimmt viel zu viel auf, vielleicht kommt er auch immer zu kurz und wird nicht einmal optimal mit dem versorgt, was er am Notwendigsten braucht.

Dringen wie bei den Unverträglichkeiten oder bei Leaky Gut generell Teilchen viel tiefer ein, als sie sollten, weil keine funktionierende Barriere vorhanden ist, spricht das für eine mangelnde Fähigkeit, sich abzugrenzen. Man lässt sich unverhältnismäßig tief berühren. Doch auch die gegenüberliegende Seite darf wieder beleuchtet werden. Ebenso besteht die Möglichkeit, dass es sich um einen völlig unnahbaren, kontrollierten Menschen handelt, und der Körper kompensiert, indem er alles hineinlässt, was sein »Besitzer« verweigert. Womöglich sind die Abwehrreaktionen auf bestimmte Lebensmittel die einzige Art, die sich derjenige an heftigen Reaktionen erlaubt.

Im Dickdarm geht es dann darum, nicht mehr Benötigtes loszulassen. In der Folge kommt es dazu, dass etwas ans Tageslicht kommt, wofür man sich schämt, weil es stinkt und enthüllt, dass man auch dunkle Seiten hat, während man sich doch gerne bemüht, gut dazustehen. In der Phase meiner Krankheit, in der eine schwere Dickdarmentzündung eine maßgebliche Rolle spielte, quälte es mich sehr, dass ich unverhältnismäßig oft eine Toilette aufsuchen musste und dort auch noch unangenehme Gerüche hinterließ. Dabei hätte ich am liebsten komplett darauf verzichtet, an anderen Orten als bei mir zu Hause das WC zu benützen. Mit meinen Ausscheidungen wollte ich nun wirklich niemanden belasten und mein Körper half mir dabei, es zu üben. Es ist kein Zufall, dass Menschen, die sehr viel unkomplizierter mit ihrem Stuhlgang umgehen, sehr viel seltener Dickdarmprobleme haben. Ein diesbezüglich übersteigertes Schamgefühl kann auch ein Hinweis sein, dass man sich auch noch für andere Dinge schämt, vielleicht sogar insgesamt das Gefühl hat, man sei irgendwie nicht gut genug. Bei manchen beginnt die Peinlichkeit schon lange vor der Ausscheidung, sie schämen sich zum Beispiel dafür, wenn sie irgendetwas nicht essen können, was ihnen angeboten wird, oder einfach insgesamt dafür, dass da etwas ist, was bei ihnen nicht zu 100 Prozent in Ordnung ist. Dann ist das immer eine Einladung, voll und ganz zu sich zu stehen und sich seinen Mitmenschen auch mit seinen Schattenseiten zu offenbaren. Tiefgehende, vertrauensvolle Beziehungen werden neben einem verbesserten Gesundheitszustand die Folge sein.

Der Themenbereich rund um das Loslassen ist für viele stressbeladen. Demzufolge gibt es sogar mehr Menschen, die beim Gang auf die Toilette Probleme haben, als solche, bei denen das nicht nur völlig unkompliziert, sondern auch in einem gesunden Verhältnis zu dem erfolgt, was aufgenommen wurde. Das steht natürlich in engem Zusammenhang damit, dass in unserer Gesellschaft generell ein Ungleichgewicht zwischen Input und Output besteht. Wir essen nicht nur viel mehr, als wir brauchen, sondern auch viel mehr, als wir ausscheiden, und das spiegelt nur, dass wir auch in anderen Lebensbereichen viel zu viel mit uns herumschleppen. Wir häufen Dinge an, saugen begierig alle Arten von Informationen auf und haben doch immer das Gefühl, es fehle uns etwas. Der Körper zeigt es uns, indem er entweder hoffnungslos verstopft ist und überhaupt nichts mehr hergeben will – und wenn, dann nur unter extremem Druck und vielleicht sogar unter Schmerzen –, oder er stellt den Ausgleich her und entleert sich häufig unkontrolliert. Sehr oft kommt auch erst das eine und dann das andere, denn viele chronische Darmentzündungen mit schweren Durchfällen sind erst aufgetreten, nachdem der Darm jahrelang zu träge war.

Auch Hämorrhoiden weisen darauf hin, dass der dazugehörigen Person das Loslassen Schmerzen bereitet und sie deswegen schon unter gehörigem Druck steht.

Auf der anderen Seite des Loslassens steht das Einlassen, das genauso häufig gestört ist. Darum brauchen wir ja so viel, weil wir mit dem, was wir haben, oft gar nicht wirklich etwas anfangen können. Ein Beispiel, das mir diesbezüglich immer wieder begegnet, ist, wenn Menschen aufgrund ihrer Beschwerden von einem Therapeuten zum anderen hetzen, um endlich den heiligen Gral zu finden, der den Knoten auflösen kann. Alles, was sie dabei in der Vergangenheit schon über sich erfahren haben, bleibt völlig ungenutzt. Man weiß das jetzt, gut, aber irgendetwas fehlt ja noch. Also schiebt man es beiseite und setzt die Suche fort, anstatt das bereits vorhandene Wissen dazu zu nutzen, das eigene Verhalten vom jetzigen Moment an Schritt für Schritt zu verändern.

Unter meinen Berufskollegen findet sich häufig das Phänomen, dass eine Ausbildung nach der anderen gemacht wird, obwohl Fachwissen nur einen klitzekleinen Teil des beruflichen Erfolges ausmacht. Das Anhäufen von Informationen dient nur dazu, sich selbst eine Ausrede dafür zu schaffen, sich mit dem, was man schon kann und weiß, zu zeigen. Das erwähnte Ungleichgewicht zwischen In- und Output wird dabei immer größer.

Nachdem jedes Problem mit dem Verdauungsapparat von einem entgleisten Mikrobiom herrührt, zeigt sich klar, dass unser Zusammenleben mit anderen Lebewesen empfindlich gestört ist. Kein Wunder, dass es eigentlich kaum jemanden gibt, der von sich behaupten könnte, er sei nicht betroffen. Wir zerstören nicht nur den Planeten und rotten rücksichtslos andere Arten aus, wir haben auch Schwierigkeiten, untereinander zu kommunizieren und fruchtbare Beziehungen zu knüpfen. In meiner Arbeit merke ich, dass in der Regel noch nicht einmal eine Ahnung davon besteht, wie fruchtbare Beziehungen überhaupt aussehen können. Rivalitäten und gegeneinander kämpfen ist sogar in Partnerschaften völlig normal. Statt an einem Strang zu ziehen, sich gegenseitig zu stärken und voneinander zu lernen, geht es darum, Recht zu haben, besser zu sein und den anderen ins Unrecht zu setzen.

Ich möchte Sie explizit dazu einladen, es praktisch für sich zu nützen, wenn Sie sich in dem, was Sie in diesem Kapitel gelesen haben, wiederfinden. Wenn Sie Schwierigkeiten mit dem Loslassen haben, dann üben Sie es. Misten Sie aus, verschenken Sie Dinge, hören Sie auf, immer wieder über Vergangenes nachzudenken, und stellen Sie sich stattdessen lieber eine strahlende Zukunft vor. Wenn Sie das Gefühl haben, dass etwas mit Ihnen nicht in Ordnung ist, beschließen Sie, nicht eher Ruhe zu geben, bis Sie sich, so wie Sie sind, von Herzen lieben können. Tun Sie sich Gutes, verzichten Sie ganz auf Selbstkritik, zeigen Sie sich offen mit Ihren Fehlern, anstatt Rollen zu spielen, und wertschätzen Sie andere in ihrer Einzigartigkeit, anstatt nach ihren Fehlern zu suchen. Geben Sie Ihr Bestes, damit sich andere in Ihrer Umgebung wohlfühlen, dann werden es auch Ihre Darmbakterien tun. Seien Sie dankbar für das, was Sie haben, anstatt immer nach mehr zu suchen, und achten Sie nicht nur im materiellen Bereich darauf, dass zwischen Geben und Nehmen, Aufnahme und Abgabe ein Gleichgewicht besteht.

Mit *Gesundheit ist Kopfsache – Aktivieren Sie Ihren inneren Arzt* habe ich ein ganzes Buch dem Thema gewidmet, wie man Veränderungen von wenig nützlichen automatisierten Verhaltensweisen ganz leicht hinbekommt.

NIE WIEDER PANIK: WAS DER DARM MIT DER ANGST ZU TUN HAT

Man sagt nicht umsonst, dass man sich in die Hosen macht, wenn man sich fürchtet, denn der Darm ist allen Emotionen gegenüber empfindlich, besonders stark aber bringt er Ängste zum Ausdruck. Weiter oben haben wir schon darüber gesprochen, dass viele Darmprobleme mit dem Thema Kontrolle zu tun haben, und Gleiches gilt auch für die Angst. Es versetzt uns in Angst, wenn wir etwas nicht kontrollieren können, und gleichzeitig nimmt uns dieses Gefühl die Fähigkeit, klar zu denken, und wir können noch weniger Einfluss nehmen. Viele Darmkranke hatten schon mit Ängsten zu tun, bevor die Beschwerden aufgetaucht sind, oder sie haben Schwierigkeiten damit, sich Befürchtungen einzugestehen. Sowohl ängstliche Menschen als auch solche, die Probleme mit dem Verdauungsapparat haben (meist ist ohnehin beides der Fall), haben gerne das Steuer in der Hand und können nicht gut damit umgehen, wenn ihre Pläne durchkreuzt werden.

Manchmal fördert im Sinne einer Erstverschlimmerung erst eine Darmreinigung verborgene Ängste zu Tage, und wenn jemand vorher schon ängstlich war, kann er mit hoher Wahrscheinlichkeit davon ausgehen, dass er während einer Kur noch einmal so richtig mit seinen Emotionen konfrontiert wird. Das ist sinnvoll und wichtig für einen ganzheitlichen Heilungsprozess.

Fast zwei Jahre habe ich immer wieder eine Klientin mit einer schweren Dickdarmentzündung getroffen. Ihr Name war Astrid. In den Jahren vor ihrem Besuch bei mir war sie in schulmedizinischer Betreuung gewesen und hatte viele Medikamente geschluckt, die mit der Zeit immer weniger wirkten. Wenn Sie einen Schub hatte, verlor sie viel Blut mit dem Stuhl, doch auch in den Phasen dazwischen ging es ihr nie richtig gut. Ganz egal, wie sie sich ernährte, ständig wurde sie von schleimigen Durchfällen geplagt. Dass Astrid unter Ängsten litt, war kein Geheimnis. Schon immer hatte sie sich viele Sorgen gemacht, um ihre Kinder, ihre Haustiere und um ihre eigene Gesundheit. Zudem war sie ständig darum bemüht, nur ja nichts falsch zu machen, und hinterfragte mehrmals alles, was sie tat und sagte. Auch wenn es darum ging, was sie in Bezug auf ihren Darm noch unternehmen sollte, war sie stets von Zweifeln geplagt. Sie vertraute mir zwar und war allein schon aufgrund ihrer verzweifelten Lage bereit, es mit einer Darmreinigung zu versuchen, doch gleichzeitig hatte sie große Angst davor. Ganz bewusst starteten wir ganz vorsichtig. Astrid freundete sich zunächst mit den Basenbädern an und steigerte ihre Trinkwasseraufnahme, bevor sie ganz vorsichtig einzelne Einläufe wagte. Wenn sie jedoch Schmerzen bekam oder ein paar Tropfen Blut in der Toilette entdeckte, pausierte sie wieder. Zwar war mir klar, dass es auf diese Art ein wenig dauern konnte, bis sie echte Erfolge verzeichnen würde, doch ich war froh, dass sie immerhin nicht ganz aufgab. Immer wenn wieder etwas ihre Ängste geweckt hatte, erholte sie sich zwei, drei Tage von ihrem größten Schreck und machte danach weiter. In der Zwischenzeit kümmerten wir uns um ihre Denk- und Verhaltensmuster, und ganz langsam begann sich Astrid zu verändern. Ich merkte, dass sie anders sprach und anders mit Herausforderungen in ihrem Alltag umging. Immer weniger konnte sie aus der Ruhe bringen, doch ihr Darm konnte es noch. Vor allem das Blut im Stuhl, das immer wieder auftauchte, versetzte sie in absolute Panik, obwohl sie es schon so oft gesehen hatte. Seit unserem ersten Gespräch war schon über ein Jahr vergangen, als sie mir berichtete, dass nun endlich alles besser wurde. Sie könne wieder beinahe alles essen, der Stuhlgang sei die meiste Zeit völlig normal, und schon fast drei Monate sei da kein Blut mehr gewesen. Auch seelisch machte sie einen sehr stabilen Eindruck. Als wir uns verabschiedeten, vereinbarte sie keinen neuen Termin, sie war jetzt soweit, dass sie erst einmal allein zurechtkommen wollte. Ich war überrascht, als sie mich zwei Wochen später bereits wieder anschrieb, denn sonst hatten wir uns maximal alle zwei Monate gehört. Sie hatte einen schweren Rückschlag. Sie hatte seit unserem Termin mit den Einläufen pausiert und plötzlich das starke Gefühl gehabt, einen zu brauchen. Doch scheinbar aus heiterem Himmel bekam sie nach dem Einlauf Durchfall mit Blutbeimengungen wie schon monatelang nicht mehr. »Es ist wie früher bei meinen Schüben und ganz eindeutig war es der Einlauf, der das ausgelöst hat.« Ganz deutlich konnte ich beim Lesen ihrer Zeilen ihre Verzweiflung spüren. Das Vertrauen, das sie über Monate in die Darmspülungen aufgebaut hatte, die ihr ja schließlich auch die Verbesserung gebracht hatten, war mit einem Schlag verschwunden, und sie war ganz in ihre alte Rolle der ängstlichen Astrid zurückgerutscht, als die ich sie kennengelernt hatte.

Doch mein Vertrauen in die von mir propagierten Methoden ist unerschütterlich und ich habe in all den Jahren der Begleitung gelernt, nicht mit in das Drama zu fallen. Für mich kam der Rückfall bei Weitem nicht aus so heiterem Himmel wie für Astrid. Ganz offensichtlich hatte ihr Beschluss, alleine weiterzugehen, noch einmal unbewusste Ängste aktiviert, die sich jetzt über die Blutung zeigten. Nachdem sie in unserer gemeinsamen Zeit zwar große Fortschritte gemacht, der Angst aber doch nie ganz das Ruder aus der Hand genommen hatte, war die momentane Situation eine deutliche Einladung, das jetzt zu tun. Immer hatte sie – zumindest vorübergehend – klein beigegeben, wenn die Panik wiederkam, und jetzt war es Zeit, damit aufzuhören.

»Das ist die perfekte Chance, deiner Angst ein großes Stück ihrer Macht zu entreißen«, schrieb ich ihr. »Wenn ich du wäre, würde ich diesmal nicht aufhören, sondern einfach weitermachen.«

Die nächsten Tage hörte ich wieder nichts und ich fragte mich oft, wie es ihr wohl ging.

Weitere vier Tage später meldete sie sich wieder.

»Ich habe gespürt, dass du recht hattest, und ich habe am selben Tag noch den nächsten Einlauf gemacht. Es war wieder Blut dabei, gar nicht so wenig, doch ich habe mir gesagt, dass das jetzt völlig egal ist, ab jetzt entscheide ich, was ich tue. Bei der Spülung am nächsten Tag war dann kein Blut mehr dabei und gestern auch nicht. Ich habe mich noch nie so frei gefühlt und ich weiß jetzt wirklich, dass mir nichts passieren kann. Was soll denn auch passieren, wenn ich meinen Darm mit ein bisschen Wasser spüle?«

Ich freute mich sehr über ihre Zeilen, denn das war ein echter Durchbruch.

Seither ist wieder ein Jahr vergangen und Astrid schreibt mir noch manchmal. Es geht ihr gut, sie arbeitet wieder und ihr Darm ist absolut stabil. Es ist ganz unbeschreiblich für mich, dabei sein zu dürfen, wenn Menschen so über sich hinauswachsen und wieder frei werden.

Für Sie ist wichtig zu wissen, dass bei einer Darmsanierung das System schon in Bewegung kommt. Wenn Ängste auftauchen, waren sie schon vorher da und sie wollen gesehen und geheilt werden. Bis zu einem gewissen Grad sind sie natürlich völlig normal und ein wichtiger Bestandteil unseres Lebens, doch sie sollten nicht das Kommando übernehmen. Lassen Sie sich nicht durch sie von wichtigen Vorhaben abbringen, denn Sie sind kein Zeichen, dass Sie umdrehen sollten, sondern vielmehr als Wegweiser zu werten. Dahinter liegt die Freiheit, und jedes Mal, wenn Sie umdrehen, sobald Sie von Zweifeln oder Befürchtungen geplagt werden, wird der Radius, innerhalb dessen Sie sich frei bewegen können, etwas kleiner.

Weil es so wichtig ist, drücke ich es noch einmal mit anderen Worten aus: Wenn Ihr Körper im Zuge der Darmsanierung auf eine Art und Weise reagiert, die Ihnen Angst macht, würde ich das als Einladung interpretieren, auch in diese Richtung zu schauen und die geistig-seelische Ebene in die Heilung miteinzubeziehen. Jedes Drama auf der körperlichen Ebene ist Ausdruck eines inneren Dramas und es ist wichtiger Bestandteil eines ganzheitlichen Heilungsprozesses, diesem Drama keinen Glauben mehr zu schenken.

Wirklich große Veränderungen entstehen dadurch, dass man an strategisch wichtigen Kreuzungen andere Entscheidungen trifft als die, die man in der Vergangenheit wiederholt an einer ähnlichen Stelle getroffen hätte.

Indem Sie Ihren Körper entgiften, haben Sie bereits viele alte Muster durchbrochen. Das erleichtert es Ihnen eklatant, das auch in anderen Bereichen zu tun. Wenn der Organismus Ballast abwirft, fällt es Geist und Seele viel leichter, das auch zu tun. Doch man kann sich auch dagegen wehren. In meiner Facebook-Gruppe, in der ein reger Austausch Tausender Leser rund um das Entgiftungsthema stattfindet, werde ich nicht nur Zeugin davon, wie sich Menschen mit Hilfe der einfachen Methoden Stück für Stück ihre Gesundheit zurückholen, sondern auch davon, wie sich andere über lange Zeit nur im Kreis drehen, weil sie sich tief im Drama verstrickt haben. Sie schenken jedem Zweifel sofort Glauben, verfallen in Panik, wenn der Körper dankbar auf die Hilfe anspricht und sie mit Heilungsreaktionen beantwortet, und finden unzählige Gründe, mit dem aufzuhören, was sie sich eigentlich fest vorgenommen haben. Sie wundern sich, warum das, was anderen so hilft, bei ihnen überhaupt nichts bringt, aber sie kommen gar nicht auf die Idee, dass das womöglich etwas mit ihnen selbst zu tun haben könnte.

Wenn Sie sich für die Darmsanierung entscheiden, entscheiden Sie sich am besten auch dafür, Ihrem Entschluss, dem Prozess und Ihrem Körper zu vertrauen, und behalten Sie dieses Ziel fest im Auge. Geben Sie im Sinne einer nachhaltigen und ganzheitlichen Heilung auch gerne ein Stück Ihrer Kontrolle ab. Verschwenden Sie nicht Ihre Zeit damit, jede Reaktion Ihres Körpers zu beobachten, sondern lassen Sie ihn machen, der bekommt das schon hin.

Und im Zweifel halten Sie sich an folgende Regel: Wenn Sie glauben, unbedingt aufhören zu müssen, machen Sie wenigstens noch zwei Tage weiter. Reduzieren Sie gerne diverse Dosierungen, doch werfen Sie nicht aufgrund eines emotionalen Impulses alles sofort hin. Nehmen Sie der Angst das Zepter aus der Hand, sie ist kein guter Ratgeber.

FALLBEISPIELE

Melanie, 32, hartnäckiges Bauchfett
Viele andere Frauen wären wahrscheinlich froh um Melanies Figur gewesen, doch sie war sehr unglücklich über ihren »Speckgürtel«, wie sie es ausdrückte. Nach ihren Schwangerschaften war er nicht mehr weggegangen, obwohl sie regelmäßig ins Fitnessstudio ging und nach eigenen Worten auf ihre Ernährung achtete. Auch viele Diäten hatte sie schon erfolglos probiert.

Für mich ist hartnäckiges Bauchfett immer ein Hinweis auf eine vorhandene Insulinresistenz. Tatsächlich stellte sich heraus, dass Melanie sich so gesund gar nicht ernährte. Zwar kochte sie selbst, doch recht typische Hausmannskost. Gemüse gab es als Beilage, aber so gut wie nie frisch. Weil es die Kinder so gerne hatten, kamen oft süße Gerichte wie Kaiserschmarrn oder Germknödel auf den Tisch. Zum Trinken gab es sowohl für sie als auch für die Kinder Wasser mit diversen Sirups, und wenn Melanie mit ihren Freundinnen zusammensaß, was etwa zweimal die Woche der Fall war, gab es Sekt mit Energy-Drinks.

Ein eindeutiger Fall von exzessivem Zuckerkonsum also.

Nachdem sie auch regelmäßig unter Vaginalpilzen litt, riet ich ihr zu einer sechswöchigen Darmsanierung. Sie hörte bereits nach vier Wochen mit den Spülungen auf, verzichtete aber volle drei Monate komplett auf Zucker und sämtliche Ersatzprodukte. Danach entschied sie sich dazu, auf gezuckerte Getränke, Naschereien und süße Hauptspeisen komplett zu verzichten, sich aber gelegentlich ein Dessert zu gönnen. Auch die Bitterstoffe vor den Mahlzeiten wollte sie weiterhin nehmen, weil sie spürte, dass sie damit keinen Heißhunger hatte. Bei unserem Abschlussgespräch drei Monate nach unserem ersten Treffen war der »Speckgürtel« bereits verschwunden.

Romina, 28, Krampfadern
Romina wog 70 Kilo bei einer Körpergröße von 1,65 Meter. Sie war also etwas pummelig, was sie nicht so sehr störte wie ihre Krampfadern. Laut eigenen Worten hatte sie sie von der Mutter geerbt, nur waren sie bei ihr selbst in ihren doch noch sehr jungen Jahren schon stärker als bei der Mutter mit Anfang 50. Kurze Hosen traute sie sich schon lange nicht mehr

zu tragen, ihre Beine waren einfach nicht vorzeigbar. Zu den stark gestauten Venen, die überall sichtbar waren, hatte sie auch noch Unmengen an unschönen kleinen Besenreisern. Doch in erster Linie belasteten Romina die Schmerzen, die sie plagten. Obwohl sie Stützstrümpfe trug, taten ihre eigentlich ständig die Beine weh. Im Sommer war es richtig unerträglich.

Als ich ihr erklärte, dass die Krampfadern von einem gestauten Darm herrührten und vermutlich gar nicht ererbt waren, sondern aus ihren Ernährungsgewohnheiten resultierten, fiel sie zunächst aus allen Wolken, war aber dann begeistert darüber, dass sie mit einer Darmreinigung ihren Zustand eklatant verbessern könne. Damit hatte sie eigentlich schon gar nicht mehr gerechnet.

Ich riet ihr zu einer sechswöchigen Darmreinigung, die sie exakt nach Anleitung durchführte. Schon nach der ersten Woche ließen die Schmerzen deutlich nach und waren nach einem Monat vollständig verschwunden. Trotzdem machte sie weiter. Soweit ich weiß, bemüht sie sich weiterhin um eine gesunde Ernährung und führt einmal im Jahr die kurze Darmsanierung durch. Als ich sie zehn Wochen nach Beginn ihrer Kur das letzte Mal sah, hatte sie elf Kilogramm abgenommen.

Was die Darmreinigung leider nicht vermag, ist, die bereits beschädigten Gefäße wiederherzustellen. Aufgrund ihres Alters entschloss sich Romina daher zu einer operativen Entfernung. Sie trägt wieder kurze Hosen und kann sich problemlos in die Sonne legen.

Helmut, 54, Bandscheibenvorfall
Helmut war nicht gut zu Fuß, als wir uns kennenlernten. Er zog das linke Bein nach und hatte sichtlich große Schmerzen bei jedem Schritt. Immer wieder hatte er im Bereich der Lendenwirbelsäule in den letzten Jahren Schmerzen gehabt, doch letzte Woche war es unerträglich geworden. Der Arzt hatte einen Bandscheibenvorfall diagnostiziert und riet zu einer Operation. Auch einen Termin gab es schon, allerdings erst in acht Wochen. In der Zwischenzeit wollte Helmut alles probieren, um den Eingriff vielleicht doch noch zu vermeiden.

Der kleine Kugelbauch verriet, dass Helmuts Darm überlastet war, und im Gespräch stellte sich heraus, dass er viel zu wenig Wasser trank, vermutlich bereits sein ganzes Leben lang, dafür täglich zwei Flaschen Bier.

Die Herangehensweise war klar, und auch wenn Helmut zunächst nicht allzu begeistert war, ließ er sich aufgrund seiner starken Schmerzen doch dazu überreden, es auszuprobieren. Das Bier wurde also gestrichen, dafür der Wasserkonsum eklatant erhöht. Bei einem akuten Bandscheibenvorfall kann der Körper gar nicht genug Flüssigkeit bekommen. Außerdem wurde natürlich der Darm gereinigt, Helmut hielt es fünf Wochen lang durch. Nach der ersten Woche konnte er seine Schmerzmittel absetzen.

Nach den fünf Wochen ging es ihm bereits so gut, dass er den Operationstermin absagte, außerdem hatte er sechs Kilogramm Körpergewicht verloren, und der Kugelbauch war verschwunden.

Aus meiner Sicht ist es absolut wesentlich, im Falle eines Bandscheibenvorfalls die Wirbelsäule umgehend zu entlasten, indem der Darm geleert wird.

Lena, 34, starke Blutungen

Lena war sehr schlank und sah nicht wirklich gesund aus. Sie war blass und wirkte energielos. Sie suchte mich auf, weil sie seit Jahren so starke Monatsblutungen hatte, dass es ihr fast unmöglich war, während der Regel ihren Arbeitsalltag zu bewältigen. Nach der Blutung fühlte sie sich noch tagelang geschwächt. Ihr Frauenarzt verstand nicht, warum sie keine Hormone nehmen wollte, doch für Lena kam das nicht in Frage.

Nachdem die Mens für den Körper einen wichtigen Entgiftungsweg darstellt, ist es sinnvoll, ihm andere Wege zu öffnen, wenn es da offensichtlich vieles gibt, was er loswerden möchte. Ich riet Lena zunächst zu einer dreiwöchigen Darmreinigung, um zu sehen, ob sich danach schon ein Ergebnis zeigen würde. Auch in Bezug auf die Ernährung gab es ein wenig Optimierungsbedarf. Zwar war da nichts, womit es Lena übertrieb, doch sie nahm wenig wirklich nährstoffreiche Kost zu sich. Es stellte sich heraus, dass sie sich sowohl mit der Sprossenaufzucht als auch mit den Smoothies gut anfreunden konnte. Nachdem sie ihren Darm bereits zwei Wochen gespült hatte, setzte die nächste Regel ein, die bereits deutlich schwächer ausfiel. Weil sie gut damit zurechtkam und sich über den Erfolg riesig freute, entschied sie sich dazu, noch zwei weitere Wochen anzuschließen. Seither führt sie in der Woche vor Einsetzen ihrer Regel jeweils drei bis vier Spülungen durch und macht einmal im Jahr eine vierwöchige

Sanierungskur für ihren Darm. Ihre Blutung ist nun von durchschnittlicher Stärke und dauert einen bis eineinhalb Tage weniger.

Karina, 35, Hashimoto
Eigentlich hatte Karina den Termin mit mir vereinbart, weil sie sich erhoffte, dass ich noch irgendeinen geistig-seelischen Knoten bei ihr finden würde, den sie bisher übersehen hatte. Sie hatte schon viel an sich gearbeitet und war überzeugt davon, ihre Krankheit auf der geistig-seelischen Ebene heilen zu können. Dass Hashimoto eigentlich unheilbar ist und sich bei ihr schon größere Teile der Schilddrüse aufgelöst hatten, konnten sie nicht von ihrem Vorhaben abbringen.

Zwar hatte sie durchaus diverse Konflikte, doch mir gefiel die Art, wie sie damit umging. Sie war wirklich sehr reflektiert und ich konnte ihr nur wenige kleine Verbesserungsvorschläge für ihre Arbeit an sich selbst liefern.

Sie zeigte sich überrascht, dass ich ihr zudem noch eine Darmsanierung vorschlug, denn sie hatte bisher keinen Zusammenhang zwischen ihrem Darm und ihrer Schilddrüse gesehen, auch wenn es da durchaus ein paar Lebensmittel gab, die sie nicht gut vertrug. Im Großen und Ganzen hatte sie jedoch das Gefühl gehabt, ihr Darm sei in Ordnung.

Doch wenn das Immunsystem verrücktspielt, kann das Mikrobiom nicht in Ordnung sein, und gerade wenn jemand bei chronischen Beschwerden schon viel probiert hat, noch keinen durchschlagenden Erfolg erzielen konnte, aber noch keine Darmsanierung durchgeführt wurde, ist für mich klar, was zu tun ist. Eigentlich ist dieser Schritt der erste, den ich in fast jedem Fall empfehlen würde.

Karina fing Feuer, sie informierte sich umfassend über das Thema, hörte auf, Zucker zu essen, machte zunächst die sechswöchige Kur und spülte weiterhin immer wieder ihren Darm. Sie verfügte über eine ausgezeichnete Intuition und erzählte mir, sie spüre genau, wenn sie wieder einen Einlauf brauche. Ein Jahr später wiederholte sie die komplette Reinigungskur, diesmal über vier Wochen.

Etwa eineinhalb Jahre nach unserem ersten Termin bestätigte Karina der Arzt, was sie bereits gefühlt hatte. Die Zerstörung der Schilddrüse war nicht weiter fortgeschritten, ganz im Gegenteil, offensichtlich begann sie, sich zu erholen. Sogar die Dosis der Schilddrüsenhormone konnte reduziert werden.

Hildegard, 72, Demenz

Hildegards Tochter Marlene hatte mich um Hilfe gebeten, und die beiden saßen gemeinsam vor dem Bildschirm. Hildegard hatte die Diagnose Demenz erhalten, nachdem Marlene schon länger aufgefallen war, dass sie sich seltsam verhielt. Sie verlegte plötzlich auffallend häufig Dinge, erzählte mehrmals hintereinander das Gleiche und suchte oft mitten im Satz nach dem nächsten Wort. Ich erklärte den beiden den Zusammenhang zwischen dem Darm und dem Nervensystem, doch Hildegard erklärte uns sehr direkt, dass sie nicht bereit war, sich von ihrer Tochter bei Einläufen helfen zu lassen. Auch Marlene hatte kein gutes Gefühl dabei. Also beschlossen wir gemeinsam, eine abgespeckte Form der Darmsanierung durchzuführen, dafür über einen längeren Zeitraum. Hildegard nahm zunächst über zwei Monate die Flohsamen-Bentonit-Mischung, die Bitterstoffe und das Chlorellapulver. Zu Beginn wurde die Dosis langsam gesteigert. Parallel dazu half ihr ihre Tochter dabei, sich nährstoffreich zu ernähren, indem sie ihr Smoothies zubereitete und gesund für sie kochte. Auf Zucker wurde komplett verzichtet. Nach den ersten zwei Monaten nahm Hildegard für eine Woche zusätzlich die Papayakerne ein, bevor sie weiterhin wieder nur die Heilerde mit Flohsamen, die Algen und die Bitterstoffe schluckte. Außerdem nahm sie abends täglich ein basisches Fußbad. Nach etwa sechs Wochen bemerkte Marlene die ersten Verbesserungen, auch Hildegard selbst fühlte sich zunehmend besser und wurde langsam wieder gesprächiger, weil sie weder nach Worten ringen noch fürchten musste, etwas doppelt zu erzählen. Nach etwa einem halben Jahr war sie wieder ganz die alte, führte die Maßnahmen aber vorsichtshalber weiterhin durch.

Wie weiter vorne im Buch beschrieben, existiert ein offensichtlicher Zusammenhang zwischen Erkrankungen des Nervensystems und einem entgleisten Mikrobiom. Gerade Schwermetalle spielen dabei eine große Rolle und sollten unbedingt ausgeleitet werden.

Mario, 8, allergisches Asthma

Mario kam mit seiner Mutter zu mir. Sie suchten Hilfe, weil Mario von Geburt an immer wieder sehr sensibel auf diverse Waschmittel und Cremes reagiert hatte. Seit seinem sechsten Lebensjahr hatte er außerdem Heuschnupfen und seit einem halben Jahr allergisches Asthma. Es stellte sich heraus, dass in der Familie sehr viel Zucker konsumiert wurde, vor allem in Form von Getränken.

Allergien in jeder Form sind immer ein eindeutiges Zeichen dafür, dass der Körper etwas ausscheiden möchte, und demzufolge sprechen sie besonders gut auf Entgiftungsmaßnahmen an. Marios Mutter hatte zunächst Bedenken, es mit den Einläufen zu probieren, doch Mario sagte, dass ihm das überhaupt nichts ausmachen würde, Hauptsache, er wäre sein Asthma wieder los. Wir stellten ein Programm für zehn Tage zusammen, da Kinder in der Regel sehr schnell ansprechen. Doch vorher sollte Mario zunächst einmal zwei Wochen täglich basische Vollbäder machen, um sich langsam an den Entgiftungsprozess zu gewöhnen, und natürlich den Zucker weglassen. Auch in diesem Zusammenhang zeigte sich seine Mutter besorgter als der Junge selbst, was immer wieder vorkommt. Wenn Kinder in diverse Entscheidungen miteinbezogen werden und genau verstehen, warum etwas wichtig ist, dann tun sie sich oft leichter, die notwendige Disziplin aufzubringen, als Erwachsene. Doch Marios Motivation reichte mir nicht, ich bestand darauf, dass die ganze Familie zumindest in seiner Gegenwart auch auf Süßes verzichtete und nur noch Wasser getrunken wurde. Eltern sollten ihren Kindern in solchen Prozessen schon zur Seite stehen und auch ein Vorbild sein. Der kinesiologische Muskeltest ergab, dass außer dem Chlorellapulver keine weiteren Einnahmen notwendig waren.

Schon in den zwei Wochen des basischen Badens verbesserte sich Marios Atmung. Nach den Einläufen konnte er darauf verzichten, sein Asthmaspray mitzunehmen. Nach einem Jahr ohne Zucker, zwei bis drei Basenbädern in der Woche und einem weiteren zehntägigen Darmreinigungszyklus drei Monate nach dem ersten war Mario völlig allergiefrei und hatte kein Asthma mehr.

Paul, 52, hoher Blutdruck und stark erhöhte Cholesterinwerte
Dass Paul ein Problem mit seinem Blutdruck hatte, konnte man schon an seiner Gesichtsfarbe sehen. Er hatte den Termin mit mir auf Anraten seiner Frau vereinbart, nachdem ihm der Arzt bei der jährlichen Untersuchung gesagt hatte, dass er so nicht weitermachen könne. Nicht nur der

Blutdruck machte ihm Sorgen, sondern auch der extrem hohe Cholesterinwert.

Paul hatte etwa 30 Kilo Übergewicht, stand beruflich unter Druck und auf seinem Ernährungsplan dominierte das Fleisch. Dazu gab es nicht nur Erfrischungsgetränke, sondern gerne auch Bier und Wein und etwa sechs Tassen Kaffee täglich, mit je drei Löffeln Zucker. Natürlich war er nicht begeistert davon, all das umzustellen, doch es leuchtete ihm ein, was ich ihm erklärte. Er wusste, dass er nicht nur mit seinem Körper, sondern auch mit seiner Frau massive Schwierigkeiten bekommen würde, wenn er nichts veränderte.

Es war klar, der Zucker musste weg und natürlich auch der Alkohol, das tierische Protein wurde stark reduziert, stattdessen gab es viel Frisches. Dazu stand die dreiwöchige Darmreinigung mit allen Schikanen auf dem Plan. Doch davor gab es zunächst eine dreiwöchige Vorbereitungsphase, in der Paul bereits vollständig auf den Alkohol verzichtete und den Zucker reduzierte. Auch die Hälfte des Kaffees ließ er weg. Außerdem machte er drei Fußbäder in der Woche. Nach den sechs anberaumten Wochen hatten sich seine Cholesterinwerte eklatant verbessert und er hatte sieben Kilogramm an Gewicht verloren. Der Blutdruck hatte sich ebenfalls stabilisiert und Pauls Ziel war es jetzt, gemeinsam mit seinem Arzt die Medikamente zu reduzieren. Mittlerweile hatte er sich auch in einem Fitnessstudio eingeschrieben. Er hatte Blut geleckt und wollte sich noch besser fühlen. Alkohol trank er nach wie vor keinen, als ich ihn zum letzten Mal sprach, und den Kaffee trank er schwarz. Er war sichtlich stolz auf das, was er erreicht hatte, und versicherte mir, dass er genauso weitermachen würde. Auch baden wollte er weiterhin und zweimal im Jahr eine Darmsanierung durchführen.

Brigitte, 45, Migräne
Brigitte hatte meine Bücher gelesen und wollte mich einfach einmal persönlich kennenlernen, wie sie sagte. Dass sie ihre Migräne loswerden könnte, die sie seit ihrer Jugend mindestens zweimal im Monat plagte, daran konnte sie gar nicht mehr glauben. Von Akupunktur über Osteopathie, diverse chinesische Kräuter und Massagen bis hin zu einer Psychotherapie hatte sie alles probiert, bevor sie vor etwa drei Jahren völlig kapituliert hatte. Alles, was sie noch tat, war zu versuchen, nicht allzu oft

auf Schmerzmittel zurückzugreifen. Immerhin hatte sie das Glück, selbständig zu sein, so konnte sie sich für ein bis zwei Tage problemlos zurückziehen, wenn es wieder richtig schlimm wurde. Tabletten schluckte sie nur, wenn es absolut unerträglich wurde, weil sie schon früh gemerkt hatte, dass der nächste Anfall danach schneller kam, als wenn sie darauf verzichtete.

Auch verschiedene Ernährungsumstellungen hatte sie hinter sich, doch aus meiner Sicht hatte sie dabei nicht lange genug durchgehalten. Wenn nur der Speiseplan geändert wird, ohne dass eine gründliche Darmsanierung erfolgt, kann es gerade bei Beschwerden, die schon so lange bestehen, viele Monate dauern, bis sich deutliche Verbesserungen zeigen.

Ich erklärte ihr, dass es durchaus bis zu einem Jahr in Anspruch nehmen könne, ihre Migräne auszuheilen, und motivierte sie dazu, es noch ein letztes Mal zu probieren. Was war schon ein Jahr im Vergleich zu den vielen, die sie noch migränefrei würde genießen können, wenn es klappte?

Ich sollte recht behalten. Nach 15 Monaten rief sie mich an, um mir mitzuteilen, dass sie nun seit fast 30 Jahren ihren ersten migränefreien Monat hinter sich hatte. Ich freute mich mit ihr, machte sie aber darauf aufmerksam, dass sie nicht verzweifeln solle, wenn künftig ab und zu noch der eine oder andere Anfall auftauchen würde. In einem normalen Heilungsverlauf kann es immer wieder zu kurzen Rückschlägen kommen, die beschwerdefreien Phasen werden jedoch immer länger und irgendwann sind die Symptome dann wirklich auf Nimmerwiedersehen verschwunden.

In den 15 Monaten seit unserem Gespräch hatte Brigitte nach einer ersten ausführlichen Sanierung über sechs Wochen immer und immer wieder ihren Darm gespült – manchmal nur ein- oder zweimal hintereinander, manchmal gleich zwei Wochen am Stück, je nach Gefühl. Dazu hatte sie beständig die Flohsamen-Bentonit-Mischung eingenommen und Chlorella in niedriger Dosis, da sich herausgestellt hatte, dass sie von höheren Dosen, genauso wie von den Bitterstoffen, sofort Kopfschmerzen bekam. Sie hatte sich feste Essenszeiten angewöhnt und alle meine Ratschläge in Bezug auf ihre Ernährung konsequent die ganze Zeit umgesetzt.

Georg, 27, Schuppenflechte

Georg hatte die Schuppenflechte in seiner Kindheit bis etwa zu seinem zwölften Lebensjahr gehabt, dann war sie plötzlich verschwunden und vor zwei Jahren wieder aufgetaucht. Die charakteristischen Flecken zierten nicht nur seine Arme und Beine, sondern auch seinen Haaransatz, rund um das Gesicht. Er war mehr als bereit, alles zu tun, um wieder eine schöne glatte Haut zu haben, und startete voller Begeisterung in eine sechswöchige Darmreinigung nach meinen Vorgaben. Es zeigten sich sehr schnell erste Verbesserungen, und es sah fast vier Wochen lang so aus, als ob er bald schon völlig symptomfrei wäre, als sich das Blatt plötzlich wendete und seine Haut von einem Tag auf den anderen so richtig aufblühte. So schlimm hätte er sein ganzes Leben noch nie ausgesehen, meinte er. Ich riet ihm, trotzdem weiterzumachen, in jedem Fall mindestens so lange, bis sich eine erneute Wendung ergeben würde. Ich bat ihn, mich wieder zu kontaktieren, wenn es soweit war. Einen ganzen Monat lang dauerte es, bis sich die Symptome wieder kontinuierlich zu bessern begannen. Nach vollen neun Wochen setzte er das erste Mal mit den Spülungen aus, solange bis sich drei Wochen später wieder verstärkt rote Flecken zeigten. Also machte er wieder weiter. Parallel dazu führte er die ganze Zeit basische Vollbäder durch, bis zu viermal die Woche, manchmal aber auch nur einmal. Den Zucker ließ er konsequent weg, genauso wie weiße Mehle. Nach neun Monaten war er völlig beschwerdefrei.

WAS SIE SONST NOCH TUN KÖNNEN, UM IHREN DARM ZU UNTERSTÜTZEN

Fast ganz zum Schluss möchte ich Ihnen noch ein paar kurze, praktische Tipps mitgeben, die leicht umzusetzen und für Ihr Verdauungssystem und seine Bewohner eine wichtige Unterstützung sind.

- Kauen Sie Ihr Essen gut.
  Gewöhnen Sie sich an, langsam zu essen und am besten nach jedem Bissen kurz das Besteck aus der Hand zu legen oder eben das, wovon Sie gerade abgebissen haben. Man sagt, man solle jeden Bissen etwa 30-mal kauen, manche sagen sogar 50-mal. Es ist mir ehrlich gesagt auch zu langweilig, ständig mitzuzählen, doch vielleicht machen Sie es einmal, um ein Gefühl dafür zu bekommen, dass bereits die 30-mal wirklich viel sind. Sie werden mit Sicherheit feststellen, dass Sie gewohnheitsmäßig bei Weitem nicht einmal halb so lange kauen.
  Die Auswirkungen davon, wenn man es doch tut, sind umfangreich: Zunächst einmal hat das Immunsystem im Mund Zeit, mit der Nahrung in Kontakt zu kommen. Das ist wichtig, denn nicht umsonst sitzt im Rachenraum ein ganz wichtiges Lymphzentrum, nämlich der sogenannte Waldeyersche Rachenring.
  Doch nicht nur im Zusammenhang mit der körperlichen Abwehr werden vom Mund aus während des Kauens Informationen in andere Körperbereiche gesendet. Der gesamte Verdauungstrakt und seine Bakterien bekommen durch das Aroma Hinweise auf die Zusammensetzung und die Bekömmlichkeit der Mahlzeit übermittelt.
  Dann beginnt natürlich hier die Vorverdauung. Im Speichel sind Enzyme enthalten, die erste Spaltungen der Kohlenhydrate bewirken, was umso gründlicher erfolgen kann, je besser gekaut wird. Schlingt man, kommt es zu ungenügender Einspeichelung, die Vorverdauung bleibt aus und der Magen kann das Defizit nicht ausgleichen. So ge-

langen unverdaute Kohlenhydratpartikel in den Darm und müssen von Bakterien aufgeschlossen werden, die dort eigentlich gar nicht sein sollten. Es kommt nicht nur zu unschönen Blähungen, sondern auch zu Verschiebungen im Mikrobiom.

Bedenken Sie bitte auch, dass der Magen keine Zerkleinerungswerkzeuge besitzt. Richtige Nahrungsbrocken haben dort nichts verloren, die Konsistenz von allem, was hier unten ankommt, sollte bereits breiig sein, sonst kann es zu Magenschmerzen kommen.

Nicht zuletzt werden durch gründliches Kauen frühere Sättigungsreize gesetzt, was vor allem dann von Bedeutung ist, wenn man unter Übergewicht leidet.

- Trinken Sie nicht während des Essens.

Es ist eine verbreitete Gewohnheit, die Nahrung mit Flüssigkeit hinunterzuspülen, anstatt gründlich zu kauen. Die Folgen davon wurden im vorangegangen Punkt bereits beschrieben. Die Vorverdauung bleibt aus und der Magen wird überlastet.

Am besten Sie trinken vor dem Essen noch ein Glas Wasser, dann fällt es Ihnen auch leichter, sich nicht ganz voll zu essen. Womit wir beim nächsten Punkt wären.

- Hören Sie auf zu essen, wenn Sie satt sind.

Etwa ein Viertel des Magens muss leer sein, damit er noch beweglich ist und die Magensäure mit seinem Inhalt vermischen kann. Die meisten Menschen stillen jedoch nicht nur ihren Hunger, sondern sie essen so lange, bis sie wirklich kein Krümelchen mehr hineinbekommen. Dadurch wird nicht nur der Magen, sondern der gesamte Organismus extrem belastet. Es entsteht wieder das Problem, dass unzureichend vorbereitete Teile den Dünndarm erreichen. Weil die Magensäure eine besonders wichtige Rolle in der Proteinverdauung spielt, kommt es zu diesen besonders unangenehmen, übelriechenden Winden und wie beim unzureichenden Kauen, das zusätzlich ja ohnehin zum Tragen kommt, zu Entgleisungen der Darmflora.

- Vermeiden Sie Zwischenmahlzeiten.

Längere Zeit war die Theorie verbreitet, man könne so oft essen, wie man wolle, viele kleine Mahlzeiten seien viel gesünder als drei große. Das ist so nicht ganz richtig. Wenn Sie wollen, können Sie gerne auch viermal essen, jedoch sollten Sie darauf achten, dass Ihre Verdauungsorgane auch in den Genuss mehrstündiger Pausen kommen. Vor allem die Pause zwischen dem Abendessen und dem Frühstück sollte mindestens zwölf Stunden betragen, gerne auch noch länger. Ganz optimal ist es, wenn die erste feste Mahlzeit nicht vor zehn Uhr morgens eingenommen wird, dann kann Ihr Körper die frühen Morgenstunden optimal zur Entgiftung nützen.

- Halten Sie sich an feste Rhythmen.

Sowohl Ihre Organe als auch Ihr Mikrobiom folgen fixen Rhythmen, die auf das Erdmagnetfeld der Region eingestimmt sind, in der Sie leben. Versuchen Sie, so gut es geht, sich an einen geregelten Tagesablauf zu halten, zumindest in Bezug auf Ihre Mahl- und Schlafzeiten. Wenn Sie zum Beispiel aufgrund Ihres Berufes nicht immer zur gleichen Zeit schlafen können, gelingt es Ihnen vielleicht trotzdem, zu bestimmten Zeiten zu essen. Auch die Schwankungen nur zu minimieren wird sich bereits auf Ihr Wohlbefinden auswirken.

- Stellen Sie sich einen Fußschemel in die Nähe der Toilette.

Nachdem die natürliche Stellung beim Stuhlgang die Sitzhocke ist, wird der Darm beim aufrechten Sitzen auf der Toilette unnatürlich abgeknickt. Das führt dazu, dass mehr Druck aufgewendet werden muss und dennoch die Entleerung oft unvollständig bleibt.

Wenn Sie die Füße erhöhen und sich nach vorne beugen, kommt das dem sehr nahe, was die Natur sich vorgestellt hat, und Ihr Darm freut sich.

- Gehen Sie zur Toilette, wenn Sie müssen.

Leider gibt es sehr viele Menschen, die sich den Stuhlgang verkneifen, wenn Sie nicht zu Hause sind. Häufige Verhaltungen können jedoch gravierende Verstopfungen zur Folge haben. Die beiden Schließmuskeln – es gibt nämlich einen inneren und einen äußeren – hören auf, optimal zusammenzuarbeiten, der Mastdarm wird überdehnt und das Signal zum Toilettengang kommt auch dann nicht mehr beim Hirn an, wenn man gar nichts dagegen hätte.

WANN LEGEN SIE LOS?

Und ganz zum Schluss gibt es noch einen letzten Motivationsschub.

Sie haben nun einen großen Koffer voller wirkungsvoller Werkzeuge zur Selbsthilfe an die Hand bekommen, und wie das nun mal mit Werkzeugen so ist, bringen sie nichts, solange sie in der Kiste liegen. Immer wieder muss ich schmunzeln, wenn ich jemandem etwas sage und die Antwort bekomme, »Ja, das weiß ich schon.« Denn leider bringt es auch nichts, sensationell Bescheid zu wissen. Dieses Buch ist völlig wertlos, wenn das, was Sie darin gelesen haben, nicht den Weg von Ihrem Kopf in die Umsetzung findet.

Ich möchte Sie dazu einladen, sich kurz die Zeit zu nehmen, um festzuhalten, was für Sie die wichtigsten Erkenntnisse beim Lesen waren. Vielleicht schreiben Sie es auf, ein paar Stichworte genügen. Und anschließend stellen Sie sich die Frage: *Wie kann ich diese Erkenntnis konkret in der Praxis für mich nutzen? Was konkret werde ich anders machen als bisher?*

Dieser einfache Schritt wird es Ihnen immens erleichtern, das auch wirklich zu tun.

Wenn es Sie reizt, Ihren Darm zu sanieren, Ihre Gesundheit wieder eigenverantwortlich in die Hand zu nehmen, dann tun Sie es. Warten Sie nicht auf den richtigen Zeitpunkt, denn irgendetwas ist ja immer. So motiviert wie heute werden Sie vielleicht nie wieder sein, also beginnen Sie am besten sofort.

Studien zeigen, dass aus Vorsätzen nur dann erfolgreiche Projekte entstehen, wenn innerhalb von 72 Stunden nach dem Entschluss die ersten Umsetzungsschritte erfolgen.

Selbst wenn Sie aus irgendwelchen Gründen nicht sofort das komplette Programm durchziehen können, so gibt es doch Etliches, mit dem Sie heute starten können.

Sie können zum Beispiel sofort ein großes Glas Wasser trinken, auf eine Süßigkeit oder den einen oder anderen Zuckerlöffel verzichten, sich erstes Zubehör im Internet bestellen und all die Tipps beherzigen, die ich Ihnen im letzten Kapitel gegeben habe. Und Sie können einen konkreten Zeitplan aufstellen. Wann und wie lange werden Sie die Reinigung durchführen, und ist es sinnvoll, davor auch eine Vorbereitungszeit einzuplanen? Welche genauen Veränderungen planen Sie für die Vorbereitungsphase und wann soll sie beginnen? Und was werden Sie bis dahin täglich tun, um sich selbst zu signalisieren, dass Sie sich auf dieses Vorhaben zubewegen? Sie sollten nämlich eben nicht einfach nur aufschieben und bis dahin alles gleich belassen.

Nageln Sie sich fest, werden Sie ganz konkret. Wenn Sie wollen, können Sie sogar eine Art Vereinbarung mit sich selbst aufsetzen und feierlich unterzeichnen, das ist sehr wirkungsvoll. Außerdem hilft es, sich ein schönes Zielbild auszumalen, von sich selbst in einer wunderschönen Situation nach Ihrer erfolgreichen Darmsanierung. Vielleicht stellen Sie sich vor, wie Sie wieder alles essen können, falls das jetzt gerade nicht möglich ist, oder wie blendend Sie mit fünf Kilo weniger aussehen und wie Sie sich zur Belohnung ein paar neue Klamotten leisten, wie Ihr Partner Sie wieder sexy findet, Ihr Arzt Ihnen überrascht mitteilt, dass sämtliche Blutwerte wieder völlig in Ordnung sind, oder wie Sie gemeinsam mit Ihren Kindern jeden Tag ein gesundes Essen kochen und es miteinander genießen. Finden Sie genau das Bild, das für Sie anziehend ist, natürlich können es auch mehrere sein. Gerade wenn Sie das Gefühl haben, dass Ihr Plan nicht ganz einfach umzusetzen ist, brauchen Sie einen guten Grund, mit dem Sie sich bei der Stange halten können.

Ganz abgesehen von Ihrem ganz persönlichen guten Grund wird es ein fantastisches Gefühl für Sie sein, aus eigener Kraft so viel erreicht zu haben. Die Gesundheit in die eigenen Hände zu nehmen steigert nicht nur das Wohlbefinden, das Energielevel, die Lebensfreude und die seelische Ausgeglichenheit, es macht auch frei und unabhängig, befreit von Ängsten und stärkt den Selbstwert enorm.

Sich selbst zu helfen kostet nicht viel, aber es ist unbezahlbar. Tun Sie es einfach!

KOMMEN SIE IN DEN LESERBEREICH!

Um Ihnen lästige Sucharbeit zu ersparen, finden Sie auf der Seite
https://alexandrastross.com/leserseite-natuerliche-darmsanierung/
die Links zu Bezugsquellen von allen Produkten, die ich in diesem Buch
empfehle. Es handelt sich dabei ausschließlich um Produkte, mit deren
Einsatz ich positive Erfahrungen gemacht habe und an deren Verkauf ich
nicht provisioniert bin. Selbstverständlich können Sie sich auch auf eigene
Faust etwas Vergleichbares besorgen.

DIE AUTORIN

Alexandra Stross ist Tierärztin, bezeichnet sich aber gerne als Körperdolmetscherin. Als sie selbst chronisch erkrankte und in der Schulmedizin keine Hilfe fand, trennte sie sich nicht nur privat, sondern auch beruflich von der klassischen Medizin. Sie ist Expertin für natürliche Entgiftungsmethoden sowie für punktgenaue Symptomdeutung und zeigt praktikable Wege auf, wie notwendige Veränderungen wirklich dauerhaft im Alltag umgesetzt werden können. Seit 2005 gibt sie Menschen mit chronischen Beschwerden in ihren Vorträgen, Büchern und Onlineprogrammen wertvolles Wissen und praktische Werkzeuge an die Hand, mit denen sie sich wirkungsvoll selbst helfen können.

www.alexandrastross.com

WEITERE BÜCHER
VON ALEXANDRA STROSS:

- Natürliches Entgiften – Freiheit für Körper, Geist und Seele
  Riva Verlag

- Hör auf deinen Körper und werde gesund
  Riva Verlag

- Gesundheit ist Kopfsache – Aktivieren Sie Ihren inneren Arzt
  Riva Verlag

- No Drama – Vom konstruktiven Umgang mit mächtigen Emotionen
  Eigenverlag

- Geschlossene Kreise und unendliches Glück – Mein Weg aus der
  Krankheit
  Eigenverlag

- Natürliche Nährstoffversorgung – Was der Körper wirklich braucht
  Eigenverlag

- Das Heilungsspiel
  Eigenverlag

REGISTER